探秘女性肿瘤

主编　向　阳

编者：向　阳　谭先杰
宋亦军　高　平

中国协和医科大学出版社

图书在版编目（CIP）数据

探秘女性肿瘤 / 向阳主编. —北京：中国协和医科大学出版社，2006.5

ISBN 7－81072－775－3

Ⅰ. 探…　Ⅱ. 向…　Ⅲ. 女性病：肿瘤—诊疗　Ⅳ. R737.3

中国版本图书馆 CIP 数据核字（2006）第 017785 号

探秘女性肿瘤

主　　编：向　阳
责任编辑：李春宇　严　楠

出版发行：中国协和医科大学出版社
（北京东单三条九号　邮编 100730　电话 65260378）
经　　销：新华书店总店北京发行所
印　　刷：北京丽源印刷厂

开　　本：850×1168 毫米　1/32 开
印　　张：10.75
字　　数：200 千字
版　　次：2006 年 8 月第一版　2006 年 8 月第一次印刷
印　　数：1—5 000
定　　价：19.50 元

ISBN 7－81072－775－3/R·768

前　　言

医学科学的崇高使命，在于它为人类的健康做出贡献。

肿瘤已成为人类的常见病，女性肿瘤更是严重威胁妇女健康的主要疾病之一，在我国每年有数以万计的妇女因此而丧生，因此，研究妇科肿瘤的防治不仅是医务工作者的重要课题，也为广大妇女所关注。肿瘤可以生长在生殖器官的任何部位，肿瘤有良性与恶性之分；肿瘤可对生长发育，对生命健康、生活质量构成严重威胁。人们往往谈瘤色变，但对如何预防，如何早期发现，怎样治疗与如何配合治疗则知之甚少。幸运的是许多妇科恶性肿瘤的治愈率已得到明显提高，这对患者而言是一个福音。治愈率的显著提高，主要是因为癌前病变诊断技术的发展，采用高效而针对性强的治疗手段，对肿瘤转移方式的深入了解，以及对预后差的病人采用有效的综合治疗方法。因此，妇科肿瘤患者期望获得更高的治愈率和更长的存活期。作为患者应有乐观的心态与生活的信心，作为医师应告知患者与家人，培养其乐观情绪。患者常不愿承认患病的事实，妇科医生则应有高度的耐心与同情心，与之坦诚交谈，应在现实与可能性之间给患者以希望，应时刻记住大夫给患者的第一份处方是“关爱”。

为了提高广大妇女和基层医务人员对妇科肿瘤知识的认识水平，本书深入浅出地对女性生殖器解剖与生理、各种类型妇科肿瘤的临床基本问题以及肿瘤患者的生活质量与激素替代治疗等问题进行了阐述，以期使女性肿瘤达到普防普治的目的。

由于编写、出版时间仓促，不足之处在所难免，敬希读者不吝指正，以期日臻完善。

向　阳

2006年春于北京

目　录

第一部分

女性生理与解剖

1. 从生理角度讲，女性一生分几个时期?

女性的一生由几个相对独立而又相互联系的生理阶段组成，包括胎儿期、新生儿期、儿童期、青春期、性成熟期、更年期（绝经过渡期）、老年期，各阶段具有不同的生理特点。因为受到遗传因素和环境因素的影响，各个时期的划分可以有个体差异。总的来说，妇女一生大致经历以下几个时期：

1）胎儿期：指卵子和精子结合为受精卵，逐渐发育成熟，直到分娩为止的一段时期，约需 38 周。大约在胚胎 4~8 周时女性的生殖器官开始分化发育，在胚胎 12 周时，女性胚胎的外阴已初具女型，这段时间是女性生殖器官发育的关键时期，若受到干扰，则可能发育异常，出现畸形。

2）新生儿期：指胎儿自出生至生后满 28 天。该时期胎儿离开母体，逐渐建立完善的呼吸，循环、吸吮、消化和吸收功能。此期除了要注意喂养、保暖等新生儿一般护理外，还应注意女婴外生殖器的护理。新生儿期女婴受母体雌激素刺激，乳房会略肿胀，可有少量乳汁分泌；处女膜肿胀、呈紫红色，微突于外阴裂隙；阴唇软、形圆、丰满，外阴可有白色凝乳状或粘液状分泌物覆盖，有时甚至还有少量血性分泌物。

这都是正常的生理现象，通常在生后 1 周左右消失。

3）儿童期：指出生后 28 天至 10 岁的一段时期，历经婴儿期、幼儿期、学龄前期、学龄期。身体外形、生理和心理上逐渐发育，但性腺和生殖器官仍处于幼稚状态。由于卵巢功能不健全，体内缺乏雌激素，女童的阴道粘膜菲薄无皱襞，阴道内酸度低，抗感染能力差。大小阴唇尚未发育，局部营养较差，阴道口缺乏阴唇的保护，且邻近肛门，易受细菌感染而发生外阴阴道炎。

4）青春期：指性器官开始发育、第二性征出现至生殖功能完全成熟的一段时期，各组织器官由幼稚走向成熟，由能力不足趋向功能健全。起止时间大约分别为 9 ~ 12 岁及 18 ~ 20 岁。青春期还可进一步分为三个时期：①青春早期：第二性征开始出现至月经初潮止，表现为体格生长突增，年龄为 9 ~ 12 岁；②青春中期：以性器官及第二性征发育为主，出现月经初潮，年龄为 13 ~ 16 岁；③青春晚期：自出现周期性月经至生殖功能完全成熟、身高增长停止，年龄为 17 ~ 20 岁。青春期的主要生理变化为身高、体重迅速增长；各脏器功能趋向成熟，神经系统的结构接近成人，思维活跃，反应灵敏，分析问题能力和记忆力增强；内分泌系统发育成熟，肾上腺开始分泌雄性激素刺激毛发生长，出现阴毛、腋毛；生殖内分泌轴，即下丘脑 – 垂体 – 卵巢轴发育成熟，卵巢开始分泌雌激素、孕激素及少量雄激素，刺激内、外生殖器官发育，出现第二性征，如乳房隆起、皮下脂肪丰满、骨盆宽大、嗓音细高等，月经的来潮是青春期最显著的标志。

5）性成熟期：自 18 岁开始，维持 30 年左右。这时卵巢功能成熟，周期性分泌性激素并定期排卵，性器官已发育到能够完成怀孕、分娩、哺育等生殖功能。

6）更年期：指妇女的卵巢功能由旺盛状态向衰萎至终止的一段时期。通常妇女自 40 岁就开始步入更年期，可历时 10～20 年。更年期可分为三个阶段：①绝经前期，指绝经前 2～5 年，此时月经尚未停止，但残存的卵泡对垂体促性腺激素的反应明显降低，容易发生卵泡发育不全，无排卵型月经，致使月经周期紊乱。雌激素水平波动或偏低，常可引起急躁、记忆力减退等症状，但也有月经周期一直规律，仅月经量逐渐减少直至闭经者；②绝经期，卵巢功能进一步减退，卵泡的性激素分泌量减少，以致不足以引起子宫内膜的脱落出血，此种情况达到 1 年以上，最后一次月经称为绝经。一般发生在 45～55 岁；③绝经后期，绝经后卵巢萎缩变硬，内分泌功能消退，体内性激素水平很低，生殖器官萎缩，阴道上皮变薄，阴道内酸碱度失去平衡，自净作用减弱，易发生阴道炎。

7）老年期：妇女机体逐渐老化至 60～65 岁以后称为老年期。此时卵巢功能接近消失，体内性激素水平极度低落，脂肪代谢失调，易出现肥胖、动脉硬化及心血管疾病；骨量丢失而引起骨质疏松，容易发生腰腿痛和骨折。同时，恶性肿瘤发生的机会增加。

2．女性生殖系统的解剖构造如何？

女性生殖系统分为外生殖器和内生殖器两部分。外生殖器是生殖器的外露部分，内生殖器是盆腔内的部分。女性生殖系统包括有外阴、阴道、子宫（子宫颈及子宫体）、输卵管及卵巢等。

女性盆腔的骨性结构称为骨盆，骨盆由骶骨、尾骨和髋部构成。骶骨由 5 块骨头融合构成骨盆的后壁。尾骨在骶骨的下面，体积较小，由 4～5 块骨头构成，有一定活动能力。髋骨由髂骨、坐骨和耻骨融合而成，构成骨盆的两侧壁及前壁。左右两侧髂骨与骶骨相连，左右两侧耻骨在前方连接，形成耻骨联合。骨盆中央是一个空腔，称为骨盆腔。女性骨盆腔内的器官主要有女性生殖器和位于它前面的膀胱及后面的直肠。

3. 女性外生殖器由哪些部分组成?

女性外生殖器又称外阴，位于两侧大腿根部的内侧，前至耻骨联合，后至肛门。女性外生殖器包括阴阜、大阴唇、小阴唇、阴蒂、阴道前庭等，阴道前庭有尿道口、阴道口和前庭大腺开口（图 1－1）。

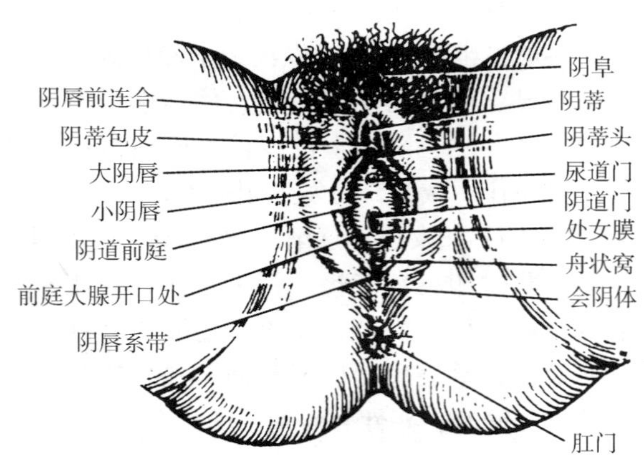

图 1－1　女性外生殖器

1）阴阜：阴阜位于外阴的最前部，位于耻骨联合外面，由皮肤和皮下脂肪构成。阴阜的脂肪层比较厚，像垫子一样稍稍隆起。女性阴阜具有丰富的皮脂腺和汗腺。青春期时阴阜上皮开始长出阴毛，阴毛是第二性征的标志之一，标志着青春期发育的开始。女性阴毛分布在阴阜上，呈倒三角形分布，由于个体和种族的差异，阴毛分布的面积、疏密程度、粗细和颜色不尽相同。

2）大阴唇：大阴唇是靠近两大腿内侧的一对有弹性的皮肤皱襞，其外侧皮肤内除有皮脂腺和汗腺分布外，还有色素沉着，因此，大阴唇皮肤呈灰褐色。其内侧皮肤含有皮脂腺。在青春期，大阴唇外侧可长出稀疏的阴毛。大阴唇下面是厚厚的皮下脂肪层，具有丰富的血管、淋巴管、神经、弹力纤维和少量的平滑肌。因此，当外阴受伤时容易引起出血和血肿形成。未婚妇女的两侧大阴唇自然闭合。经产妇女由于受分娩的影响，大阴唇向两侧分开。

3）小阴唇：小阴唇是大阴唇内侧的一对较薄、较小的皮肤皱襞。表面光滑、湿润，没有毛发生长。皮内含有大量的弹力纤维及少量的平滑肌组织和丰富的静脉丛，未产妇女小阴唇后端与大阴唇后端会合形成阴唇系带。经产妇女由于受分娩的影响，其阴唇系带已不明显。小阴唇的大小和形状均有较大的个体差异。

4）阴蒂：阴蒂位于小阴唇的前端，其前端为阴蒂头，具有丰富的神经末梢，有勃起功能。

5）阴道前庭：两侧小阴唇之间的菱形区域称为阴道前庭。它的前面是阴蒂，后面是阴唇系带。阴道前庭的前部有尿道外口，在阴道前庭的中央偏后部有阴道口，处女的阴道口有处女膜覆盖。处女膜是一个膜样皱襞，很薄，有孔，内含有结缔组织、血管和神经末梢。处女膜的形状有个体差异，最常见的为半月形和环状处女膜，此外，还有筛状、瓣状和有膈处女膜。处女膜的厚度也有很大个体差异，有的很薄而且柔软，有的则较厚而且坚实，有的甚至无孔。无孔处女膜在月经初潮后会形成经血潴留，需要手术切开治疗。处女膜多在初次性交时破裂，分娩时处女膜破裂更严重，产后仅残留处女膜痕。少数妇女的处女膜薄而富有弹性，性交后可不破裂而保持原状。也有少数妇女的处女膜可因为运动等原因而引起破裂。

6）前庭大腺：前庭大腺是两个似豌豆或黄豆大小的腺体，位于阴道口两侧，腺体与一个长 1～2 厘米的小细管相连，其开口位于阴道前庭，在阴道口后外侧处女膜附着处和小阴唇之间。前庭大腺可分泌粘稠液体，通过腺管流出，起润滑阴道前庭的作用。老年妇女的前庭大腺萎缩。

7）会阴：会阴位于阴唇系带后方和肛门之间，分娩时容易损伤。

4. 女性内生殖器由哪几部分组成？

女性内生殖器包括阴道、子宫、输卵管和卵巢（图 1－2）。

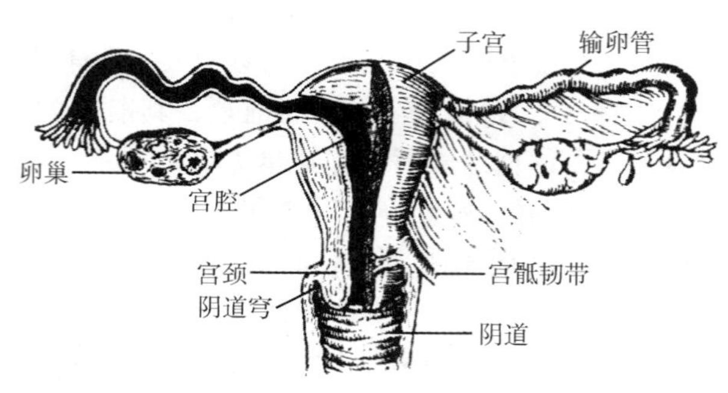

图 1－2　女性内生殖器

1）子宫：子宫是人体中一个很重要的器官，可分为子宫体和宫颈两个部分。子宫与阴道上端相连接，位于盆腔的中央，呈倒置的梨形，前后稍扁。育龄妇女的子宫长 7～8 厘米，宽 4～5 厘米，厚 2～3 厘米（图 1－3）。子宫上部较宽，称为子宫体，其两侧与输卵管相通。双侧输卵管上方子宫较钝圆的部分称为子宫底。子宫不仅是孕育胎儿的地方，也是精子进入输卵管的通道。子宫的下端较窄，呈圆柱形，称为子宫颈，长约 2.5 厘米。子宫颈与子宫体的比例，在婴儿期为 2:1，成年妇女为 1:2。

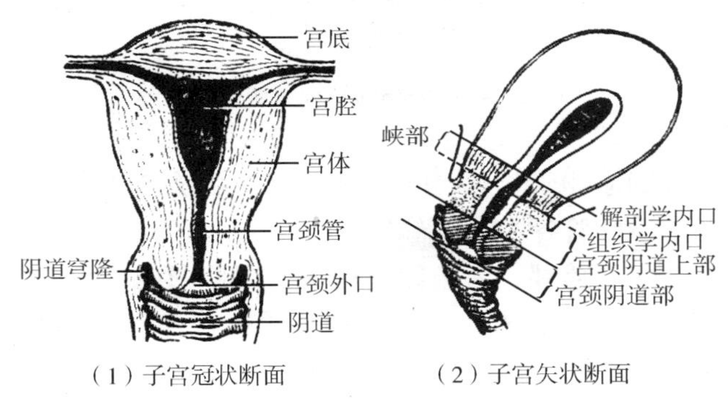

（1）子宫冠状断面　　（2）子宫矢状断面

图 1－3　子宫各部

2）卵巢：卵巢是一对扁椭圆形组织，是女性的性腺。在青春期前卵巢表面光滑，青春发育开始后，卵巢能够排卵并分泌性激素，成熟的卵巢表面凹凸不平。育龄妇女的卵巢一般长约 4 厘米，宽约 3 厘米，厚约 1 厘米，重 5 ~ 6 克，呈灰白色，绝经后卵巢萎缩变小、变硬。卵巢由皮质和髓质两部分构成，表面为生发上皮。皮质位于卵巢外层，内有数以万计的没有发育的卵泡，称为始基卵泡，其周围是致密的结缔组织；髓质位于卵巢的中心部分，由疏松的结缔组织及丰富的血管、淋巴管组成（图 1－4）。图中可见到卵泡发育过程的各个阶段。

3）输卵管：输卵管是与子宫相连的一对细管。其管腔与子宫腔相通，它能将卵巢排出的成熟卵子输送到子宫里去，也是精子与卵子相遇并受精的场所。成

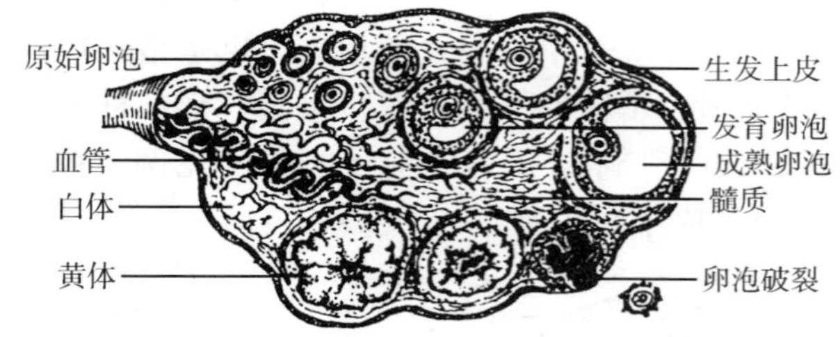

图 1－4　卵巢的结构（切面）

年妇女的输卵管长 8～14 厘米，其伞端游离与卵巢相接近。输卵管各段因形态的不同，可分为四部分（图 1－5）：①间质部：为输卵管进入子宫壁内的部分，狭窄而短，与子宫相连；②峡部：紧接输卵管间质部，管腔比较狭窄，育龄妇女的峡部长 3～6 厘米。女性绝育术常在输卵管峡部进行；③壶腹部：紧接输卵管峡部，管腔比较宽大，育龄妇女的壶腹部长 5～8 厘米。精子和卵子在此处相遇，并完成受精过程；④伞部或漏斗部：是输卵管的末端，开口于腹腔内，其游离端呈伞状和漏斗状，在排卵后，输卵管伞部通过活动，

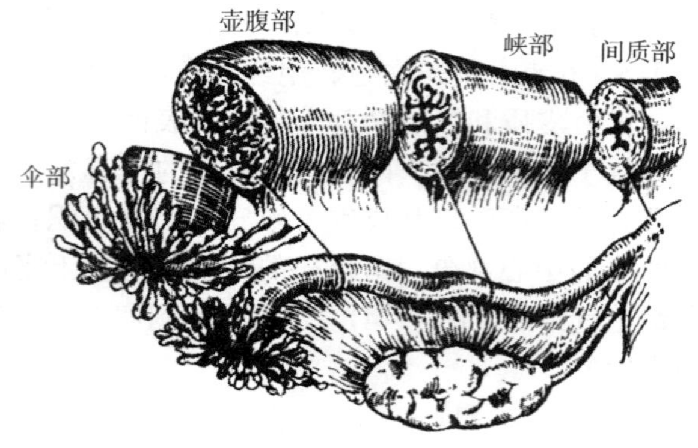

图 1－5　输卵管各部及其横断面

把卵子运送到输卵管腔内，称为“拾卵”。

4）阴道：阴道位于骨盆腔的中央，是内外生殖器之间的通道。它的前面是膀胱、尿道，后面是直肠。阴道上端于子宫颈连接，下端开口于阴道前庭。阴道是精液进入、经血排出和胎儿娩出的重要通道。平时阴道前后壁自然闭合相贴，横断面呈“H”形。阴道上端较宽大，环绕在子宫周围形成环形腔隙，这个腔隙称为阴道穹隆。阴道后穹隆与直肠、子宫之间形成的凹陷之间，仅隔着阴道后壁和一层腹膜。阴道壁由粘膜、肌层和外膜三部分构成。粘膜有许多横纹皱襞，由较厚的复层鳞状上皮构成，粘膜受卵巢激素的影响而有周期性变化。临床上根据这些上皮细胞的形态特点，能够判定卵巢的功能。阴道的肌层由平滑肌纤维构成，内层肌肉呈环形排列，外层呈纵行排列，肌肉间有丰富的结缔组织和弹力纤维。外膜为纤维膜，与邻近器官的组织相连，含有丰富的弹力纤维、静脉丛和淋巴管。育龄妇女阴道壁有很多横纹皱襞，富有弹力纤维，因而具有较大的伸展性。老年妇女阴道壁萎缩失去弹性，粘膜变薄，皱襞较少，抵抗力降低。

5. 子宫的解剖结构是什么?

子宫由子宫体和子宫颈两步分组成。子宫最外层覆盖着腹膜，中间为较厚的肌层，子宫肌层由平滑肌构成。未妊娠的子宫肌壁厚约 0.8 厘米，肌束的排列是交错的，大致可分为三层，外层多为纵行，内层为环形，中层的肌束交织。子宫肌层内有弹性纤维和血管。当子宫收缩时，子宫内血管也受压迫，能有效地止血。未妊娠的子宫腔容量为 5 毫升左右，子宫腔内覆盖有粘膜，称为子宫内膜。从青春期到更年期，子宫内膜受卵巢激素的影响而发生周期性改变。

子宫颈主要由结缔组织构成，也有较少量的平滑肌纤维、血管和弹力纤维。子宫颈管内的粘膜上皮呈高柱状，称为柱状上皮，内含有许多腺体，这些腺体能分泌碱性粘液，形成粘液栓，可以阻断宫颈内外的沟通，避免细菌经阴道向上而引起内生殖器感染。子宫颈的下 1/3 部分插入阴道内，中央有一个开口，叫子宫颈外口，由于分娩的影响，子宫颈可呈横裂状。子宫颈管内覆盖着柱状上皮，而子宫颈外露于阴道的部分覆盖着鳞状上皮，在子宫颈口柱状上皮与鳞状上皮交界处，是宫颈癌的好发部位。

6. 子宫的韧带起什么作用?

子宫位于阴道上端，骨盆的中央，它靠什么来保持它在骨盆腔中的位置呢？子宫周围有四对由结缔组织和平滑肌组成的韧带，子宫就是靠这些韧带的牵拉作用以及骨盆底的肌肉和筋膜组织的支撑作用来保持其正常位置的。这四对韧带分别是子宫圆韧带、阔韧带、主韧带和子宫骶骨韧带（图 1－6）。

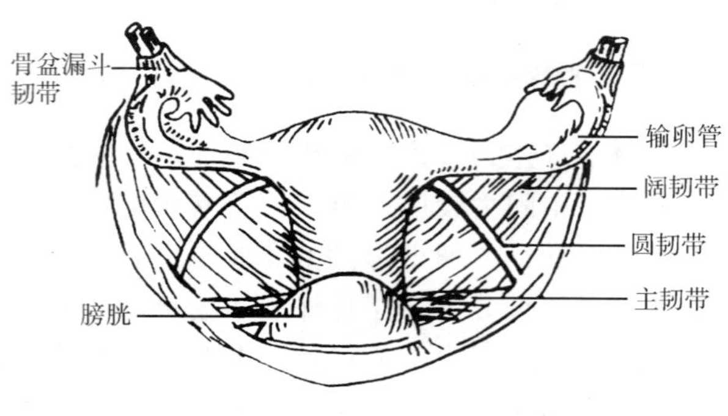

图 1－6　子宫各韧带

子宫圆韧带使子宫保持前倾的位置。子宫阔韧带从子宫两侧壁向两侧延伸到达骨盆壁，由于这对韧带比较宽阔，故而得名。阔韧带把盆腔分为前后两个部分。阔韧带的上缘是游离的。在输卵管伞端的下方，向外到达骨盆壁，起固定子宫、卵巢和输卵管的作用，这部分韧带称为卵巢悬韧带或骨盆漏斗韧带，卵巢的动静脉由此经过。在卵巢与子宫角之间，阔韧带增厚，这部分韧带称为子宫卵巢韧带或卵巢固有韧带。阔韧带的下部增厚，横于子宫颈两侧和骨盆侧壁之间的部分称为主韧带，这对韧带起固定子宫颈位置的作用。另外还有一对韧带从子宫颈后上方向两侧绕过直肠到达骶骨前的筋膜，这对韧带比较短而厚，能把子宫颈向后上方牵引，使子宫保持前倾位置，由于这对韧带是从子宫到达骶骨，故称为子宫骶骨韧带。除了这四对韧带以外，骨盆底的肌肉和筋膜对子宫也起着重要的支撑作用。

7. 卵巢有什么功能？

卵巢是女性的性腺，呈扁椭圆型，重量仅 5 ~ 6 克，大小只有 4 厘米 × 3 厘米 × 1 厘米。卵巢虽小，却在女性的一生中占据着统领地位，与女性的生长发育和人类的繁衍密切相关。在卵巢功能旺盛时期，它主导女性特征的出现，控制女性的月经来潮，帮助女性完成生育功能。当卵巢逐渐衰萎时，它会使女人红颜退竭，绝经衰老。

女性的生殖功能在胎儿期就已经奠定了基础，其一生全部的卵细胞都是在胎儿期生成的，出生时已成定局。女婴出生时，卵巢里有 70 ~ 200 万个原始卵泡，但并非所有卵泡都能发育成熟。从青春期到绝经期真正成熟排出的卵子大约只有 400 个，其余 99% 的卵泡会在不同时期退化消亡。生育期的正常妇女，卵巢周期性排卵，每次有 8 ~ 10 个卵细胞同时发育，但通常只有 1 ~ 2 个卵泡能发展成为“优势卵泡”，突破卵巢表面而完成排卵。排卵的时间多在两次月经中间，更确切地说是下次月经前 14 天左右。排出的卵子被输卵管伞端抓取，送入输卵管，在此处如遇到精子，则会成为受精卵，并种植到子宫内膜，孕育新生命，最终完成生殖任务。

卵泡在排卵前的发育过程中会合成分泌雌激素并在排卵前达高峰。卵子排出后，卵泡壁形成黄体合成分泌孕激素和雌激素，在排卵后 7 ~ 8 天黄体成熟，孕激素分泌最旺盛。如果卵子未受精，在排卵后 9 ~ 10 天黄体开始萎缩，性激素分泌减少，子宫内膜因失去激素支持而脱落出血，即月经来潮。女性的排卵、月经周期在卵巢激素的调节下，循环往复直至绝经。

8. 雌激素有什么生理功能?

女性之所以有不同于男性的体态、声音和性格，与其体内的一种特殊的物质——雌激素有直接关系。雌激素以前又被称为“女性素”、“动情素”，它是女性体内最重要的性激素，具有多种多样的生理功能。成年妇女的雌激素主要来源于卵巢，主要为雌二醇与雌酮，雌三醇为其代谢产物。雌激素对卵巢自身功能有重要作用，它能促进卵泡早期发育、协同垂体分泌的促卵泡素调节卵泡的分泌功能及排卵。如果雌激素不足，卵泡将终止发育而闭锁，导致月经紊乱、闭经、不孕等，影响女性的生理功能。

雌激素对女性生殖器官有重要作用。它可以促进子宫发育，使子宫肌壁增厚、血流增加、肌细胞兴奋性增加，使子宫内膜增殖增厚，子宫颈软化、扩张、粘液增多、稀薄，加强输卵管向子宫方向摆动的能力。

所有这一切都是为了精子能够顺利穿透宫颈并与卵子结合。雌激素还可以使阴道上皮增生成熟，并维持适宜的酸度，防止致病菌的侵入和生长繁殖。雌激素可促使大、小阴唇色素沉着及脂肪沉积。雌激素可能调节卵母细胞胞浆的成熟促进颗粒细胞的增殖与分化，并促进输卵管肌层发育及收缩使管腔上皮细胞分泌增加及纤毛生长。雌激素还能维持女性第二性征，使女人更加靓丽、可爱。雌激素促使乳腺基质及腺管的生长发育及乳晕着色，通过刺激垂体泌乳素的分泌，促进乳汁生成。

雌激素还能影响机体的代谢过程。雌激素可降低血胆固醇及β-脂蛋白水平，增加血清磷脂及脂蛋白含量，可减低动脉硬化的发生率，有利于避免冠心病的发生与发展。雌激素有促凝血作用，可造成水、钠潴留。雌激素能促进骨中钙、磷沉着，维持正常骨量，当体内雌激素缺乏时，女性易发生骨量丢失而致腰腿痛甚至骨质疏松。雌激素还参与皮肤角蛋白及胶原代谢，可使皮肤细嫩。体内维持生理量的雌激素，能增加机体对各种传染病的抵抗能力，但大剂量时会抑制机体产生抗体，反而降低防御能力。

9. 孕激素有什么生理作用?

孕激素是女性体内另外一种重要的性激素，它既能与雌激素进行精密地配合，共同帮助妇女完成生殖功能，又能促进雌二醇（发挥活性作用的雌激素）的代谢，因此有抗雌激素作用。孕激素对生殖器官的主要作用包括：①子宫：孕激素能抑制子宫肌层收缩，降低它对催产素的敏感性；对抗雌激素的子宫内膜增殖作用，使腺体分泌，间质蜕膜样变，有利于孕卵的着床及发育；抑制宫颈腺体分泌粘液，使其变稠，拉丝度差，不利于精子穿透；②输卵管：抑制输卵管收缩及上皮纤毛生长，调节孕卵的运行；③阴道：使阴道上皮角化减少，中层细胞增多；④垂体：孕激素对垂体有负反馈调节作用，并有抑制促性腺素的分泌作用。当雌激素水平较高时，少量孕激素则促进垂体对促性腺激素释放激素的敏感性而有利于黄体生成素和促卵泡素在排卵前的峰式分泌；⑤对乳腺的作用：在雌激素使乳腺腺管发育的基础上，孕激素与泌乳素一起促使腺泡发育；大量孕激素抑制乳腺分泌。此外孕激素还可促使蛋白分解；竞争结合醛固酮受体，促进水钠排出；刺激下丘脑体温调节中枢，使基础体温升高。

10. 雄激素有什么生理功能?

人类正常卵巢组织能够产生三种性激素，即雌激素、孕激素和雄激素。雄激素对女性机体同样很重要，它不仅是合成雌激素的前体，而且是维持女性正常生殖功能的重要激素。雄激素中以雄烯二酮和睾酮效能较高，两者均可经芳香化酶的作用转化为雌激素。睾丸与卵巢的区别仅在于所含酶的功能不同和分泌产物的比例不同。

雄激素常以雌激素的拮抗物发挥作用。近年的研究表明，雄激素具有特殊的生理效应。它能促进蛋白合成，参与长骨骨质生长和钙化即骨骺愈合，参与水盐代谢，刺激骨髓中红细胞增生，促进造血；雄激素能使基础代谢率增加，参与碳水化合物代谢。在女性个体中，雄激素尚有促进阴蒂、阴唇、阴阜、阴毛发育；而且参与下丘脑－垂体－卵巢轴的反馈调节，并对女性性行为中枢有直接作用。

11. 什么是生殖内分泌轴?

女性一生各生理时期的出现和退出以及生育功能均受到精确调节。调节上述过程的体内系统被称为生殖内分泌轴，由“下丘脑-垂体-卵巢”三级组成。

1）下丘脑：位于大脑底部，是一神经内分泌器官。下丘脑的某些神经元细胞具有双重功能，既能传导神经冲动，又能分泌多种释放激素和抑制激素。其中促性腺激素释放激素与女性生殖内分泌系统的生理功能有直接的联系，此激素释放后通过脑垂体门脉血管系统脉冲式地到达垂体前叶，兴奋垂体前叶的促性腺细胞，后者再分泌相应的激素。

2）垂体：位于大脑底部蝶骨形成的垂体窝中。分为前后两叶，其中垂体前叶有促性腺细胞。受到来自下丘脑的促性腺激素释放激素刺激后，垂体前叶可分泌两种促性腺激素，促卵泡激素能刺激卵巢中卵泡生长发育和颗粒细胞增生，并在少量促黄体生成素的参与下使卵泡分泌雌激素；促黄体生成素在一定比例的促卵泡素的影响下能导致成熟的卵泡排卵，黄体形成和分泌雌、孕激素。

3）卵巢：位于盆腔内，是女性的性腺。女性在临近青春期，卵巢中的始基卵巢在垂体分泌的促卵泡激素和促黄体生成激素的作用下，逐渐发育为成熟卵泡，并排卵。卵泡在生长、发育成熟、黄体形成的同时，又分泌雌激素、孕激素和少量雄激素。卵巢是垂体的靶器官，在生殖内分泌轴中占有极为重要的位置，生殖细胞形态学的改变，如子宫内膜、子宫颈、阴道上皮的增生、脱落、宫颈分泌功能的改变，基础体温的变化，均由卵巢直接调控。血液中的雌、孕激素浓度的改变又反过来促进或者抑制下丘脑-垂体的分泌功能。

上述三部分组织在中枢神经系统的调控下形成一个封闭的自动反馈系统。下丘脑相当于“施令器”，脑垂体相当于“换能器”，卵巢相当于“执行器”。作为“执行器”的卵巢有双相功能，一是使卵泡在生长发育过程中产生雌激素和孕激素，在两种激素的作用下，使生殖器官的组织形态产生周期性的改变。二是雌、孕激素又反馈回去改变下丘脑的分泌活动，促进或者抑制其分泌功能。实际上，生殖内分泌轴中三者之间的关系是互相调节和互相制约的，目的是使女性的生殖内分泌系统保持相对稳定，表现为排卵和月经有比较严格的规律。

12. 卵巢周期共分几期?

卵巢内的多种结构一直经历着每月一次的周期性变化，正常情况下是很有规律的。根据卵巢结构形态的变化，一般将卵巢周期分为卵泡期、排卵期、黄体期三期。

1）卵泡期：月经来潮后，血清促卵泡激素水平及其生物活性开始升高，超过一定阈值后，卵巢内有一组卵泡群被募集并进一步发育。促卵泡激素使被募集卵泡群的颗粒细胞继续增殖，分泌更多卵泡液，使卵泡日益增大。同时，促卵泡激素还激活了细胞色素P450芳香化酶，促进雌激素（主要是雌二醇）的合成与释放。

约在月经周期第7天，在被募集的发育卵泡群中，促卵泡激素阈值最低的卵泡，优先发育成为优势卵泡。它通过生成和分泌较多的雌激素，反馈性抑制垂体促卵泡激素的分泌，使其他卵泡逐渐闭锁退化。此后优势卵泡在双侧卵巢中占据主宰地位，它决定了该周期卵泡期的期限。正是募集与选择机制精确地控制了人类卵巢自然周期排出卵子的数目。

月经周期第11～13天，优势卵泡迅速增大至直径18毫米左右，分泌雌激素量增多，血清雌二醇水平达到1100皮摩/升（300皮克/毫升）左右，此时便形成了排卵前卵泡。

2）排卵期与卵母细胞的最终成熟：排卵前垂体大量释放促黄体生成激素和促卵泡激素，并有峰值出现，成熟卵泡迅速增大，突出于卵巢表面；卵母细胞及周围的卵丘细胞，即卵冠丘复合物，自成熟卵泡壁的破口释放。与此同时，卵母细胞发育达最终成熟，具备了受精能力；如果受精，则成为受精卵，形成新的生命。若未受精，排卵后12～24小时后卵子即开始退化。

3）黄体期：排卵后的优势卵泡壁细胞结构重组，颗粒细胞和卵泡内膜细胞在孕激素的刺激下黄素化，分别形成颗粒黄体细胞与泡膜黄体细胞。同时，基底膜外的毛细血管、成纤维细胞迅速增殖，并穿透基底膜，约在排卵后5天内先后形成血体及黄体。黄体的功能主要是合成和分泌孕酮及雌二醇，使增殖期子宫内膜转变为分泌期子宫内膜，为接纳孕卵着床及维持早期胚胎发育做准备。排卵后5～10天黄体功能最旺盛。若卵子已受精，则黄体在胚胎分泌的激素（绒毛膜促性腺激素）的作用下增大，转变为妊娠黄体，至妊娠3个月末才退化。若卵子未受精，则黄体的寿命为10～14天，退化的黄体逐渐转变为白体。黄体的退化使血内雌二醇和孕酮的水平下降，促卵泡激素水平又升高，从而开始新的卵巢周期。

13. 月经是怎么回事？月经周期是受什么调节的？

“女子二八，天癸至，月事以时下。”月事即月经。什么是月经呢？一个健康女性，每月都会出现一次3～7天的阴道出血（其实是子宫出血），这种规律的周期性的阴道出血就称为月经。月经是女性特殊的生理现象，也是体内发生排卵和性激素周期变化的外在表现，是女性生殖器官发育成熟的重要标志。

为什么会出现月经呢？这仍然要从卵巢的功能说起。正常女性胚胎在孕龄7周时已显露出卵巢的雏形，一生全部的卵细胞都在胎儿期增殖生成，出生时每个卵巢内约有几十万个始基卵泡，在女性生长发育过程中，多数始基卵泡夭折，到了青春期仅有少数卵泡能够幸存。在下丘脑促性腺激素释放激素的控制下，脑垂体前叶分泌促卵泡素和小量黄体生成素促使卵泡发育成熟，并合成分泌雌激素。在雌激素作用下，子宫内膜开始增殖，卵泡渐趋成熟，雌激素的分泌逐渐增多。在排卵前1～2天促卵泡素的分泌出现高峰，黄体生成素的分泌也出现高峰。排卵期黄体生成素的迅速升高是由于卵泡所分泌雌激素的正反馈作用。当黄体生成素达到高峰时，雌激素水平下降，卵泡成熟并排卵，孕激素仍继续上升。排卵后，黄体渐形成，促卵泡素受黄体所分泌的雌激素与孕激素的负反馈作用，而维持在偏低水平。在黄体生成素的作用下，黄体进一步发育，分泌大量的雌激素与孕激素。排卵后，在孕激素的作用下，增殖期子宫内膜转变为分泌期子宫内膜，为受精卵的安家落户做好准备。如果卵子受孕形成受精卵，则继续发育成胚胎、胎儿，直到分娩。如果卵子没有受孕，则黄体分泌的雌激素和孕激素，又反馈性抑制下丘脑和垂体，使下丘脑促性腺激素释放激素生成减少，随之垂体前叶的促卵泡激素和促黄体激素也减少。这时黄体开始萎缩，孕激素和雌激素的分泌也迅速减少，子宫内膜突然失去这两种激素的支持，血管收缩，使子宫内膜萎缩、坏死而脱落，引起出血，血液与脱落的子宫内膜自阴道排出，这就是我们所说的月经。

从自然的角度甚至可以说，月经是受孕失败的结果。然而，为了种族的繁衍，卵巢和子宫是坚强的，即便失败，也总是未雨绸缪，为可能的受孕做好准备。月经来潮后，血中雌、孕激素浓度降低到一定水平，解除了对下丘脑和垂体的抑制，结果使促性腺激素释放激素分泌增加，在随之增加的促卵泡激素的作用下，卵巢内的卵泡又开始发育，进入下一个月经周期。周而复始，渐成规律。

第二部分

妇科肿瘤概述

1. 女性生殖系统发生肿瘤的常见部位有哪些?

女性生殖系统是一个非常容易发生肿瘤的地方，从暴露在体外的外阴部，至深藏在盆腔内的子宫、卵巢均可发生肿瘤。女性生殖系统包括有外阴、阴道、子宫（子宫颈及子宫体）、输卵管及卵巢等，以上部位均可生长肿瘤。据统计，女性生殖系统肿瘤占全身肿瘤的 1/5，其中以子宫和卵巢的肿瘤多见。生长在不同部位的妇科肿瘤，既有良性，也有恶性，有的比较常见，有些则较为罕见（图 2－1）。

1）子宫：子宫是人体中一个很重要的器官，可分为子宫体和宫颈两个部分。发生于子宫体的肿瘤以良性的子宫肌瘤最为常见，其次是子宫体癌及源于妊娠的滋养细胞肿瘤。而发生于宫颈部分最常见的肿瘤是恶性的子宫颈癌，其次为良性的子宫肌瘤。

2）卵巢：是女性生殖器官中极易发生肿瘤的器官，发生在卵巢的肿瘤多达数十种，其中大多数为良性，另有一部分是恶性的，即称为卵巢癌。

3）输卵管：较少发生肿瘤，一旦发生，多属于恶性输卵管癌。

4）阴道：偶有恶性阴道癌发生。

5）外阴：发生于外阴的肿瘤远比子宫和卵巢的少

见，但多于输卵管和阴道的肿瘤，既可发生良性肿瘤，也可发生恶性的外阴癌。

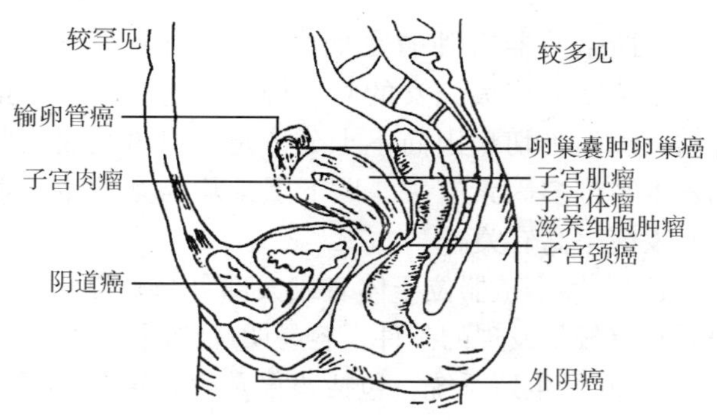

图 2－1　不同部位的妇科肿瘤

2. 常见的良性和恶性妇科肿瘤有哪些?

良性肿瘤是指一种生长较慢，一般情况下不破坏周围组织和器官，也不发生转移，且不危及病人生命的肿瘤。生殖器官良性肿瘤，以子宫肌瘤发病率较高，多见于中年妇女，估计 30 岁以上的妇女约有 20%在子宫内有大小不等、单个或多个肌瘤存在。其次为卵巢肿瘤，占生殖道肿瘤的 30%以上，多见的有卵巢成熟畸胎瘤、浆液性囊腺瘤、粘液性囊腺瘤及卵巢单纯性囊肿等。

恶性肿瘤是指一种生长迅速，破坏性强，易于转移扩散，常危及患者生命的肿瘤。女性生殖器恶性肿瘤，以子宫颈癌最为多见，占女性生殖器官恶性肿瘤的半数以上，但随着近年来宫颈涂片防癌普查的不断开展，宫颈癌的早期预防及早期治疗成为可能，从而使宫颈癌的发病率及死亡率明显下降。另外，卵巢癌及子宫内膜癌也较为常见，少见的生殖道恶性肿瘤有子宫肉瘤、输卵管癌及阴道癌等。

3. 为什么女性生殖器官肿瘤发病率高?

女性生殖器官肿瘤是妇女的常见病，发病率高，且严重威胁着广大妇女的身心健康。迄今为止，虽然肿瘤发病的确切病因尚不十分清楚，但研究表明肿瘤的发生与许多因素有关。以下因素均与女性生殖器官肿瘤发病率高有关。

1）女性生殖器位于体表或大部分与外界相通，使癌肿具有较早发现的条件，容易明确诊断。

2）女性生殖系统，包括卵巢及生殖道各部分，是性激素的靶器官，其生长、发育受下丘脑分泌的促性腺激素释放激素，垂体分泌的促性腺激素及卵巢分泌的雌激素、孕激素和雄激素所统辖，并在其控制下进行着周期性变化。一旦性激素的量、相互比例或代谢发生异常，都可能诱导其靶器官——生殖系统某部分生长失控而发生肿瘤。

3）女性生殖器官起源比较复杂，由胚胎的副中肾管、中肾管及泌尿生殖窦等形成。卵巢来自体腔上皮的生殖嵴，卵巢内含有各种胚胎残留组织及睾丸成分，卵巢在胚胎发育期与泌尿系十分接近，部分中肾管组织可误入卵巢，均能发生肿瘤。

4）女性生殖器官易受细菌和病毒的侵袭，成为肿瘤发生的诱发因素。流行病学和分子病毒学研究已充分证明，人类乳头状瘤病毒（HPV）感染是宫颈癌发生的重要病因。

5）妊娠胎盘的滋养细胞在一些情况下可发生恶性改变，而形成恶性滋养细胞肿瘤。

纵观上述妇科肿瘤发病的多种因素，可知其发病的机会也多，这也就是女性生殖系统肿瘤发病率高的原因所在。

4. 妇科肿瘤主要有哪些共同表现?

女性生殖器官肿瘤依其良恶性与生长部位的不同可有多种临床表现，但也有许多共同之处。可以归纳为以下四个方面的症状，如发现其中的任何一种症状，均应及时就医，以免延误病情。

1）阴道异常出血：子宫及某些功能性卵巢肿瘤可引起阴道异常出血，表现为月经过多，周期紊乱或不规则出血等。肿瘤引起的阴道出血，病变多发生在子宫上。恶性子宫颈癌和子宫体癌引起的出血多为不规则型，而良性的子宫肌瘤引起的出血则是规则和不规则的都有。如发生绝经后阴道出血，则需要特别警惕恶性肿瘤发生的可能，应立即就医。

2）阴道异常分泌物：由于肿瘤坏死、破溃及感染造成的分泌物和正常白带完全不同。前者多呈水样、血性或米汤样白带，且常有异常的恶臭味。这类症状的常见肿瘤有子宫颈癌、子宫体癌、输卵管癌及某些粘膜下肌瘤。

3）肿块：可生长于生殖器官的任何部位。外阴肿物，患者可以自己摸到；医师通过窥器检查可以发现阴道、宫颈等处的肿瘤；通过盆腔检查可查到子宫或卵巢的肿瘤，肿瘤较大者患者可自腹部扪及。如发现肿块偏于下腹一侧，活动而质软，则卵巢囊肿的可能性较大，如肿块居中，不太活动，质地较硬，则可能是子宫肌瘤。

4）疼痛：一般来说，疼痛并不是妇科肿瘤常见的症状，有些子宫肌瘤可以有经期腹痛。如卵巢肿瘤发生扭转或破裂，则可出现十分剧烈的疼痛。子宫或卵巢的恶性肿瘤，早期多无疼痛，如发生持续的腰痛、腹痛，则往往是神经受压迫的结果，表明肿瘤已到了晚期。

以上四种表现，只是一般性概括，而并不意味着出现这些现象则一定是患了肿瘤，如一些由于功能失调引起的月经病，同样可以出现各种类型的阴道出血，至于妇科的下腹痛，肿瘤只是一个原因，而更多见于各种急慢性盆腔炎。列举上述表现的目的，只是提供一些基本知识，敦促病人早日去医院检查，以达到早期诊断，及时治疗的目的。

5. 常用的妇科肿瘤的诊断方法有哪些?

目前常用的诊断妇科肿瘤的检查方法，主要有下列几种。

1）阴道脱落细胞检查：包括阴道涂片和宫颈刮片检查。自阴道穹隆内获取的细胞，有可能来自输卵管、子宫腔、宫颈管及阴道本身。阴道涂片取脱落的细胞进行检查，是最为简便的方法，但脱落的细胞如果已经陈旧，则形态上可能失真，而不易鉴别，或互相混淆。宫颈刮片则是应用特殊制作的刮板或取样器刮取宫颈表面的细胞，并可用特别刮齿自宫颈口伸入刮取宫颈管内的细胞。该方法所得到的细胞，都比较新鲜，涂抹在玻璃片上进行染色后即可作显微镜检查。正常细胞与恶性肿瘤细胞可根据其细胞形态、细胞核大小等进行分辨。

2）活体组织检查：活体组织检查法是以活检钳取一小块组织进行检查。所取的组织经过切片染色后，不仅能观察到单个细胞的特点，而且还可看到细胞之间的联系及排列方式，对肿瘤的诊断更为可靠。女性生殖器官或是暴露在身体表面，或有腔道与外界相通，这一解剖特点，为活体组织检查提供了有利条件。当外阴、阴道、宫颈及宫腔在外观上有可疑或症状上疑有癌瘤的可能时，采取活体组织即可明确诊断。

3）超声波检查：超声波检查是利用人体内部发射超声波，并接受其回声信号，以显示的图像来诊断疾病。B型超声可以显示出盆腔深处脏器的影像，对妇科肿瘤的诊断与鉴别诊断有较大的价值。

4）X线检查：某些妇科肿瘤，如卵巢成熟畸胎瘤，瘤体内有牙齿或骨片；卵巢上皮性癌，瘤体内有砂粒体或钙化，通过X线检查，均能显示出牙齿、骨片或钙化影，从而有助于诊断。另外，还有一些特殊的X线检查，如子宫碘油造影或胃肠造影，能显示出子宫腔的形态、肠腔形态及其与生殖器的关系，给诊断提供帮助。

5）内镜检查：用于妇科肿瘤诊断的内镜主要有腹腔镜与宫腔镜。腹腔镜是一种可窥视腹腔内各器官的一种内镜。腹腔镜的外径仅约1厘米，只需在腹壁上作一约1厘米长的小切口，即可将镜头伸入腹腔，通过冷光源的照射，可清楚地观察到盆腹腔内各器官的外貌，尤其当对盆腔内包块不能肯定是妇科肿瘤，或者不能明确肿瘤发生的确切部位以及肿瘤转移所涉及的范围时，通过腹腔镜检查，即可明确诊断。宫腔镜则是一种经子宫颈伸入宫腔内窥视宫腔内结构的一种内镜，特别是对子宫粘膜下肌瘤及子宫内膜病变是一种很有价值的诊断方法。

6. 什么是活体组织检查，活体组织检查对妇科肿瘤的诊断有什么意义？

活体组织检查是采取病灶的小部分组织作病理形态学检查，以确定某些病变或可疑病变的重要诊断方法。目前诊断妇科肿瘤常用的活体组织检查方法如下。

1）钳取法：用长活体钳对子宫颈或阴道深部的病灶作单点或多点钳取组织送病理检查。对病灶比较典型者，单点钳取即可获得满意结果，而多点钳取多用于病灶不典型，以及宫颈刮片找到癌细胞或可疑癌细胞者。

2）宫颈锥形切取法：目的同多点钳取法，但比较精细，能更全面地反映病变的范围及程度。该法除达到诊断的目的外，还适用于宫颈原位癌及不典型增生的治疗。

3）切割活体组织检查法：对外阴或阴道浅部的肿瘤切割小部分组织进行病理检查。

4）切除法：对外阴或阴道的小肿瘤全部切除送病理检查。

5）穿刺活体组织检查法：对盆腔深部实性肿瘤，可在B超或内镜指引下，经腹部或阴道细针刺入肿瘤中，抽吸造成负压，获取肿物内组织送细胞学及病理学检查。该方法比较简单、准确性高、患者痛苦少，一般患者都愿意接受。

6）诊断性刮宫：主要目的是为了刮取子宫颈管内膜及子宫腔内膜组织，作病理检查。可用于诊断子宫内膜癌、颈管癌或其他子宫内膜病变等。

总之，活体组织检查是目前诊断妇科肿瘤较常见及可靠快速的诊断方法，易于被患者接受，临床实用价值较大。

7. 超声波检查在妇科肿瘤的诊断中有哪些价值?

超声检查是利用向人体内部发射超声波，并接受其回声信号，来进行疾病检查的方法。临床上常用的为B型超声诊断仪。它能迅速、准确地显示盆腔病变的部位、性质。目前应用B超诊断妇科肿瘤已成为不可缺少的辅助诊断方法。

1）子宫肿瘤的B超诊断：①子宫肌瘤：是女性最常见的子宫良性肿瘤。子宫肌瘤的子宫体明显增大，表面不平，通常盆腔检查均可知道。只有在临床上诊断不清或需进一步区分肌瘤的生长部位、肌瘤数目、肌瘤内继发病变的存在以及需要与卵巢肿瘤鉴别时做B超检查以协助诊断；②子宫肌腺瘤：与子宫肌瘤常难以区别。B超显示子宫肌层多呈不对称增厚，子宫肌层内回声不均，有肌腺瘤存在时子宫呈局限性突出；③子宫内膜增生及癌前病变：通过超声测量子宫内膜厚度，是监测内膜病变的一个好方法，特别是对绝经后妇女子宫内膜厚度的测量更有重要意义，一般认为绝经后妇女子宫内膜厚度小于0.5厘米，属于正常范围，如内膜厚度大于0.5厘米应进一步检查，看是否存在子宫内膜病变；④子宫内膜癌：B超检查对子宫内膜癌侵及肌层的深度以及是否累及宫颈管、对于手术范围的选择、手术前是否应附加放射治疗均有十分重要的意义；⑤葡萄胎：B超显示子宫增大超过妊娠月份，宫腔内充满大小不等（低到中等强度）的蜂窝状回声，犹如落雪片状回声，是葡萄胎所特有的声像图。宫内见不到胚胎，亦无胎心搏动。

2）卵巢肿瘤的B超诊断：B超能直观地显示出卵巢肿瘤的解剖部位、大小形状、内部囊实性结构以及与邻近器官的关系，从而大大提高了卵巢肿瘤术前诊断的准确率。

3）超声诊断在卵巢癌筛查中的应用：绝大部分卵巢癌一经诊断，均已为临床晚期，故只有提高早期诊断率，才是提高卵巢癌5年生存率的关键。研究表明，应用B超普查可以检出相当一部分早期卵巢癌，对良性肿瘤及交界性肿瘤的检出亦很有意义，因这些肿瘤有可能发展为恶性，筛查出来对卵巢癌有重要的预防意义。

8. 妇科内镜检查有哪些，它适用于哪些情况？

内镜是用来检查腔道或内脏器官病变的一种仪器，一般由冷光源部、纤维导光部和镜部组成。可附有活检钳、电灼及切割器等。妇科常用的内镜有腹腔镜、宫腔镜及阴道镜。

1）腹腔镜检查：腹腔充气后，将腹腔镜从腹壁插入腹腔内，可直接观察内生殖器（包括子宫、输卵管及卵巢）的病变部位、形态、大小、性质以及与周围组织的关系，并可穿刺肿块或取活组织检查以进一步确诊。近几年来，随着腹腔镜技术的不断发展，许多盆腔良性肿瘤可在腹腔镜下进行手术治疗。另外，对于一些早期妇科恶性肿瘤也可通过腹腔镜完成手术治疗，腹腔镜也可代替卵巢癌治疗后的第二次剖腹探查手术，以了解腹腔内有无肿瘤复发或转移，判断治疗效果。

2）宫腔镜检查：宫腔镜是从子宫颈口插入宫腔，观察宫腔内病变位置、大小及形态等，也可作活组织病理检查。特别是对鉴别原因不明的各种子宫出血及绝经后出血有重要意义。如宫腔息肉、粘膜下子宫肌瘤、子宫颈管癌、子宫内膜腺癌、绒癌及残存葡萄胎等。

3）阴道镜检查：阴道镜也是一种内镜，是介于肉眼和低倍显微镜之间的检查方法，在强光源下用立体放大镜直接观察宫颈和下生殖道上皮的病变。有以下几种情况的患者应考虑进行阴道镜检查：①宫颈涂片细胞学检查结果为细胞内瘤变或不典型上皮细胞；②接触性出血、宫颈中度到重度糜烂、不对称糜烂、糜烂久治不愈或肉眼可疑癌者；③下生殖道湿疣患者；④外阴和阴道可疑病变；⑤早期宫颈癌患者术前了解阴道壁受累情况等。

9．妇科肿瘤的治疗方法主要有哪些？

目前治疗妇科肿瘤的方法主要有以下几种。

1）手术治疗：手术治疗是妇科肿瘤的主要治疗方法之一。良性妇科肿瘤如子宫肌瘤或卵巢囊肿，手术切除即可达到治愈目的。早期恶性肿瘤，手术可以切除干净，预后也比较好。而中晚期恶性肿瘤，手术很难将肿瘤完全切净，需要辅以放射或化学药物治疗，以尽可能消灭癌细胞。子宫、卵巢和输卵管是部位邻近、功能相互关联的器官。当其中一个器官发生恶性肿瘤时，常很快累及另一个器官。故当一个器官发生恶性肿瘤时，有时需要同时将有关的其他器官切除。如手术治疗子宫体癌时，常同时将卵巢切除，治疗卵巢癌时也常将子宫切除。另外，由于大多数妇科恶性肿瘤易发生淋巴转移，为使肿瘤切除干净，在切除肿瘤的同时，应将区域性淋巴结清扫，以减少复发机会。

2）化学药物治疗：恶性肿瘤的化学药物治疗（又称化疗），是通过抗肿瘤药物抑制癌细胞的生长与增殖，来达到杀死肿瘤细胞的目的。目前已发现50余种有效的抗肿瘤药物。常用的抗肿瘤药根据其来源及作用可分为烷化剂、抗代谢药、抗癌抗生素、植物碱类药物、激素类及杂类等几大类。在妇科肿瘤领域，恶性滋养细胞肿瘤已可依靠化疗达到根治的目的；对于卵巢癌，虽然仍以手术治疗为主，但化疗也是十分重要的辅助治疗措施，通过化疗可以将术后残存癌细胞消灭，尽量防止肿瘤复发。

3）放射治疗：放射治疗是利用放射线照射癌细胞

从而达到消灭癌细胞或抑制癌细胞分裂、生长的目的。当今放射治疗包括X线、γ线、电子、中子、质子及重粒子等。在妇科肿瘤中，宫颈癌及阴道癌都可以放射治疗为主。对某些恶性肿瘤，术前术后亦可辅以放射治疗，以达到减少因手术操作而发生的癌细胞扩散及消灭手术未能完全切净的残存癌细胞的目的。

4）免疫治疗：该治疗方法是近年来随着科学技术的发展而产生的一种新的治疗方法。其原理是在消除免疫抑制因子的基础上施以增强肿瘤免疫排斥反应，以达到治疗肿瘤的目的。理论上讲，免疫治疗是一种理想的治疗方法，但是它只能消灭经其他疗法残留下来的肿瘤细胞，对晚期肿瘤患者单纯施行免疫治疗，疗效往往不佳。

10. 在妇科恶性肿瘤化疗中，常见的化疗毒副反应有哪些?

化疗在妇科恶性肿瘤的治疗中已占有十分重要的地位。目前绝大多数抗癌药物均缺乏选择性，即在抑制肿瘤细胞的同时，往往对机体正常细胞也具有一定毒性。然而，绝大多数副作用的发生与发展均有一定规律，如处理得当则可减少或防止毒副作用所引起的并发症的发生。归纳起来，化疗药物的毒副反应大致有如下几种。

1）造血功能障碍：这是副作用中最常见和最严重的一种。主要表现为白细胞和血小板的减少，对红细胞的影响较小。正常情况下，白细胞应大于4×10^9/升，血小板应在10万/立方毫米以上。绝大多数病人中，白细胞数下降后均能短期内自然恢复，但如剂量过大或病人对化疗药物超敏以及骨髓已反复受抑制，则自然恢复较缓慢，这种情况下可应用中性粒细胞集落刺激因子帮助白细胞迅速回升，同时应防止感染的发生。血小板计数如下降明显，容易诱发出血倾向，可予少量多次输入新鲜血或血小板。

2）消化道反应：消化道反应主要表现为食欲不振，恶心呕吐、口腔溃疡及腹痛腹泻。对恶心呕吐较重者，可给一些止吐药，同时仍应鼓励病人进食，必要时可给输葡萄糖或葡萄糖盐水，以补充能量及维持水电解质平衡。对发生口腔溃疡者，应注意保持口腔清洁，鼓励病人多说话、多饮水，以便咽部多活动而减少充血水肿。腹痛腹泻虽在停药后即可自然恢复，但如在用药期间已出现腹痛和腹泻等症状需立即停药，以免发生严重并发症。

3）肝功能损伤：多数抗肿瘤药均在肝脏中进行代谢，因此药物剂量大时对肝脏均有一定的损害。肝功能受损主要表现为血清谷丙转氨酶升高，严重的可合并黄疸，一般停药后均能自然恢复，但在肝功能未恢复正常之前最好不继续化疗，否则可加重肝脏损伤。

4）皮肤损害：化疗药物常可导致皮疹及皮肤色素沉着的发生。

5）脱发：这也是化疗中常见的反应之一。除可发生头发脱落之外，腋毛及阴毛也不例外。一般在停药后即可逐渐生长，无需特殊治疗，新生头发开始纤细卷曲，逐渐变为正常。所以癌症患者不要为化疗脱发而恐惧，停药之后定能长出一头秀发。

6）其他副作用：某些抗肿瘤药物可导致心脏损害及肾功能损伤。故化疗过程中也应注意这些脏器的功能变化，以便及时处理。

11．怎样区分良性和恶性肿瘤？

一提起“肿瘤”一词，人们总不免十分担心与畏惧。然而，肿瘤却有良、恶性之分，良性肿瘤一般不会威胁患者生命；恶性肿瘤根据不同的组织学类型及诊断的时期，预后也各不相同。一旦病人长了肿瘤，患者最想知道的恐怕还是肿瘤是良性的还是恶性的。一般来讲，我们可以根据以下几个方面来鉴别肿瘤的良、恶性。

1）生长速度：良性肿瘤多生长缓慢，有的甚至会停止生长或退化。而恶性肿瘤则生长较快。

2）生长方式：良性肿瘤的外面多有一层包膜，它能将肿瘤和周围组织分开，肿瘤均在包膜内生长，不会侵犯周围器官。而恶性肿瘤大多没有包膜，生长时易侵犯周围正常组织器官并形成粘连。

3）转移与否：良性肿瘤不发生转移，而恶性肿瘤除非早期发现，容易发生远处转移。

4）对身体的影响：良性肿瘤多只表现出一些局部的症状，如子宫肌瘤太大而压迫膀胱时，患者常感到尿频；压迫直肠，患者可有便秘或肛门刺激症状。而恶性肿瘤破坏力较强，易出现各处转移侵袭，常常造成身体多器官功能的破坏，而出现贫血、消瘦、恶病质等各种表现，甚至危及患者生命。

总之，肿瘤的良、恶性的鉴别并不神秘，但良与恶有时也非绝对，有的良性肿瘤在内外因素的作用下，有时可以发生恶变，如极少数生长过快的子宫肌瘤可以发生肉瘤样变性，故对生长加快的良性肿瘤应及时就医。个别恶性肿瘤在某些因素的作用下也可发生良性变，如卵巢恶性未成熟畸胎瘤，经过手术及化疗后，也可发生肿瘤性质的逆转而变为良性成熟畸胎瘤。因此，恶性肿瘤患者，也不要悲观，应对生活充满信心，在妇科恶性肿瘤中，像滋养细胞肿瘤及卵巢生殖细胞肿瘤等均能达到治愈，相信随着科学技术的发展，越来越多的恶性肿瘤也将能被彻底治愈。

12. 为什么说定期妇科检查对早期发现妇科肿瘤有重要意义?

定期妇科检查是通过妇科查体及适当的医疗手段(包括先进的检查技术)来筛查妇科疾病,特别是对癌前期病变或早期癌的及时诊断。“无病早防,有病早治”,定期健康普查是众所周知的防癌有效方法。

在我国,女性生殖器官恶性肿瘤是威胁妇女生命的最危险疾病,尤其是子宫颈癌仍居女性生殖器官恶性肿瘤的首位,也是妇女各种恶性肿瘤中最多见者,其发病高发年龄在 30 ~ 50 岁。子宫内膜癌及卵巢癌多发生于中老年妇女,特别是绝经前后的妇女。

普查的推行,开始于妇科,而妇科的普查又始于子宫颈癌。早在四十多年前,一位名叫巴巴尼科拉乌的美国医师,首先发现从子宫颈上刮下细胞,涂在玻片上,在显微镜下检查可以发现早期癌症,这一细胞学方法就叫巴氏涂片法,这一方法不仅能发现宫颈原位癌,还能查出比原位癌更早的癌前期病变。由于广泛采用了巴氏涂片普查的方法,许多宫颈癌得以早期发现和及时治疗,使得宫颈癌的发病率和死亡率明显下降。近年来,随着科学技术的发展,一种新型的宫颈防癌普查技术——宫颈细胞计算机扫描检查已经问世,该技术能更全面、更确切地评估宫颈细胞学形态,对宫颈癌前期病变及早期癌的诊断已显示出其优越性。

卵巢癌目前仍是妇科恶性肿瘤中死亡率最高的癌瘤。大部分患者诊断时已到晚期。提高卵巢癌的 5 年生存率的关键是早期诊断。定期盆腔检查固然是发现卵巢肿瘤的有效方法,但对于早期癌或微小癌瘤仍难靠触摸发现。近年来随着超声诊断技术的发展,特别是彩色多普勒超声的应用，通过测定卵巢及其新生组织血流变化诊断极早期卵巢癌，被认为是一项值得推广的简单安全的卵巢癌筛查手段。

总之，妇科定期普查，使晚期妇科恶性肿瘤的发病率逐年下降，早期癌得到及时诊断和治疗，对改善治疗效果，提高患者生活质量有着十分重要的意义。

13. 放射治疗对妇科恶性肿瘤有何应用价值?

某些妇科恶性肿瘤除了进行手术、化疗等治疗措施外，还常常要进行放射治疗。有些肿瘤对放疗效果很好，甚至单纯用放疗即可治愈。如子宫颈癌，不论是早期还是晚期均可用放射治疗。宫颈癌即使到了晚期，也有很大一部分病人单用放疗可以治好。另外，对子宫内膜癌、外阴癌及阴道癌也可用放射治疗。

目前较常用的妇科放射治疗方法有以下几种：①远距离γ射线治疗（钴^{60}治疗）：这就是人们通常所说的“外照射”。它可以放出穿透性极强的γ射线，可达深部的肿瘤部位，对肿瘤细胞有较强的杀伤作用，是应用最广泛的一种放射治疗；②腔内或镭疗治疗：即通常所称的“内照射”。最早被用于治疗宫颈癌，进行治疗时，可将镭置于特制的容器里，放到贴近肿瘤的部位，起到杀伤肿瘤细胞的作用；③放射性同位素治疗：常用的为磷^{32}，它对卵巢癌手术后防止腹水的发生或因有弥散的小病灶难以全部用手术切除者有一定疗效；④超高压治疗：利用加速器进行治疗，治疗作用与钴 60 相似；⑤深度 X 刀治疗：可通过阴道内的体腔管，对子宫颈癌直接进行照射治疗。

放射治疗也可引起一系列毒副作用，放疗后病人常会感到头痛、头晕、乏力、恶心及呕吐等。一般在停止放疗后即可逐渐恢复正常，放射线还可抑制骨髓造血功能，故也可出现白细胞及血小板的减少。另外，在照射的局部也会出现皮肤反应，如发红、脱皮，甚至出现水泡，破溃等现象。由于照射部位在盆腔，常会影响膀胱，有时会出现小便次数增多、疼痛、甚至血尿等放射性膀胱炎的表现。有时也可出现放射性直肠炎，表现为腹痛、腹泻、大便带血，甚至出现直肠阴道瘘等严重并发症，为减轻放疗的毒副反应，应正确计算治疗剂量，注意对膀胱、直肠等非治疗部位进行保护，同时在放疗过程中应加强对全身的支持疗法，以增强病人的体质，防止并发症的发生。

第三部分

外阴及阴道

1. 外阴白斑是怎么回事？

外阴白斑是一种粘膜上皮或表皮的增生性病变。主要发生于中年或绝经期后的妇女，多在小阴唇内外侧，阴蒂及大阴唇内侧显示灰白色斑块，表面角化，粗糙，肥厚，甚至有皲裂，周围界限清楚，外形多不规则，可单发或多发。主要症状表现为瘙痒明显，看上去是白色或灰白色的斑块。

外阴白斑的发病原因仍不十分清楚，但可能与营养缺乏、创伤及慢性炎症刺激等有关，研究表明，外阴白斑有 10% ~ 50% 可发生癌变，故也有人将它称为外阴癌的癌前期病变。所以一旦诊断为外阴白斑，应考虑进行外阴局部切除手术，但对于比较年轻的患者，外阴切除将给患者精神上带来一定的压力与痛苦，这时亦可暂不做手术，但需密切随诊，警防癌变。保守治疗的方法可局部外用类固醇激素制剂，如氢化可的松软膏、肤乐软膏等，以缓解瘙痒症状，同时可局部应用维生素甲酸软膏或 5 - 氟尿嘧啶软膏治疗，以抑制瘤细胞的增殖与分裂而达到抑制其癌变的目的。

2. 外阴硬化性萎缩是肿瘤吗？

外阴硬化性萎缩（简称外阴硬萎）是一种外阴营

养障碍性疾病。可发生于任何年龄，但多见于 40 ~ 60 岁的妇女。主要症状为外阴局部瘙痒，晚期可出现性交困难。病变常累及外阴皮肤、粘膜和肛门周围皮肤、阴蒂包皮、小阴唇及会阴后联合处等为常见病变部位。表现为外阴皮肤或粘膜变白、变薄，失去正常弹性，阴蒂多萎缩、粘连，小阴唇平坦消失。晚期患者可出现阴道口挛缩狭窄。

外阴硬萎与外阴白斑属于两种不同类型的外阴白色病变。前者可认为是外阴良性病变，而后者多认为是癌前期病变，故这两种病变不能混为一谈。外阴硬萎的发生可能与遗传因素或内分泌因素有一定关系，也有人认为它是一种自身免疫性疾病。

对外阴硬萎的治疗，可采用类固醇激素（如 1%氢化可的松软膏）配合维生素 A 软膏局部外用以减缓瘙痒及软化局部皮肤。另外采用中药（黄芪、丹参、鸡血藤、白癣皮、赤芍、桃仁、刺蒺藜、僵蛹、木香）活血化瘀治疗也可获得较好疗效。虽然外阴硬萎为良性病变，但如治疗效果不好，病变持续加重，尤其是反复发生溃烂者，亦应警惕癌变的可能，一般认为外阴硬萎发展为外阴癌的几率小于 5%，如一旦确诊为癌变，则需尽早施行单纯外阴切除术。

3. 外阴白癜风与外阴白斑有什么不同?

白癜风是一种后天性皮肤色素缺乏症，可发生于全身任何部位的皮肤上，故外阴部皮肤也可发生白癜风，而且还是好发部位之一。多发生于大阴唇或小阴唇上，如发生于大阴唇上部，该处的阴毛也变为白色。其特点是乳白色、斑块形状及大小不一，但边界十分清楚，且周围皮肤色素反而加深。外阴白癜风除色素脱失外，无痛痒等不适的感觉，局部知觉及分泌功能均正常。该病多有家族遗传性。

外阴白癜风与外阴白斑完全是两种不同性质的疾病。前者一般没有什么不适感觉，也不会发展为其他疾病的可能，不需进行特殊治疗，该病常在身体其他部位同时存在，所以一般较容易识别。后者可认为是癌前期病变，多应积极治疗。

4. 什么是白塞综合征?

白塞综合征（现称贝赫切特综合征）是指一组发生于生殖器粘膜、口腔粘膜的溃疡，以及眼睛炎症的症状群，又称为眼－口－生殖器综合征。生殖器溃疡主要发生在外阴部，可单发或多个，与一般的外阴溃疡很相似，但起病急，常复发。外阴溃疡是白塞病的一个发展阶段，可与眼、口腔病变同时发生或先后发生。口腔溃疡可以发生于口腔的多个部位。眼睛症状多表现为虹膜睫状体炎、角膜炎等多种炎症。以上各组症状可同时出现，但只有至少出现两项，才能诊断为白塞综合征。

该病的发病原因仍不十分清楚，但可能与内分泌失调、变态反应或病毒感染有关，也有人认为是一种自身免疫性疾病。临床上对反复外阴溃疡的患者应注意检查眼、口腔粘膜及全身皮肤等处有无病变，以考虑是否是白塞综合征。而对久治不愈的外阴溃疡在考虑到白塞病的同时，也应做活组织检查除外结核或癌症的可能性。

对白塞综合征的治疗应在改善全身情况的同时，进行局部对症治疗。溃疡急性期可给予皮质类固醇激素以缓解症状，局部还可应用复方新霉素软膏，硝酸银软膏或冰硼散等处理。口腔溃疡时还可补充维生素 B_2 等药物。

5. 外阴良性肿瘤有哪些？

外阴良性肿瘤较少见，主要有乳头瘤、纤维瘤、脂肪瘤、汗腺瘤、尖锐湿疣及血管瘤等。

1）乳头瘤：多为生长在大阴唇外侧的单个肿块，表面常有无数小乳头状突起，质地略硬。该肿物生长缓慢，无特殊感觉。肿瘤偶有继发恶性变的可能，故治疗方法以手术单纯切除肿瘤即可。

2）纤维瘤：常发生在大阴唇的皮肤表层或深层的硬性肿物，可逐渐长大，最后可能生长为悬挂于大阴唇的带蒂实质性肿瘤。外阴部可有不适感，病人自己可以看到或触及肿块。组织学检查与一般皮肤纤维瘤相同。治疗以采用手术沿根部切除为宜。

3）脂肪瘤：一般均来自大阴唇或阴阜部脂肪，生长缓慢，病人除感到局部柔软的肿块外，无其他不适，恶变可能性极小。治疗措施为局部肿块切除。

4）汗腺瘤：来源于外阴汗腺，常发生在大阴唇及会阴部。肿瘤直径一般仅 1～2 厘米大小，多呈结节状，较为坚实。该肿瘤生长缓慢，一般无不适感，易被病人忽视。但因极少数病人可发生恶变，故仍应手术切除为好。

5）尖锐湿疣：是由人乳头状瘤病毒感染所致。以往对它并不重视，而现在发病率逐年增高，是目前最常见的性传播性疾病之一，也属于外阴良性肿瘤的一种。该病好发于外阴、阴道口、阴道、会阴、肛门、宫颈等皮肤粘膜湿润区，初起多为细小、淡红丘疹，之后可逐渐增大呈乳头状或菜花样突起。患者有瘙痒不适感，伴白带增多。而最近的研究还表明，宫颈乳头状瘤病毒感染是诱发宫颈癌的重要因素之一。目前治疗外阴、阴道尖锐湿疣的方法主要有液氮冷冻治疗、二氧化碳激光治疗及电烙手术切除等。另外全身应用干扰素治疗对增强机体抵抗力，减少复发有一定意义。

6）血管瘤：常发生于大阴唇或阴阜部位，表现为小红血管痣或蓝、红海绵状肿物，柔软，边界不清。由于外阴血管丰富，一旦创伤破裂可造成大出血。本病可进行局部注射硬化剂（如无水酒精）治疗，也可行手术切除。

6. 外阴黑痣该如何治疗?

身体任何部位的皮肤都可能长出黑痣，同样在妇女的外阴部也可发生色素痣。外阴的黑色素痣，有可能因慢性刺激、外伤等诱因而发生恶变，成为外阴恶性黑色素瘤。一旦恶变，其恶性程度极高，容易发生广泛转移，预后多不好，故当发现外阴部有黑痣后，首先要避免对黑痣进行搔、抓、刺、拔毛或修剪等刺激，应定期到医院检查。如发现黑痣逐渐增大，颜色变深，上面的毛发自然脱落，黑痣部位无故出现疼痛不适，痣有渗出、变粗糙或有溃疡，或有淋巴结肿大者，均说明有恶变的可能，应及早切除，同时将病变组织送病理检查。甚至有人主张凡有外阴黑痣者，均进行预防性切除，以防恶变的发生。

7. 外阴癌有什么症状，治疗原则是什么?

外阴癌占女性生殖器官恶性肿瘤的3%～5%，其中以原发性鳞状上皮癌为主，继发性恶性肿瘤少见。多发生于老年绝经后，常见部位在大阴唇，其次是小阴唇、阴道前庭及阴蒂等处。外阴瘙痒、疼痛、有肿块为外阴癌最常见的症状，外阴瘙痒多持续较长时间，在确诊为外阴癌之前，可以持续5～20年之久。瘙痒常常并非外阴癌本身所引起，而是与其前驱疾患有关，或同时患有其他皮肤病变，如外阴白斑或外阴硬萎等。如肿块继发感染破溃，则有脓血性分泌物。局部表现为结节发硬的肿块，或呈菜花状质脆的肿块。如肿块迅速扩大，可累及肛门、直肠和膀胱，外阴癌极易经淋巴发生转移，故常可发生一侧或双侧腹股沟淋巴结肿大，质硬而固定。外阴癌发生于体表，易于发现，但有些病人就诊时都已接近晚期，其原因一方面病人多为老年妇女，多羞于进行妇科检查；另一方面早期症状不明显，有时不易与外阴良性疾患相区别。所以一旦发现异常，应及时就医，以利于早期诊断和治疗。

外阴癌的治疗原则是以手术治疗为主。传统的手术方法是广泛的全外阴根治术及腹股沟淋巴结清扫术，有时还附加盆腔淋巴结清扫术。长期以来，这种传统手术被普遍应用于各种不同期别及类型的外阴癌，取得了较好的治疗效果，但存在的问题是这种手术范围对病人创伤较大，大多数手术伤口不能一期愈合，需要长期换药或植皮，对患者性生活及心理影响较大。近年来有不少学者对于手术范围的选择，进行了深入的研究，希望在手术治疗方面能做到恰到好处。总的原则是手术范围不要过大而增加病人不必要的痛苦，也不要过分保守而影响治疗效果。外阴癌对放疗一般不太敏感，但由于放疗设备及治疗技术的改进，放射治疗对外阴癌的治疗也受到重视。对盆腔淋巴结有转移者，手术后对盆腔补充外放射治疗；手术后复发者也可考虑局部行外放射治疗。

8. 哪些因素可诱发外阴癌的发生，怎样预防外阴癌？

外阴癌有各种类型，其中以鳞状上皮癌最为多见，约占外阴恶性肿瘤的 81%，其他少见的有外阴黑色素瘤、腺癌及基底细胞癌等。外阴癌发生的确切病因尚不十分清楚，但可能与以下因素有关：

1）人乳头状瘤病毒感染：该病毒感染与外阴癌及其癌前期病变具有密切关系。

2）慢性外阴营养障碍性疾病：如外阴硬萎久治不愈，尤其是反复并发外阴溃疡者应警惕癌变的可能。而外阴白斑常被认为是癌前期病变。

3）性病：已经发现性病包括梅毒、尖锐湿疣及淋巴肉芽肿等与外阴癌的发生有一定关系。

4）部分妇女外阴卫生不良，长期慢性炎症的刺激也可能是致癌原因之一。

5）过早绝经和内分泌失调患者，外阴癌的发病率要偏高。

6）合并某些内科疾病如高血压、糖尿病、肥胖等患者，外阴癌的发生率偏高。

虽然外阴癌的发病率不高，约为全身恶性肿瘤的1%，但由于严重危及患者的身心健康，故应根据其发病相关因素进行积极预防。首先应加强卫生宣传教育，避免慢性外阴炎的长期刺激，凡发现外阴部溃疡、结节、乳头状肿物，或有白斑者，应及早检查，弄清性质。应定期进行防癌普查，对一些可转变为外阴癌的外阴慢性病，如外阴白斑，外阴乳头状瘤等均应及时彻底治疗，这样可大大减少外阴癌的发生。若活组织病理检查结果为不典型增生病变者，则应行外阴单纯切除术，切下的组织应全部送病理检查，若证实为癌变，则应扩大手术范围，术后需严密随访，注意复发迹象。

9. 外阴巴氏腺囊肿是肿瘤吗？

外阴巴氏腺囊肿又称前庭大腺囊肿。前庭大腺位于两侧大阴唇下方，如黄豆大小，腺管开口于小阴唇内侧靠近处女膜处。正常情况下不能触到前庭大腺，性兴奋时可分泌黄白色粘液，起润滑作用。

由于解剖部位的特点，在性交、分娩或其他情况污染外阴部时，细菌易侵入而引起炎症，即称前庭大腺炎，如此时前庭大腺腺管阻塞，分泌物积聚而形成前庭大腺囊肿，如感染未得到及时控制，炎症加重则可形成前庭大腺脓肿。

前庭大腺囊肿常为单侧发生，大小不等，可持续数年不增大。如囊肿小，无感染，病人无自觉症状，往往于妇科检查时才能发现，如囊肿大，则可有外阴坠胀感或性交不适感。前庭大腺囊肿虽然外阴部可触及囊性肿物，但并不是肿瘤，而属于外阴炎性疾病。治疗方法多采用前庭大腺囊肿切开造口术即可，该法简单，损伤小，术后还能恢复腺体功能；近年来随着生物学技术的发展，也可采用二氧化碳激光行囊肿造口术，术后无需缝合，出血少，局部无瘢痕形成，腺体的功能也不受到损伤。

10. 阴道腺病是一种什么样的病?

正常的阴道壁内和宫颈鳞状上皮覆盖部一般不含有腺体。阴道腺病是指阴道壁和阴道部宫颈的表面或粘膜下结缔组织内出现腺上皮或腺粘液分泌物。

一般认为，阴道腺病的发生与下列因素有关：

1）患者在胚胎 8 ~ 18 周，母体服用过大剂量合成的雌激素——己烯雌酚，使胚胎副中肾管的尾段上皮与泌尿生殖窦上皮的转变过程受到干扰，而使部分腺上皮残留下来，以后引起阴道腺病，甚至由此发生肿瘤。

2）多见于青春发育期，说明青春期卵巢功能建立产生雌激素，可促使阴道腺病的发生。

3）碱性的阴道环境，适宜于腺病的发生。

4）阴道滴虫或霉菌性炎症，可促使潜伏的阴道腺病出现临床症状。

阴道腺病常无症状，但如病变范围广泛，则可有白带增多、血性分泌物、阴道灼热感、性交疼痛或接触性出血等。妇科检查时，多在阴道穹隆或阴道上 1/3 段前壁有散在小结节，一般直径为 0.5～5 毫米。阴道粘膜有时可见红色斑点或糜烂状，甚至形成溃疡，也可呈息肉样或形成粘膜嵴。该病一般认为是良性病变，但极少数情况下也可在腺病的基础上发展为腺癌。目前认为，采用阴道镜检查，对阴道腺病的随访观察、早期发现上皮不典型增生及癌变有较大帮助。

针对该病的发病因素可以从以下几方面进行预防与处理：

1）妊娠早期应避免滥用合成雌激素，以减少或防止阴道腺病的发生。

2）对孕期母亲用过雌激素药物的女婴要加强随访，追踪观察。

3）对无症状，活组织检查证实为良性阴道腺病者，不需治疗，但应定期复查。

4）采用局部冲洗、坐浴等方法，增加阴道酸度，以促进柱状上皮鳞化，病灶可自然愈合。

5）一旦确诊阴道腺病已发展为癌者，应按阴道恶性肿瘤的处理原则进行治疗。

11．阴道囊肿有哪些类型，应如何治疗？

临床上常能遇到阴道囊肿的病人，根据其起源的不同，主要可分为以下三种类型：

1）中肾管及副中肾管囊肿：来源于胚胎时期中肾

管或副中肾管阴道部残迹，因上皮生长，分泌物潴留扩张而形成囊肿。

2）包涵囊肿：由于分娩时阴道裂伤，或阴道缝合手术时阴道粘膜卷入伤口深层，继续增生、脱屑和液化而形成囊肿，囊内容物多为皮脂样物，囊壁覆以鳞状上皮。

3）尿道上皮囊肿：由于阴道部分是由泌尿生殖窦演变而来，在胚胎发育过程中，可能有向尿道上皮分化的泌尿生殖窦上皮残留，继续增长可形成囊肿，囊壁为移行上皮。

以上阴道囊肿属于类似肿瘤疾病，而不是真正的肿瘤，可以生长于阴道任何部位，一般情况下囊肿较小，多无明显症状，不需特殊治疗。如囊肿生长较大，影响性生活，或因囊肿延伸到膀胱阴道之间，引起膀胱刺激症状，则应进行手术挖除，但术中应注意避免损伤尿道或膀胱；如囊肿太大，位于阴道穹隆深部，挖除有困难时，可行部分切除囊壁造口，开放囊腔，或以刮匙搔刮残留的囊壁后，用纱布填塞阴道，压迫残留囊腔，使之粘连闭合。妊娠期发现阴道囊肿者，可暂不予处理。必要时临产后在严格消毒下刺破囊肿，以利胎儿娩出，产后适当时间，再行手术切除。

12. 什么是阴道癌，怎样治疗阴道癌？

阴道癌是一种少见的阴道恶性肿瘤，可分为原发性和继发性两种类型，但以继发性阴道癌多见，主要为鳞状上皮癌。可由邻近器官如子宫颈、外阴、直肠等处的癌瘤直接蔓延或血行及淋巴转移而来。

阴道癌的主要临床表现有：阴道不规则出血，性交后出血及绝经后出血；白带增多，甚至阴道有水样、血性分泌物伴有恶臭；随着病情发展可出现腰、腹痛，大小便障碍（包括尿频、尿血、尿痛及便血、便秘等）；严重者可形成膀胱阴道瘘或直肠阴道瘘；晚期患者则可有肾功能障碍、贫血及其他继发症状，如肺转移可出现咳嗽、咯血，表浅淋巴结转移可触及肿大的淋巴结等。阴道局部病灶以乳头状或菜花型最多见，其次为溃疡状或浸润型。

阴道癌的治疗方法主要有以下几种：

1）手术治疗：由于考虑到病人术后的生活质量，阴道癌手术多偏保守。位于阴道穹隆部原位癌，可行单纯子宫切除加阴道部分切除；穹隆部浸润癌病变不广，浸润不深的早期病例，可行广泛子宫及阴道部分切除及盆腔淋巴清扫；对阴道下段早期病变，可行下段阴道或包括外阴切除及腹股沟淋巴清扫；而对于病变较广者，常需行超根治性手术，此种手术复杂，并发症多，往往不易被患者接受。

2）放射治疗：由于阴道癌对放射线敏感，故绝大多数阴道癌病例选择放射治疗方法。但因为阴道与直肠、膀胱靠近，故放疗时放射剂量选择应适当。

3）化疗：化疗对阴道鳞状上皮癌有一定疗效，可作为综合治疗的一种手段，但单纯化疗对阴道癌效果较差。常用的化疗药物有顺铂、环磷酰胺、平阳霉素、长春新碱及5－氟尿嘧啶等。

13. 阴道葡萄状肉瘤是怎么回事？

阴道葡萄状肉瘤又称胚胎横纹肌肉瘤，是一种极少见的恶性肿瘤，85%发生于5岁以内的幼女，少数发生在青春期。由于该病多见于女婴和幼女，临床上多表现为小孩在哭闹、小便或咳嗽时，出现不规则阴道流血。肿瘤多发生于阴道下2/3前壁，外观为粉红色，呈带蒂息肉状突出，远端膨大形似葡萄，可充满整个阴道，有时突出于阴道口外。肿瘤常早期侵及膀胱及尿道，而出现尿频、尿痛，甚至引起血尿和排尿困难。晚期病例常可发生远处淋巴结、肺及肝的转移。由于该病恶性程度高，发病年龄小，故凡遇有婴幼儿阴道出血，尤其伴有息肉状病变突出于阴道者，应及时就诊，必要时可在麻醉下取活组织病理检查明确诊断。

由于葡萄状肉瘤对化疗及放疗的敏感性较差，故一旦诊断，多主张施行广泛性手术切除，但广泛性子宫及阴道切除术，对幼女难以施行。故对病变局限者，可单纯行肿瘤切除术，术后再予以放疗或化疗，以尽量防止复发。

第四部分

宫颈病变及宫颈癌

1. 为什么成年妇女要定期做宫颈防癌检查?

子宫颈癌是全球妇女中仅次于乳腺癌的第二位常见恶性肿瘤，在发展中国家则是妇女最常见的恶性肿瘤。据统计，我国每年新发病例13.5万，约占世界的1/4。以往资料显示，妇女在30岁以后开始进入宫颈癌高发病时期，但目前年轻女性患宫颈癌的情况并不少见，20岁以前的女性也有发生早期病变的，宫颈癌患者的年轻化是近年的特点之一。

已经明确，女性宫颈癌与人类乳头样瘤病毒（HPV）感染有因果关系。可以认为，宫颈癌是感染性疾病，是可以预防、可以治疗和治愈的肿瘤。患者认真普查和随诊可以预防宫颈癌，因为子宫颈的癌前病变（CIN）是个相对较长的时间过程，这使得干预和治疗成为可能，关键在于普查、及早发现和处理，而早期诊断可以完全治愈。

最近，美国癌症综合网络发布了由17位权威专家拟定的宫颈癌筛查规范，提出女性开始筛查的时间是性生活开始后3年左右，不晚于21岁，终止时间是70岁以后，要在10年内有3次以上满意而正常的细胞学检查。

宫颈癌筛查间隔是，传统细胞学涂片检查每年1

次；液基薄层细胞学检查法（TCT）每2年1次。30岁后，连续3次正常者，可2~3年1次。美国食品与药品管理局（FDA）已经批准人类乳头样瘤病毒（HPV）DNA检测，细胞学和HPV检测间隔不超过3年。

中国癌症研究基金会2004年推出的宫颈癌筛查指南性建议：在经济发达地区，筛查起始时间为25~30岁，经济欠发达地区为35~40岁，高危人群均应适当提前。终止时间定于65岁。其间隔是每年1次，连续2次正常，延长间隔至3年；连续2次HPV呈阴性，可延长间隔至5~8年。最佳筛查方案应包括TCT、HPV检测。

尽管上面提及的很多新的筛查方法应用于大中城市，但对我国广大农村地区，宫颈刮片仍是最简单有效的筛查方法。

2. 什么是宫颈刮片，如何判断刮片结果？

宫颈刮片是早期发现宫颈癌的重要方法，简单易行而可靠。阴道和宫颈易于暴露，便于观察、触诊和取材。如果标本采取、涂片、染色及阅片各个环节均能合乎要求，子宫颈癌的早期诊断准确率可达95%，尤以报告为巴氏V级者准确率可达100%。

一般是用木制或竹制刮板（呈脚形）在子宫颈癌的好发部位即宫颈外口鳞柱上皮交界处，用刮板轻轻刮取一周（360°），取得的标本应立即做成匀薄的玻璃涂片，并用固定液固定。多采用巴氏染色方法，将组织染成不同的颜色，晾干后加上盖玻片，在显微镜下观察。宫颈正常上皮、增生上皮和癌细胞具有不同形态特征，依据细胞形态变化诊断宫颈癌、癌前期病变和宫颈炎症。

巴氏五级分类为我国目前细胞学报告的最常用方

式，根据巴氏染色的特征将细胞分为巴氏Ⅰ、Ⅱ、Ⅲ、Ⅳ、Ⅴ级。

巴氏Ⅰ级：正常，涂片中没有不正常细胞。

巴氏Ⅱ级：炎症，涂片中细胞有异形改变。

巴氏Ⅲ级：可疑癌，涂片中的可疑癌细胞有核异质改变，但不能肯定，需进一步随诊检查确诊。

巴氏Ⅳ级：高度可疑癌，涂片中有恶性改变的细胞，但在涂片中癌细胞量少。

巴氏Ⅴ级：癌症，涂片中细胞具有典型癌细胞的特性且量多。

大多数妇女的刮片结果是巴氏Ⅰ级或Ⅱ级，为正常涂片或合并阴道炎症，根据临床情况作一般处理。核异质细胞涂片相当巴氏Ⅲ级者，应重复涂片，并根据情况在复查前作些必要处理（如抗炎、停用长期服用的避孕药等）。找到癌细胞（阳性），相当巴氏Ⅳ～Ⅴ级者，应作多点活检，根据病理检查结果决定进一步治疗方案。

3. 什么是宫颈CCT检查？

在妇产科门诊，尤其宫颈病变门诊中，经常听到CCT检查这项内容，它在宫颈病变的检查中有什么作用呢？

宫颈涂片筛检异常细胞是肿瘤防治学上最重要的成就之一。充足的细胞和准确清晰的图像是病理医生做出正确诊断的前提。巴氏染色及分类法应用半个多世纪以来，为早期诊断宫颈癌及降低死亡率发挥了重要作用，并且在较长的一段时间内，仍是我国农村地区的主要筛查方法。但由于传统巴氏人工阅片会出现较高的假阴性率（文献报告为2%～50%）或假阳性率，故该技术的临床应用受到严重限制。

经过计算机及细胞学家8年的探索努力，20世纪90年代初成功研制了计算机辅助细胞检测系统（CCT），也称为细胞电脑扫描，1995年美国食品与药品管理局（FDA）正式批准用于临床。该技术运用人工智能高新技术，有如下特点：①对宫颈异常细胞具有高度敏感性，擅长发现各种异常细胞，包括传统法易于漏诊的异常细胞，体积小的异常细胞及细胞分布少的涂片上少量的异常细胞；②对异常细胞诊断的准确性高，可达97%以上，对子宫颈上皮内病变（CIN）、尖锐湿疣及癌百分之百敏感；③具有多种用途，除能识别异常细胞外，还能从微生物病原学方面做出诊断，如滴虫、念珠菌，单纯疱疹病毒（HSV）和人类乳头样瘤病毒（HPV）等，它比传统法更全面、更实用、更具临床应用价值；④使用国际上通用的分类法即TBS分类法出诊断报告，为临床治疗提供指导性建议；⑤适用于人群的普查。

CCT检查适应证：宫颈糜烂、接触性出血、尖锐湿疣、白带增多久治不愈及要求查体者。CCT系统记忆了大量正常与异常细胞，对每百张涂片为一组的宫颈涂片进行自动扫描。目前CCT检测经过不断的技术改良，已把涂片上可疑检查范围减少到8～15个区域，大大缩短了检查时间。经过计算机规则系统成像器，将可疑的异常细胞经彩色图像处理并以数字化形式贮存到数码磁带中备检。然后，对经选择的图像资料再复验，病理专家先复查每张涂片上磁盘记录的数字化图像，重点观察筛查出的异常细胞图像，从而实现计算机与人脑智慧的最佳结合。最后，按TBS分类法做出诊断报告。

4. 什么是液基薄层细胞学检查（TCT）?

近年来，另一种现代化的宫颈细胞学涂片技术，即液基薄层细胞学检查（英文简称 TCT）越来越广泛地应用于宫颈细胞学筛查中。TCT 检查采用液基薄层细胞检测系统检测宫颈细胞并进行 TBS 细胞学分类诊断，是目前国际上最先进的一种宫颈癌细胞学检查技术，与传统的宫颈刮片巴氏涂片检查相比，明显提高了标本的满意度及宫颈异常细胞检出率，TCT 检查对宫颈癌细胞的检出率接近 100%，同时还能发现癌前病变，微生物感染如真菌、滴虫、衣原体等。目前在美国和一些欧洲国已将 TCT 技术应用于妇女宫颈癌的筛查。

由于传统涂片阅片法会出现 2% ~ 50% 的假阴性率，除去人眼工作疲劳及所涂细胞不在一个层次而影响诊断外，涂片上存在着大量的红细胞、白细胞、粘液及脱落坏死组织等，从而影响正确诊断。为了解决后一个问题，细胞工程专家近年推出了一种称为液基薄层细胞学的新技术，即通过技术处理去掉涂片上的杂质，直接制成观察清晰的薄层涂片，使阅片者更容易观察，其诊断准确性比传统法高。目前国内有两种进口设备：

1）薄层细胞学检测系统（TCT）：1996 年获美国 FDA 批准用于临床。主要方法是将宫颈脱落细胞洗入放有细胞保存液的小瓶中，刮片毛刷在小瓶内搅拌数十秒钟，再通过高精密度过滤膜过滤后，将标本中的杂质分离，取滤后的上皮细胞制成直径为 20 毫米薄层细胞于载玻片上，95%酒精固定，经巴氏染色、封片，由细胞学专家肉眼在显微镜下阅片，按 TBS 法做出诊断报告。此法对异常细胞诊断率提高了 13%，对低度鳞状上皮以上病变的检出率提高了65%，但该设备一次只能处理一份标本。

2）自动细胞学检测系统（autocyto prep cytologic test），又称液基细胞学检测系统（LCT）：1999年获美国FDA批准用于临床。基本方法是将收集的细胞保存液，通过比重液离心后，经自然沉淀法将标本中的粘液、血液和炎性细胞分离，收集余下的上皮细胞制成直径为13毫米超薄层细胞于载玻片上。每次可以同时处理48份标本，并在全自动制片过程中同时完成细胞染色，达到更高质量及更高效率。

5．宫颈病变指的是什么？哪些情况下妇女容易发生宫颈病变？

宫颈病变是一个尚未界定的，比较泛化的概念。它是指在宫颈区域发生的各种病变，包括炎症、损伤、肿瘤（以及癌前病变）、畸形和子宫内膜异位症等等。从妇科肿瘤的角度而言，则将宫颈病变限定在宫颈上皮内瘤变（英文缩写为CIN），即包括宫颈非典型增生和宫颈原位癌，这样划分反映了宫颈癌发生的连续过程，也是宫颈癌防治的重要依据。鉴于人类乳头瘤样病毒（HPV）感染的重要性，也有人主张将HPV感染也归入其中。

子宫颈病变是女性最常见的疾患之一，其最严重的情况是子宫颈癌。在妇女癌瘤中，宫颈癌的发生率仅次于乳腺癌，位居第二。在发达国家，其发生率明显下降，在很大程度上归因于对宫颈癌前病变的早期诊断和治疗。在发展中国家，由于宫颈筛查工作不完善，宫颈癌是发达国家的6倍，并且其中80%的患者确诊时已是浸润癌。近年来，年轻宫颈癌患者数量有明显上升的趋势，这种情况可用人乳头瘤病毒感染

(HPV) 的增加予以解释，甚至可以说宫颈癌在某种程度上是一种感染性疾病。

很重要的问题是，从宫颈的癌前病变发展成为宫颈癌是一个较长时间的过程，大约是10年。因此，宫颈癌是一种可预防，可治愈的疾病。关键是要进行筛查，防患于未然，及时发现早期宫颈癌，及时恰当地处理，治愈率几乎100%；与筛查同样重要的是对人群的健康教育，注意性卫生，不但可以减少宫颈癌的风险，而且可以减少其他性传播疾病的风险。

一般认为，有下列情况者，发生宫颈病变的危险性较高，包括：多个性伴或性伴有多个性伴；早期性行为；性伴有宫颈癌性伴；曾经患有或正患有生殖道人类乳头瘤病毒感染；人类免疫缺陷性病毒感染者；患有其他性传播疾病者；正在接受免疫抑制剂治疗者；吸烟和有毒瘾者；有过宫颈病变、宫颈癌、子宫内膜癌、阴道癌或外阴癌等病史者；低社会阶层。有上述情况者应接受细胞学筛查，并根据结果进行随诊。

6. 为什么要重视宫颈病变?

CIN（宫颈上皮内瘤变）是发生在癌前的病变，它的外表可以是正常的，但细胞学或组织学有了异常增殖的改变，也介乎于“病理医师眼下的病和病人的病”之间，既具有上皮细胞的异型性，又保持一定的分化能力。在某种意义上有双向发展的可能性。

依据非典型增生的程度，CIN可分为CIN Ⅰ、CIN Ⅱ和CIN Ⅲ。有时它们的差别可能非常微小，然而CIN总体有约20%可发展成为子宫颈癌。我们很难预测每一例CIN的结局，它们都有进一步向恶性发展的危险性，CIN Ⅰ、CIN Ⅱ和CIN Ⅲ发展成为癌的危险分别为15%，30%和45%，甚至CIN Ⅰ或CIN Ⅱ可以直接发展成为浸润癌，而不经过CINⅢ（包括宫颈原位癌，CIS）阶段。虽有一些幸运者不经治疗自然消退或逆转，但这对每个案例而言是难以估价的，因此不应心存侥幸。CIN发展成为原位癌的机率为正常人的20倍，发展成为浸润癌的机率为正常人的7倍，这就是要对CIN予以重视和正确处理的理由。

宫颈病变的治疗能有效地扼制其病变，即在CIN－早期浸润癌－浸润癌的连续发展过程中，由于治疗而予以阻断这一过程。从宫颈病变进展到癌的自然演变一般需要10年左右，这是一段很重要的、不可忽视的时间。所谓宫颈癌是可以预防、可以治愈的疾病，其关键亦在于此期的及时诊断和处理。

目前宫颈癌的筛查和早诊早治技术已经相当先进，液基薄层细胞学检查和HPV检测相结合的方法，能检测出99%的高度病变和83.5%的低度病变。现代化的检测技术使宫颈癌成为目前惟一通过努力可以预期得到全面控制的肿瘤。

7. 诊断宫颈病变时应注意哪些问题?

宫颈病变的诊断或宫颈癌的筛查的目的是发现CIN。目前认为，对宫颈病变的诊断应遵循所谓“三阶梯诊断”原则，依次进行细胞学检查、阴道镜检查和组织学检查：

1）首先是宫颈/阴道细胞学的筛查：美国妇产科学院曾在1995年提出如下建议：所有有性活动或年龄超过18岁的妇女，都应每年进行1次宫颈细胞学抹片检查。当连续3次或3次以上检查均获得满意且正常的结果，则可由医生决定对低度危险者减少检查次数。由于我国幅员广大、人口众多、经济文化和医疗卫生均处于发展阶段，难以做到上述的普查规划，但医生和妇女均应树立筛查意识，在条件允许的情况下，完善和实施筛查工作。对经济情况许可的妇女，推荐采纳上述检查建议。对有前述宫颈病变的危险因素者，应采取细胞学筛查和随诊。

2）细胞学检查或筛查的结果不是宫颈病变的最后诊断：宫颈细胞学检查结果正常，定期随诊，并重复细胞学检查。对异常的患者，尤其是可疑宫颈上皮内瘤变者，应进行阴道镜检查，如为 ASCUS 和 AGCUS 者，在两年内每 4～6 个月重复进行一次宫颈细胞学检查，若发现问题，应行阴道镜检查及直接活检，或者进行宫颈管诊刮。阴道镜检查的目的是从视觉和组织学上确定宫颈和下生殖道的状况，全面观察鳞状细胞交界（SCJ）和移行带（TZ），评定病变，确定并采取活体组织，做出组织学诊断，为进一步处理提供依据。

3）宫颈活检、颈管诊刮和宫颈锥切都有重要的组织学诊断价值：宫颈活检应在阴道镜下进行。事先作碘试验，选择病变最重的部位取材；病变是多象限的，主张做多点活检。活检应包括病变及周旁组织，以资判别界限；咬取的组织应有一定深度，包括上皮及足够间质，标本要标记清楚，分别放置。颈管诊刮用于评估宫颈管内看不到的区域，以明确其有无病变或癌瘤是否累及颈管。

4）在宫颈病变的检查中，在有条件的地区应将人类乳头样瘤病毒（HPV）感染作为检查内容。

上述细胞学、阴道镜检和组织学检查既是诊断方法，亦是要依次进行的三阶梯诊断程序，一般不逾越。细胞学是初始检查，是其他两项的基础，在无阴道镜检时不要盲目活检。

8. 治疗宫颈病变时有哪些需要注意的问题?

宫颈病变的程度不同，病人的情况有别，而治疗手段却有多种。所以，宫颈病变的治疗应注意以下两点：其一，根据宫颈上皮内瘤变（CIN）级别明确治疗原则，使治疗规范化。其二，对病人的年龄、婚育状况、病变程度、范围、级别，以及随诊、技术条件等综合考虑，做到个体化。

1）在 CINⅠ的患者中，65%的病变可以自行消退；20%的病变持续存在，保持不变；只有 15%的病变进展，也只是我们目前不能预测出这 15%的患者。因此，对 CINⅠ者可给予物理治疗。实际上，如果病人愿意，有随诊条件，是允许她们进行定期检查、严密监测的。

2）CINⅡ应进行物理治疗，如冷冻、电凝、激光等，它们各有其优缺点，但有效性无显著差异。它们的共同缺憾是都不能保留组织标本。宫颈环形电切（LEEP）也可用于 CINⅡ的治疗，效果同前，但能够保留组织标本做病理检查，不会漏掉一小部分未发现的宫颈原位癌和微小浸润癌。

3）CINⅢ有 45%（有报告 65%）发展成为 CIS 或者合并存在，CINⅢ本身即包括重度非典型增生和原位癌，故应进行锥切，这样还可除外浸润癌。年龄较大者亦可直接行全子宫切除。LEEP 只适用于重度非典型增生，而不宜用于原位癌。

4）任何级别的 CIN，任何手段的治疗后，均应进行细胞学随诊，经术后 3～6 个月的第一次复查，确定日后的随诊计划。

5）孕期的 CIN，75%可在产后半年内消退，故更主张保守观察。

对早期宫颈病变的处理，目前强调结合人类乳头瘤病毒（HPV）检测结果。一般认为，癌前病变Ⅰ期而HPV阴性：可以不治疗；癌前病变Ⅰ期且HPV阳性：应予治疗，可采用物理治疗（冷冻、激光、电凝等）；癌前病变Ⅰ期、Ⅱ期：主要采用物理治疗，即对局部病变进行破坏性治疗，环形电切术主要应用于面积较大的癌前病变Ⅱ期和重度不典型增生。

9. 什么是宫颈癌，宫颈癌分为几期?

子宫颈癌是指在宫颈下端宫颈口附近发生的癌瘤。子宫颈癌是由癌前期病变逐渐发展而来的，其发生和发展往往经历较长年月。已经明确，人乳头瘤样病毒感染与宫颈癌关系密切。子宫颈癌以鳞状上皮细胞癌为主，占90%，腺癌仅占5%～10%，鳞癌与腺癌在外观上并无特殊区别，且两者均可发生在宫颈阴道部或颈管内。

子宫颈癌的临床期别，目前仍采用国际妇产科联盟制定的分期法，由轻到重分为五期（图4－1）：

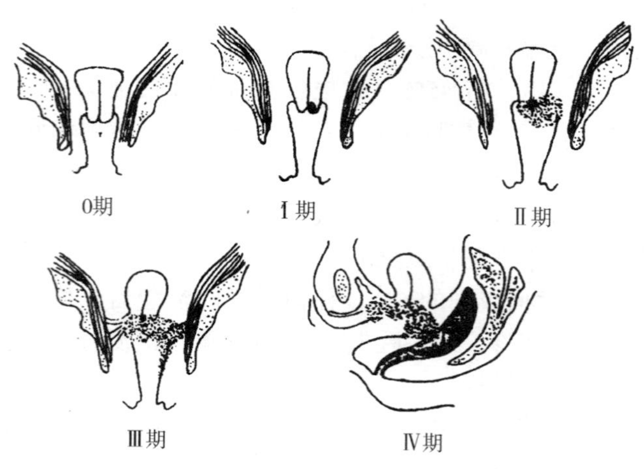

图4－1　子宫颈癌的分期

0期　癌组织局限于子宫颈上皮层内，未突破基底膜，也叫原位癌。

Ⅰ期　癌组织已经突破基底膜，但仍局限于子宫颈范围内。根据显微镜下浸润程度的深浅，又分为Ⅰa与Ⅰb。

Ⅱ期　癌组织超越子宫颈范围，向上侵犯宫体；向两侧侵入宫旁，但未达骨盆壁；向下侵犯阴道，但未累及阴道下1/3。根据是否有宫旁浸润，又分为Ⅱa与Ⅱb。

Ⅲ期　癌组织侵犯宫旁，达骨盆壁；或向下侵犯阴道下1/3。根据是否延及骨盆壁，又分为Ⅲa与Ⅲb。

Ⅳ期　癌组织已侵犯直肠或膀胱，或蔓延到外阴部，或盆腔内广泛浸润，或有广泛转移。

Ⅰa期癌一般无自觉症状，Ⅰb期和以后各期癌的主要症状为阴道出血、排液和疼痛。转移途径以直接侵犯邻近组织和淋巴转移为主，血行转移少见。早期宫颈癌，宫颈外观可以无明显异常，子宫颈刮片检查是发现子宫颈癌前期病变和早期宫颈癌的主要方法。宫颈非典型增生、原位癌、镜下早期浸润癌、浸润癌的处理方法各不相同，常用的治疗方法有放疗、手术、放疗合并手术三种。子宫颈癌的治愈率与临床期别、有无淋巴结转移、癌肿病理及治疗方法有关。不论采用何种治疗方法，宫颈癌患者治疗后均需定期随诊。

10. 宫颈癌能预防吗?

随着医疗保健条件的不断改善，妇女普查工作广泛开展，宫颈癌的患病率明显下降，特别是晚期宫颈癌已越来越少见。宫颈癌流行病学研究结果表明，婚产因素、宫颈糜烂、包皮垢、性行为、性传播性疾病及病毒感染是宫颈癌发病的危险因素。针对这些危险因素，可采取以下预防措施：

1）定期作妇科检查，定期作宫颈刮片检查。如发现宫颈刮片异常时应进一步处理。

2）注意经期、孕期、产褥期卫生保健，养成良好卫生习惯，减少或预防宫颈炎的发生。

3）积极治疗慢性宫颈炎，特别是长期白带增多或有异常阴道出血者，应立即去医院检查，并采取有效的治疗措施。

4）采取新法接生，分娩或流产术中避免宫颈裂伤。一旦发生裂伤，应予以手术缝合。

5）注意性生活卫生，避免性生活紊乱和过频。男性阴茎包皮过长，应劝其作环形切除。

6）凡因某种妇科疾病需切除双侧卵巢者，应同时切除子宫。除万不得已，一般不宜作次全子宫切除，以免发生残存子宫颈癌。

7）提倡晚婚及少育。

另外，根据我国以前的普查报告，宫颈浸润癌的发病年龄多为 40～55 岁，60～69 岁又有一高峰出现。按年龄分组观察宫颈浸润癌的发生率是 60 岁年龄组多于 50 岁组，50 岁组多于 40 岁组，越是高龄，浸润癌越多。因此目前在普查工作中要提高高龄妇女的受检率与复检率，以便早期发现及降低宫颈癌的死亡率。近年来的流行病学资料发现，宫颈浸润癌的发病年龄有明显年轻化趋势。

11. 性行为与宫颈癌有关系吗？

150 年前人们就发现在修女中宫颈癌极罕见，继之许多研究指出婚产情况及性混乱，如初次性交年龄较早、多个性伴侣与宫颈癌密切相关。

有 >10 个性伴侣者较 $\leqslant 1$ 个性伴侣者的相对危险

性高 3 倍以上，1989 年美国一项研究表明，性伴侣数 > 10 个者在宫颈癌新发病例中占 36%，说明多个性伴侣与宫颈原位癌及宫颈癌均有明显的相关性。流行病学研究还发现，初次性生活年龄过早，如 < 18 岁者，比 25 岁以上者患病危险性高 12.3 倍，有人认为这是与青春期宫颈处于鳞状上皮化生时期，对致癌物较为敏感有关。进行肛门性交者宫颈癌的危险性亦增加，但这种相关性是真实存在还是仅仅反映了双方性行为的其他方面，还是和性卫生有关，尚不清楚。

一些学者对比了宫颈癌及健康妇女配偶的性行为及其他行为方面的特点，以研究男性在宫颈癌发病中的作用。宫颈癌配偶的性伴侣数较对照组配偶的性伴侣数为多；宫颈癌患者的配偶大多有各种性病史，包括生殖器疣、淋病、生殖器疱疹；而配偶经常用避孕套的妇女则宫颈癌危险性低。另外，男性阴茎癌患者的妻子较其他妇女患宫颈癌的危险性高 3～6 倍，其次前妻患宫颈癌的男性，其现在妻子患宫颈癌的危险较对照组妇女高 2 倍。包皮环切者的妻子宫颈癌的相对危险性很低。我国江西省靖安县通过对 415 例宫颈癌患者的研究表明，初次性交年龄的提前、本人及丈夫婚外性伴侣数的增加，使宫颈癌相对危险性上升。丈夫有两个婚外性伴侣者，其妻子宫颈癌相对危险性上升 5 倍。

由此可见，性行为特点与宫颈癌的发生有着密切的关系。

12. 月经和分娩与宫颈癌的发生有关系吗?

有关宫颈癌的流行因素国内外已进行了大量研究，如性行为、性传播性疾病，以及病毒病因的研究。在影响宫颈癌发生的危险因素中，经期、产褥期的卫生因素等也起着一定作用。已有的研究表明，卫生习惯不良（如不洗外阴，不用卫生巾）以及月经期延长的妇女，宫颈癌危险性明显升高，危险性较对照人群可增加2倍，其原因可能是由于阴道炎及慢性宫颈炎，反复炎症刺激，导致宫颈癌变。故应养成良好的卫生习惯，注意经期及产褥期卫生，以预防宫颈癌症的发生。此外，越来越多的研究说明多产和宫颈癌密切相关。分娩1~3次患病率最低，4~6次渐增高，7次以上明显增高。分析其原因可能是由于分娩时对宫颈的创伤及妊娠时内分泌和营养的改变，导致宫颈癌的发生率增高。我国由于计划生育政策的有效实施，多产现象已非常少见，一对夫妻只生一个孩，也是预防宫颈癌的措施之一。

13. 妇女吸烟会增加宫颈癌的发病危险吗?

吸烟危害人体健康，是无可争议的，已成为全球性的公害之一。由于烟草中含有可致癌的尼古丁，故吸烟可引起肺癌，这也已是众所周知的常识性问题。吸烟也可能是宫颈癌的发病因素之一。

不同的流行病学调查均显示吸烟者中浸润前癌及浸润癌危险性均增加。大多数研究表明吸烟者宫颈癌的危险性增加2倍，高危患者多为长期大量吸烟者。与吸烟相关的病理学类型多为鳞癌，与腺癌及腺鳞癌的关系不大。检测吸烟者的宫颈粘液，发现其中尼古丁及可铁宁含量很高，吸烟一方面影响到免疫系统，对机体的免疫功能起到抑制作用；另一方面吸烟又增加了感染的机会并加强了感染因素，包括人类乳头状瘤病毒的效应，从而使吸烟者易患宫颈癌。

近年来，我国吸烟人群中，女性吸烟者所占的比例逐年提高，约占全体吸烟人数的20%~35%，成为日益严重的社会及健康问题。

14. 不同的避孕方法与宫颈癌的发生有什么关系?

常用的避孕方法可分为工具避孕、甾体激素避孕及自然避孕法。工具避孕可选择的具体方法有多种，包括：①阴道隔膜，俗称“子宫帽”，使用时阴道隔膜盖住子宫颈口，配合杀精剂使用，一般在性交前放入，于性交后 8～12 小时取出；②阴茎套，必须在每次性交时运用，否则易致避孕失败，但仍有很多人仅在排卵期才用；③宫内节育器，形状种类很多，制作原料可为塑料、金属或硅胶，有含铜及含黄体酮者，放置于宫腔内通过无菌性炎症反应、促进吞噬细胞活动等，起到避孕作用。甾体药物避孕，主要是应用人工合成的甾体激素，分为长效、短效，通过口服、注射及皮下埋植法，抑制卵泡的发育和排卵，改变宫颈粘液和内膜反应，从而达到避孕的目的。上述避孕方法中，阴道隔膜及阴茎套又被称为屏障避孕。

不同的避孕方法与宫颈癌的关系有所不同。长期使用口服避孕药，由于受雌、孕激素的影响，可使宫颈上皮鳞柱状交界处的柱状上皮外移，而许多性传播性疾病，如衣原体、淋球菌，易感染柱状上皮，有研究表明长期使用口服避孕药者，宫颈衣原体炎的发病率明显增高。但口服避孕药与宫颈癌危险度的关系受多种因素影响，尤其是性行为的影响，如使用口服避孕药者很少再同时使用屏障避孕，故这两者之间的相关关系目前不能十分明了。应用屏障避孕，如宫颈帽、避孕套，可减低宫颈癌的危险性，推测其原因可能是由于减少了接触感染的机会；另外，子宫帽的保护作用，可能部分是由于同时应用了具有抗病毒作用的精子杀灭剂。

15. 性传播性疾病与宫颈癌的发生有关吗?

宫颈癌具有性传播疾病的特点，提示性传播疾病与宫颈癌的发生有着密切联系。

生殖道人乳头瘤病毒（HPV）感染对宫颈癌发生起重要作用。HPV 感染的临床检出率为 0.6% ~ 13%，亚临床型及潜伏感染通常较临床 HPV 感染高 3 倍以上。我国山西省襄垣县部分地区妇女人群临床检出率为 1.3%，近年来生殖道 HPV 感染发病率明显上升。有生殖道湿疣既往史者宫颈癌危险性增加，尤其使宫颈原位癌发病率上升。而生殖道湿疣主要由 HPV6、HPV11 感染引起，当 HPV6、HPV11 及 HPV16、HPV18 均呈阳性时其相关危险性最高。

疱疹病毒 2 型（HSV－2）是最早被认为在宫颈癌病因中起重要作用的一种病毒。研究表明其可能与宫颈原位癌及浸润癌均有一定联系，也可能与 HPV 协同起作用。

其他和宫颈癌有关的性传播疾病如梅毒、淋病、滴虫病、沙眼衣原体等均曾有报道，但也有相反的结果。最近有学者在宫颈癌及对照组中检测 5 种感染性疾病，包括人乳头瘤病毒、单纯疱疹病毒 2 型、巨细胞病毒、EB 病毒及沙眼衣原体，发现除 EB 病毒外，其余与宫颈癌都有很强相关性。当感染的种类增加时，危险性亦随之增加。

16. 人乳头瘤病毒（HPV）感染与宫颈病变和宫颈癌有关系吗?

随着医学基础科学的发展，病毒感染与肿瘤的关系受到广泛重视。人类乳头状瘤病毒（HPV）与宫颈肿瘤的病因学关系也日益明了。对 HPV 感染的发现和检测、治疗和预防，可能成为早期发现宫颈癌和预防宫颈肿瘤的颇有前途的方法。

HPV于1949年被发现，到目前为止，已经发现和鉴定出超过100种不同类型的HPV，其中有54种可以感染生殖道粘膜。不同型别的HPV感染可以导致不同的临床病变，绝大多数HPV对皮肤和粘膜上皮具有特殊的亲嗜性，其中约半数是属于粘膜型的，其余为皮肤型或疣状表皮发育不良型。依据HPV与癌瘤的关系，感染肛门、生殖器的HPV可归类为低度危险、中度危险和高度危险型。低危型HPV常常在良性和轻度不典型增生病灶中检测到，而很少存在于癌灶中。如HPV6、HPV11型与外生殖器和肛周区域的外生型湿疣关系密切。中危型HPV存在于中重度不典型增生病灶中，很少存在于癌灶中。高危型HPV则通常在重度不典型增生和癌灶中，如HPV16、18型可在大多数宫颈癌、一些肛管癌、阴茎癌和阴道癌中检测到。

生殖道致瘤性HPV往往感染宫颈的移行带上皮。HPV感染上皮细胞后，可以呈游离状态持续存在于染色体外，不引起任何病变、或引起良性病变和癌前病变，如尖锐湿疣或轻度不典型增生等。但癌变则与病毒DNA整合入宿主染色体密切相关，其中涉及很复杂的机制，目前并未完全清楚。

可以这样认为，性生活、月经、分娩、避孕方式以及吸烟等与宫颈癌的关系，归根结底都是某些事件增加了HPV感染的风险，从而使宫颈癌的发病危险增加，HPV感染与宫颈癌有明确的因果关系。

17. 生殖道人乳头瘤病毒（HPV）的感染途径是什么？有哪些危险因素？

肛门、生殖器的HPV感染通常是性接触传染的。

丈夫阴茎 HPV 的存在可使妻子宫颈受感染的危险增加 9 倍。相同的 HPV 亚型可以在性伴侣中检出。相反，处女通常是检测不到 HPV 感染的。直接的皮肤接触也被认为是主要的传播方式。母亲生殖道的 HPV 感染可以传播至新生儿的口腔中。

宫颈 HPV 感染是与年龄相关的，高峰年龄在 15～25 岁。文献报告生育年龄的正常妇女（包括宫颈细胞学检查无异常发现）HPV 感染率在 5%～50%，国外一项对有性行为的大学生的研究发现，43% 的正常宫颈组织 HPV DNA 阳性。大于 30 岁的妇女 HPV 感染率下降，可能是由于对已存在的病毒的免疫清除或抑制，也可能是以往妇女较当今妇女暴露于 HPV 的机会较少，因为近年 HPV 感染明显增加。

由于其主要的传播途径为性接触，因此性行为对 HPV 感染的影响是肯定的。特别是男性性伴侣的数量，以及男性性伴侣本身有多个性伴侣可增加 HPV 感染的危险性。在仅有单一男性性伴侣的妇女中，17%～21%可以在宫颈或外阴检测到 HPV；而在有五个以上性伴侣的妇女中，其 HPV 感染率高达 69%～83%。第一次性生活的年龄也很重要，首次性交的年龄越小，HPV 感染率越高。

不用避孕套或其他工具避孕，也导致 HPV 感染的危险性增加。另外免疫抑制状态，如 HIV 感染后，肾移植或霍奇金病患者等也易导致 HPV 感染。

18. 人乳头瘤病毒（HPV）检测有什么意义？

由于 HPV 不能在体外细胞培养，故不能用简便的血清学检测进行 HPV 的诊断和分型。临床上用于检测 HPV 感染的方法有多种，目前在门诊中开展最多的是用聚合酶链反应（PCR）法检测 HPV DNA，其敏感性高，是目前应用最多的方法，此外，杂交捕捉二代检测技术也开始应用于HPV的检查中。

常规的宫颈细胞学检查可以得出以下的诊断结果：未明确诊断意义的不典型鳞状细胞（ASCUS）和不典型腺细胞（AGUS）、低度宫颈上皮内瘤变（CINⅠ）和高度宫颈上皮内瘤变（CINⅡ和CINⅢ）。临床上遇到上述诊断时应当如何处理，正确的判断往往是困难的。HPV检测则有利于指导进一步的处理。

由于高危型HPV感染与宫颈癌和CINⅡ及CINⅢ存在因果关系，因此可以利用HPV筛查ASCUS或CINⅠ的妇女中的高危患者。虽然经细胞学诊断的ASCUS或CINⅠ患者中，仅5%～20%经活检证实为CIN，且CINⅠ可以自然转归为正常上皮，但如果HPV检测为高危型，则应进一步的检查治疗，如阴道镜检查和活检，必要时行阴道镜下宫颈环型电切（LEEP）等。2001年9月，欧洲妇产科传染病学会将HPV的检测列为子宫颈癌的普查项目，与宫颈涂片结合，或作为宫颈涂片的替代项目进行宫颈癌普查；并用于对宫颈涂片细胞学检查结果为轻度异常的妇女的随诊及宫颈病灶治疗后是否治愈的检查。

此外，HPV检测可能对宫颈癌的预后有预测作用。有研究指出HPV DNA检测阴性的宫颈癌，其累计无瘤生存率为100%；HPV DNA阳性者仅56%。HPV是否阳性及其HPV类型还与宫颈癌盆腔淋巴结转移相关，HPV阳性及HPV 18型者更多见盆腔淋巴结转移。

19. 在人乳头瘤病毒（HPV）检测中，杂交捕捉二代检测技术有什么价值?

子宫颈癌的早期诊断是使用宫颈抹片方法，是由医生在显微镜下观察从子宫颈采集的细胞样本，寻找出是否有异常细胞。这种检查结果的准确性有很多限制，常常会出现癌前病变被漏诊的情况。

目前已经清楚，人类乳头样瘤病毒（HPV）与宫颈癌的发生有明确的因果关系。HPV 感染很常见，但只有持续的、高危型 HPV 感染才会发生癌前病变（CIN）或宫颈癌。因此，如何检查妇女是否有 HPV 感染非常重要。HPV 的检测方法很多，现今以杂交捕捉二代检测技术（hC2）最佳。它是一种 DNA 检测手段，能直接检测出引起子宫颈癌的人类乳头样瘤病毒，其检测的敏感性为 88% ~ 100%，阴性预测值高达 99%，hC2 阴性即可以确认没有 HPV 感染，而且它还可以报告病毒量的多少，以追随病毒消长情况。诊断准确率比先前提高 15% ~ 20%，因此，它已成为世界上最有效的子宫颈癌检测手段，已经获得美国食品药品管理局（FDA）批准。

杂交捕获二代 DNA 检测可以一次查出 13 种与子宫颈癌有关的病毒。这种检测能帮助我们知道哪些妇女真正是处于癌前状态，需要做每年的常规检验，而哪些妇女可以安全地将检验的时间延期至每 3 年 1 次。新的检测方法为战胜子宫颈癌带来了希望，但更需要教育和提高妇女的自我健康保护意识。应该通过宣传让妇女知道，不洁的性生活和不良的卫生习惯，可以传播这种疾病；还要让她们知道，子宫颈癌是完全可以预防的。

目前我国的一些大医院已经开展了这项新技术进行子宫颈癌检测，如果能够使用新的检测方法对妇女进行子宫颈癌筛查，那么，极大地减少甚至消灭子宫颈癌的理想应该是可以实现的。

20. 宫颈活检是怎么回事?

宫颈活检就是子宫颈的活体组织检查，亦即从宫颈上取一小块或几小块活组织作病理检查，以确定诊断（图4－2）。多用在宫颈可疑有癌变，或是宫颈刮片有可疑癌细胞，或可疑有特异性炎症，如宫颈结核等。宫颈活检可以明确诊断，确定治疗方法。宫颈活检是确诊宫颈癌的最可靠依据。无论是早期或晚期宫颈癌，都必须通过本项检查以确定癌肿的病理类型和细胞分化程度。

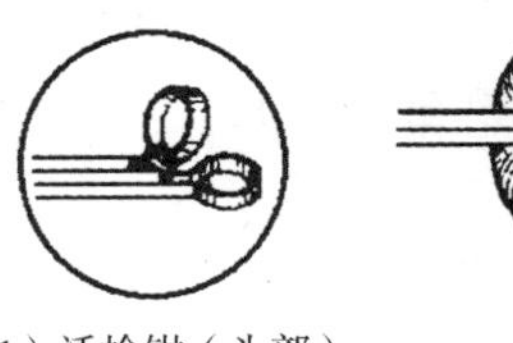
（1）活检钳（头部）

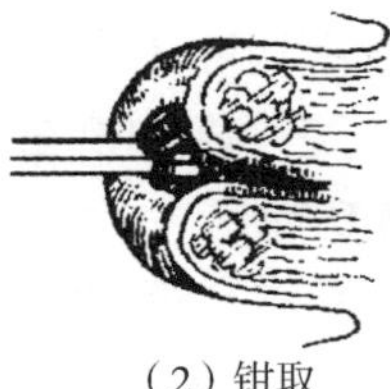
（2）钳取

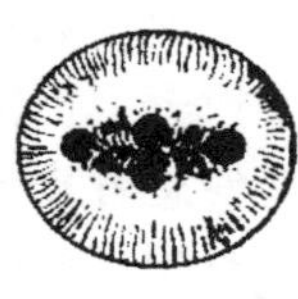
（3）钳取部位

图4－2　宫颈活检（钳取法）

宫颈活检的方法很简单。在对外阴、阴道、宫颈进行消毒后，用一把特制的活检钳，根据病变部位和要求，取几小块组织，放入10%甲醛溶液中固定保存，送病理科切片、染色，由专门的病理科医生在显微镜下观察分析，做出病理诊断。

宫颈活检应注意以下几点：

1）月经前1周及月经期最好不做，以防出血及增加感染机会。

2）术前应事先检查阴道清洁度，确诊没有阴道炎后方可进行活检。

3）避免盲目活检，应在碘染色下多点活检。如有阴道镜设备，可在阴道镜下取活检，提高诊断准确率。

4）因活检部位可能会有少量出血，故宫颈活检后1～2周内避免性生活、阴道灌洗或坐浴。当阴道出血多时（多于月经量），应到医院进行检查及治疗。

21. 什么是宫颈环形电切？

近年来，宫颈上皮内瘤变（英文简称CIN）在生育年龄妇女中发生率有逐年上升的趋势。目前用于治疗宫颈病变的常见方法为冷冻治疗、电凝治疗、激光治疗、激光锥形切除术、手术锥形切除术以及子宫切除等。前三种方法可在门诊进行，不影响妊娠，但由于无组织物送病理学检查，使误诊率增加。宫颈激光或手术锥形切除术和子宫切除术可将切除的标本进行病理学检查，但需要住院手术和麻醉，而且，子宫切除术会使患者丧失生育功能。

宫颈环型电切除操作（英文简称LEEP）是近年发展起来的一种新技术。该方法采用低电压、高电流以及细小的环型电刀切除宫颈病变，可在门诊进行手术，而且可以提供标本进行病理学检查。简便、易行，是宫颈病变安全、有效的诊治方法。

该手术主要有以下几个步骤。首先行阴道镜检查，并用特殊的溶液涂布于宫颈（先用稀释的乙酸溶液涂在宫颈上，然后再涂以碘酒溶液），使宫颈病变部位显示明显。局部麻醉后进行手术。手术目的是切除整个病变部位和移行带，理想情况是切除深度达到宫颈口，形成一纽扣状的标本。若病变范围大，可行再次切除。为了排除宫颈管内是否残留病变，还可行宫颈管诊刮或采用宫颈管细胞刷取样检测。最后采用球型止血电极和消炎止血膏等对创面进行止血。

22. 宫颈环型电切术有什么优缺点？哪些患者适合做该手术？

宫颈环形电切术将某些宫颈病变的治疗从住院手术简化为门诊治疗，方便患者，降低治疗费用，是宫颈病变治疗方面的一大进展。该手术的主要优点是切除的病变组织可送病理检查。通过检查标本边缘状况以确定是否已将病变部位完全切除，从而大大减少宫颈微小浸润癌的漏诊率。将宫颈病变部位切除后，大多数患者宫颈创面愈合后移行带外观正常，在较长一段时间内宫颈细胞学和阴道镜随诊检查均无异常。

该手术的另一优点是可在局麻下完成手术，对较为严重的病变亦可通过 LEEP 将移行带切除或用 LEEP 锥切术完成，效果与传统的冷刀锥切术类似。有研究表明，阴道镜下活检术的准确性与 LEEP 相比较低。阴道镜下活检以及其他类型的手术治疗，采用单纯切除方法，过低估计了宫颈病变的严重性，易造成宫颈微小浸润癌漏诊或不能将癌症病灶切尽。LEEP 则可降低此种危险的发生率，并能将病变部位完全切除。

尽管宫颈环型电切有很多优点，但并不是所有的宫颈病变患者都可以进行这种手术。一般来说，LEEP 治疗的指征与宫颈冷冻治疗和激光治疗类似，既往经活检和阴道镜诊断的宫颈上皮内瘤变均可行 LEEP 治疗。具体要求如下：①阴道镜检查异常；②宫颈巴氏涂片及多点活检病理学检查证实；③宫颈管诊刮阴性；④需排除宫颈癌。

如果患者有以下情况，则不适合进行 LEEP 手术：①妊娠；②免疫缺陷性疾病；③宫颈解剖结构异常；④宫颈腺癌或宫颈原位腺癌；⑤阴道炎症。

23. 宫颈环型电切术后的患者应注意哪些问题?

一般来说，宫颈环型电切（LEEP）术后，发生手术后创面出血的机会较少，明显低于激光治疗后的发生率。宫颈环型电切术治疗后晚期出血发生率为0%～14%，一般可采用阴道填塞或宫颈创面缝合止血，大多不需要住院治疗。与激光治疗后出血发生率1.5%～11%类似，而冷冻治疗的出血发生率较低，通常低于1%，感染的发生率为0%～8%。

LEEP术中未能完全切除病变也是LEEP手术可能发生的问题。有文献报道宫颈标本边缘病灶阳性率可达15%，但由于切除过程中的电烧作用，此类患者LEEP术后复发率较低。

还有一种比较少见的并发症为宫颈管梗阻，主要发生于切除病变较深的患者，LEEP锥切术患者此并发症可达19%，因此，患者接受LEEP后，应定期到医院进行随诊。近期随诊主要是防止术后出血，感染等并发症，远期则主要防止由于病理检查报告漏诊。因为对宫颈病变的标本，病理检查时重点往往会放在切缘是否切除干净方面，而标本中有无发育不良病变存在不一定能确定。因此，LEEP术后的患者，手术后应每6个月随诊1次阴道镜及巴氏涂片检查，共2年时间。如随诊无异常发现，则需每年行常规检查。若巴氏涂片发现异常，则应行阴道镜检查。

24. 什么叫宫颈锥形切除术，其意义何在?

宫颈锥形切除术（简称宫颈锥切）是妇产科切除子宫颈的一种手术，也就是由外向内呈圆锥形的形状切下一部分宫颈组织（图4－3）。它一方面是为了做病理检查，确诊宫颈的病变；另一方面也是切除病变的一种治疗方法。多在以下几种情况进行这种手术：

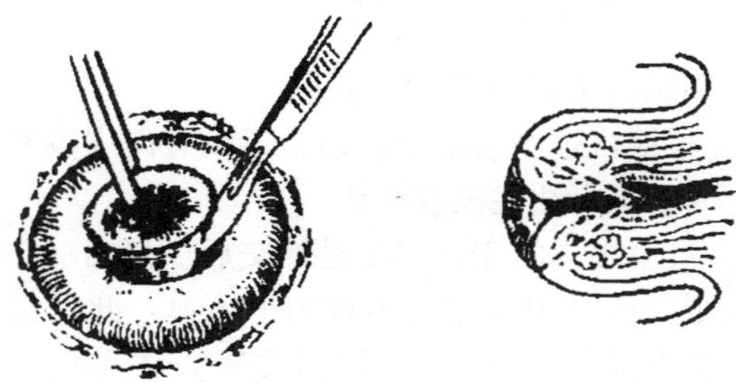

图 4－3　宫颈锥切术

1）宫颈刮片细胞学检查多次发现有恶性细胞，阴道镜检查无异常，宫颈活检或分段诊刮颈管阴性者，应做宫颈锥切进一步确诊。

2）宫颈活检已确诊是原位癌，或显微镜下发现有早期浸润，为了确定手术范围，可以先做宫颈锥切，切下宫颈组织做进一步的病理检查，明确病变程度，指导手术范围的选择。

3）怀疑宫颈腺癌者。

4）慢性宫颈炎经保守治疗，效果不佳者，可做宫颈锥切术治疗。

手术前后应注意以下事项：

1）最好选在月经后 3～7 天内进行手术，可减少出血及减少感染机会。

2）由于手术可能出血较多，所以术前应化验血型、血常规及出凝血时间，除外出血性疾病。

3）术前检查除外阴道炎方可施行手术。注意外阴清洁以免发生术后感染。

4）手术后两个月内避免性生活，以免出血。

5）手术后应按医生要求定期复查。

25. 宫颈癌的临床表现及并发症有哪些？

宫颈癌的主要临床表现如下：

1）早期宫颈癌局限于宫颈，还没有向周围其他组织蔓延时，患者往往没有症状。

2）最早出现的症状往往是性交后少量出血，或月经不规则，或是绝经后又出现阴道出血。此时行妇科检查，会发现子宫颈表面光滑，或是呈糜烂状，质硬，触之易出血。

3）随着病情的发展，肿瘤逐渐增大，病人有白带增多。如癌组织坏死、感染，会排出较多混有血液的恶臭白带；晚期出血量增多，甚至因较大血管被侵蚀而引起致命的大出血。肿瘤局部可呈菜花样、结节型或溃疡状，当肿瘤坏死脱落后则呈空洞状。

4）当癌瘤侵犯膀胱时，可引起尿频、尿痛或血尿，甚至发生膀胱阴道瘘；如两侧输尿管受肿瘤压迫阻塞，则可引起尿闭及尿毒症，为死亡的主要原因之一。若癌瘤侵犯直肠，常有里急后重、便血或排便困难，甚至形成直肠阴道瘘。当癌瘤浸润到宫颈旁组织和骨盆壁，并压迫或累及腰骶神经、闭孔神经时，就会出现严重持续性的腰骶部及下肢疼痛，病变愈广泛，则腰腿痛愈严重，疼痛的范围也愈扩大。当盆腔有广泛浸润呈冰冻骨盆时，可使髂淋巴及髂血管受阻，出现下肢肿胀、疼痛。

5）晚期患者由于长期消耗，可出现恶病质。

晚期患者从临床表现即可做出诊断，但最后的确诊，不论早期或晚期子宫颈癌都需要病理检查来证实。

26. 什么是宫颈不典型增生、原位癌和浸润癌?

宫颈鳞状上皮不典型增生，就是指子宫颈的鳞状上皮有了不正常的增生，但还不够典型，也就是还不够诊断癌，也被称为“结构不良”。根据增生的程度，又可分为轻度、中度和重度三种。

根据观察统计，不典型增生可以有三种转化结果：经过治疗，大部分可恢复正常，一部分无变化，小部分转化为癌。由于不典型增生可转变为癌，而且还常常与癌并存（同一宫颈上有的地方不典型增生，有的地方生癌），所以有一定程度的潜在恶性，临床上又把它称为“癌前病变”而积极治疗。

正常的子宫颈组织，最外面是鳞状上皮，它下面一层叫做基底膜，再下面的叫间质。如果癌细胞还在上皮层内，没有穿破基底膜，就叫做原位癌，即癌细胞还局限在原来的上皮位置内。如果癌细胞“偷越国境”成功，穿破基底膜侵犯到了间质，就叫做“浸润癌”了。

原位癌患者自己没有感觉，肉眼下连医生也无法辨别，只有通过宫颈刮片或病理切片检查才知道。如果不坚持定期普查，癌变就极易漏网；或者虽然发现了原位癌，但不当回事，不及早治疗，等癌细胞发展到了一定程度，就会进犯到间质中。那时，治疗效果的好坏就会大相径庭。

早期宫颈癌是从癌前病变发展到浸润癌的一个过程，我国第一次全国宫颈癌防治协作组会议将这个过程进行了分期，于 1978 年 10 月开始全国执行：

癌前病变轻度不典型增生（结构不良 1 级）

中度不典型增生（结构不良 2 级）

重度不典型增生（结构不良 3 级）

0期　原位癌

Ⅰ期　癌严格局限于宫颈

Ⅱ期以上的浸润癌，又根据转移的范围，分为Ⅱ、Ⅲ、Ⅳ期。

可以想象，期别愈早，治疗效果愈好。

27. 宫颈可以发生哪些恶性肿瘤?

依据病理类型的不同，宫颈可以发生的恶性肿瘤包括以下几种：

1）宫颈鳞状上皮不典型增生和原位癌（亦称宫颈上皮内肿瘤）：宫颈外观无明显特点，可表现为红斑、白斑或糜烂。定期细胞学检查有助于早期发现，早期5年生存率可达100%。

2）鳞状上皮微小浸润性癌：明确诊断有微小浸润性癌对治疗很重要，因为有间质浸润就需做根治术。

3）宫颈浸润性癌：包括宫颈鳞癌、宫颈腺癌、宫颈腺鳞癌、小细胞未分化癌、腺样基底细胞癌、腺样囊性癌及其他罕见的肿瘤，如腺肉瘤、癌肉瘤、宫颈原发性绒癌和Wilm瘤。

4）宫颈恶性黑色素瘤：宫颈原发的恶性黑色素瘤极罕见。外观上可表现为棕、黑、或蓝色结节、息肉或斑块。预后极差。

5）宫颈肉瘤：宫颈原发肉瘤少见。宫颈的横纹肌肉瘤多见于青少年和年轻妇女，偶尔可见于绝经后妇女，预后较好。

6）宫颈转移瘤：宫颈转移性肿瘤最常见的是子宫内膜肿瘤，其他部位如胃癌和皮肤恶性黑色素瘤等亦可转移至宫颈。

28. 宫颈癌是由宫颈糜烂发展而来的吗?

宫颈糜烂是最常见的妇科病，是慢性子宫颈炎最常见的一种临床表现形式。引起宫颈糜烂的原因很多，可以是机械性刺激，如性交，也可以是宫颈的损伤或是细菌、病毒的感染，还有化学药物刺激等，都可造成宫颈糜烂。有少数未婚女性有先天性宫颈糜烂。

宫颈糜烂，轻者可以没有明显的不适，只是在作妇科检查时才能发现。重者可以有白带增多，呈脓性或血性，有臭味，白带刺激外阴可引起外阴瘙痒。更严重时有下腹坠胀痛，性交后加重，也可出现尿频等不适。妇科检查发现宫颈表面呈红色，原有的宫颈鳞状上皮脱落，被柱状上皮代替，糜烂面与周围正常的上皮有明显的界限，检查时容易出血。

有人得宫颈糜烂后，很害怕转变为宫颈癌，这种担忧不是没有根据的。患有宫颈糜烂者子宫颈癌的发病率较高，统计资料表明，有子宫颈糜烂的妇女，其子宫颈癌的危险性较无糜烂者高 5 ~ 10 倍。其原因，认为是子宫颈的生理上的变化和解剖位置，容易遭受各种物理、化学等因素的刺激，特别是创伤、激素和病毒因素，能使子宫颈糜烂的上皮细胞增生活跃及变异，易向癌前期病变发展，而后转化为癌。为预防子宫颈癌的发生，患者不能掉以轻心，而应及早就医并重视对子宫颈糜烂的治疗，争取早日治愈，以免产生严重的不良后果。

29. 电灼或激光治疗宫颈糜烂前，为什么需做宫颈刮片或者 TCT 检查?

宫颈糜烂的治疗方法很多，可以根据糜烂的程度适当选择。对于糜烂面积较大、炎症浸润较深的宫颈糜烂，可以采用物理治疗，包括电熨、冷冻治疗及激光治疗。

1）电熨：用特制的电熨器，将糜烂组织烧灼后，使之脱落坏死，而且要达到一定深度，这样治疗效果才好。

2）冷冻治疗：用特制快速冷冻装置，使宫颈糜烂面病变组织冷冻、坏死、脱落。常用的冷冻剂是液氮，使冷冻器冷冻头的温度可降低到零下196℃，放到宫颈的表面，使糜烂的组织冷冻坏死、脱落，再生长出新的上皮组织。1次即可治愈。一般无不良反应，少数病人有轻微的头昏、下腹疼痛等。

3）激光治疗：多用二氧化碳激光治疗仪，用特制的激光治疗头照射宫颈糜烂组织，使糜烂组织碳化、结痂、脱落，再生长出新的鳞状上皮。一般1次即可治愈。术中无特殊不适，有少数病人脱痂时有出血。

4）微波治疗：是采用特殊波段光热的疗法，患者痛苦少，疗效好。

上述治疗方法，均是通过物理作用破坏组织细胞而达到治疗目的，无法提供宫颈细胞学形态。在使用以上任何一种方法治疗之前，都应先做宫颈刮片或者TCT细胞学检查，确定没有宫颈癌或可疑恶性变，才能进行治疗，以免漏诊宫颈恶性病变，耽误治疗时机。

30. 宫颈息肉是怎么回事？

宫颈息肉是妇科常见病，是慢性宫颈炎的一种。它是因为炎症刺激使子宫颈内膜组织增生，子宫有排除异物的倾向，使增生的粘膜逐渐自基底部向宫颈外口突出而形成的息肉样改变，故也叫做宫颈内膜息肉。多属良性，有极少数恶性变（图4－4）。

一般宫颈息肉患者没有特殊不适，多数是在做妇科检查时发现息肉。少数息肉较大者，可引起少量的阴道流血，或是在性交后及蹲着用力大便时出血。

当用阴道窥器暴露宫颈时，所见的息肉外形大小不等，形状不一，如水滴样，圆形，扁圆形，其表面光滑、鲜红或稍呈暗红色，有的带蒂或是蒂深入到颈管内，质地较脆，碰到时容易出血。

宫颈息肉虽然多数是良性的，但一旦发现就应摘除，并送病理检查。由于息肉易于复发，摘掉后还可再长，因此应定期复查，并应积极治疗阴道炎。另外，不应忽略的是应定期做宫颈刮片检查，以除外恶性变。

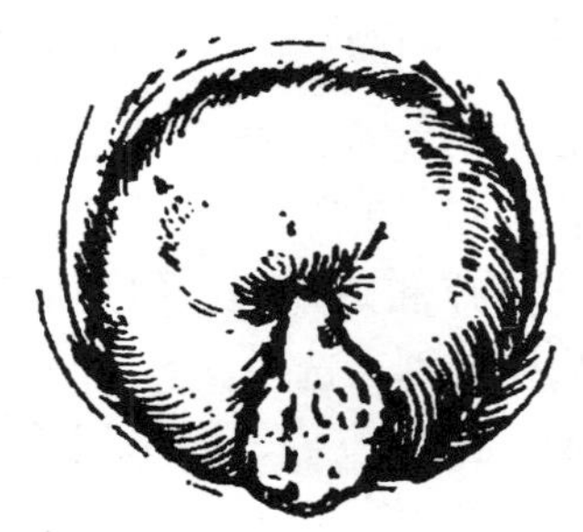

图 4－4　宫颈息肉

31. 接触性出血是怎么回事?

子宫是主要的内生殖器官，也是胚胎孕育和胎儿生长的地方。子宫颈是子宫的开口，是子宫的组成部分。子宫颈以阴道附着处为界，分为宫颈阴道上部与宫颈阴道部。宫颈阴道部为鳞状上皮覆盖，表面光滑，在进行妇科检查时，医生通过阴道窥器即可直接看到位于阴道顶端的宫颈阴道部。

接触性出血是指在性生活后或妇科阴道检查后的阴道出血现象。正常情况下性交不应当引起阴道出血。

常因以下情况而发生性交后出血，如严重阴道炎、宫颈糜烂、宫颈息肉、宫颈子宫内膜异位及宫颈癌等。当患有这些疾病时，接触到宫颈均可引起出血。出血量一般不多，有时仅是白带中伴少许血丝。但比较遗憾的是，即使是发现了这个问题，有些患者也不以为然，不到医院就医，从而影响到疾病的早期诊断。

宫颈癌的早期，大多没有特异症状，最早出现的就是性交后出血，所以当出现接触性出血时，应尽快去医院就诊，行宫颈刮片检查及必要时的阴道镜检查，以进一步明确诊断，以免拖延诊断，失去治疗时机。

32. 如何治疗宫颈癌?

宫颈癌并非不治之症，有多种治疗方法。最常用的治疗方法有：放射治疗和手术治疗。此外尚有化学药物治疗、中药治疗和热疗等。但到底用什么方法来治疗，要根据病变期别来选择。

如果是0期，即原位癌，多选用手术方法，一般做一个全子宫切除就够了。对于年轻又没有孩子的患者，可以只做宫颈锥形切除术，经阴道把有病变的宫颈挖掉圆锥形的一块，缝合以后还可保持宫颈原来的形状。手术后恢复快，保留了生育功能，治愈率可达97%。但是锥切的复发率要比全子宫切除高数倍，所以必须定期复查。

放射治疗是治疗宫颈癌的主要方法。宫颈癌对放射线敏感，适用于各期，均有较好的效果。放射治疗包括腔内照射和外照射两种。腔内照射主要用放射性物质钴60和铯137，照射部位主要是宫颈、子宫体、阴道及宫旁组织。外照射主要是用远距离γ射线治疗机、电子加速器、直线加速器等，照射部位主要是宫旁、盆腔组织和盆腔淋巴结。腔内外互相配合，在盆腔范围内形成一个以宫颈为中心的有效放射区。北京肿瘤医院放射治疗 8056 例患者，5 年生存率分别为：Ⅰ期 93.4%，Ⅱ期 82.7%，Ⅲ期 63.6%，Ⅳ期 26.6%。

Ⅰ期或Ⅱ期病人，还可采用根治性子宫切除，除子宫外还要把宫颈两旁的组织、部分阴道、连同盆腔淋巴结一起切除。

晚期宫颈癌主要依靠放疗，化疗及中草药治疗作为辅助疗法。

33. 什么是宫颈癌治疗后的“未控”与“复发”，应如何进一步治疗？

宫颈癌治疗后的“未控”与“复发”包括：①放射治疗后未控与复发：放疗结束后 3 个月内原发肿瘤或部分肿瘤持续存在或盆腔内出现新的病灶，称之为“未控”。放疗结束后宫颈和阴道肿瘤消失，经一段时间伤口完全愈合后（放疗结束后至少 3 个月），盆腔或远处又出现肿瘤，则称为“复发”或转移。按解剖位置，复发又分中心性复发（包括宫颈、阴道或宫体等）和宫旁复发（包括盆壁）；②手术后未控与复发：根治手术后，手术范围内大块肿瘤继续存在或首次手术 1 年内局部再现肿瘤，称之为“未控”。手术中所见肿瘤已全部切除，且手术标本切缘无肿瘤，术后又出现肿瘤，则称为“复发”。

临床表现随复发部位不同而异，早期或部分患者可无症状。常见症状包括：①白带增多和阴道流血是中心性复发最常见症状；②下腹痛、胸痛及骶髂部疼痛，单侧下肢痛伴水肿为宫旁（或盆壁）复发的常见症状，有时可触及包块；③咳嗽或胸背疼痛或局部疼痛等症状可能预示有骨或肺转移；④晚期可出现全身消耗性症状，包括食欲减退，短期内体重急骤下降等。

复发性宫颈癌治疗十分困难。治疗方式的选择主要根据复发部位、肿瘤情况和首治方法等因素决定。根治术后盆腔复发，原则上采用放射治疗，如有盆腔包块存在或有手术可能时则可考虑剖腹探查，争取手术切除后再放疗。放射治疗后中心性复发，宜以手术为主，不宜手术者可根据首次治疗方案及与复发诊断间隔的时间考虑是否进行再放疗。放疗后盆腔复发的处理应格外谨慎，与盆腔外转移一样可行姑息性放疗或化疗。

34. 宫颈癌合并妊娠该怎么办?

子宫颈癌为妇女常见恶性肿瘤之一。虽然近年来其发生率有下降趋势，特别是浸润性宫颈癌的发病率明显下降，而浸润前癌的比例则逐年上升。根据我国普查统计报道，子宫颈癌 40 岁以上发病者是 39 岁以下发病的 8 倍，且子宫颈原位癌发病的年龄段为 36 ~ 44 岁，多数发病在 38 ~ 40 岁，这一年龄段妇女的生育能力虽不及 35 岁以前，但仍处于生育范畴，所以子宫颈癌合并妊娠还是存在的。

原位癌合并妊娠的发病率为 0.11% ~ 0.6%，早期子宫颈癌合并妊娠者中 84%无症状，更值得注意的是，有 73.9%宫颈是光滑的。早期子宫颈癌合并妊娠的诊断程序，仍为细胞涂片、阴道镜检查以及锥切宫颈连续切片。在妊娠期做宫颈锥切，其并发症和残余癌比非妊娠期高，因此在妊娠期不宜轻易做子宫颈锥切术。

对子宫颈早期癌合并妊娠的治疗，根据病变的轻重而有所不同。如为子宫颈非典型增生合并妊娠，则病变多在产后消失，可不用处理，继续随访。如为原位癌，则在早孕期终止妊娠后 2 个月做锥切；若拟行阴道式全子宫切除宜延迟到产后 6 周进行，另外也可在早孕期不终止妊娠而一步到位行全子宫切除术。至于合并孕中、晚期患者，如迫切需要活婴，可考虑于严密观察下等分娩期过后再处理。

子宫颈浸润癌合并妊娠并不多见，其临床症状与一般宫颈癌相同，凡妊娠有阴道出血者均应做妇科检查，不要首先考虑有流产可能而不检查。确诊后，其治疗应从癌症及妊娠两方面考虑，一般对于孕早期子宫颈癌Ⅱa期患者，应立即采取手术治疗，多是先行剖宫取胎使宫体缩小后再做子宫颈癌手术。到妊娠末3个月才发现宫颈癌的妇女，如孕妇尚无子女，有的人主张待胎儿能存活时行剖宫产及子宫颈癌手术。Ⅱ期以上不宜手术者，可采取放疗，早期妊娠经照射后可自然流产，中晚期妊娠均主张剖宫取胎，剖宫前应给部分量放疗。若胎儿已达成活，可先行剖宫产术，一般均行古典式剖宫产术，术后2～3个月开始放疗，先行外照射，待外照射结束后再加腔内放疗。特别注意的是产褥期发现宫颈癌，其治疗方式同非孕期宫颈癌，但预后差。

35. 子宫部分切除后残存宫颈是否也可以发生癌变?

因良性肿瘤或其他原因已行子宫体切除者，残存的宫颈仍然可以发生癌变，这种无子宫体的宫颈癌，称为宫颈残端癌。次全子宫切除术2年以内诊断出的残端癌，不能排除切除子宫体时宫颈癌已存在，即隐匿性癌的可能。次全子宫切除术2年以后的宫颈原发癌为真性宫颈残端癌，宫颈浸润癌中残端癌的发生率介于1.2%与10.7%之间。

全子宫切除术后，盆腔器官解剖改变，术后粘连形成等，为宫颈残端癌的处理增加了困难。缺少子宫体的宫颈癌，无论进行手术或放射治疗都有别于一般的宫颈癌，都必须强调个体差异，高度特异性对待。多数报道其预后差于同期别的一般宫颈癌。因此，建议对于子宫次全切除的患者，仍应每年做宫颈的细胞学检查，以发现早期的宫颈残端癌，进行及时的针对性处理。另外，从预防残端癌的角度出发，凡因某种妇科疾病需切除子宫时，除非有充分理由（如患者非常年轻，或是健康症状差的老年妇女），一般不宜作次全子宫切除。

36. 宫颈癌放疗应注意什么？

放射治疗是治疗宫颈癌的有效方法之一，但同时也会出现全身、局部和周围组织不同程度的反应和并发症。因此，在治疗期间和治疗后应注意以下几个方面：

1）感染可降低放射治疗效果，因此要注意预防。预防感染的方法是：放疗期间应做阴道灌洗，有条件的可去医院或门诊部灌洗，也可自用简便灌洗器灌洗。放疗结束后亦应继续进行。有感染时应加用抗生素。

2）宫颈粘连、宫腔积脓是放疗并发症之一，因此放疗后仍要坚持阴道灌洗。经常性坐浴对预防阴道粘连有一定益处。

3）放疗期间或放疗结束后可能出现腹痛、腹泻、便血、尿频、尿痛等放疗反应或骨髓抑制。因此治疗期间或治疗后应禁食辛辣刺激食物，加强营养，鼓励大量饮水，多吃蔬菜、水果和富含高蛋白、高维生素的食物，可减轻放疗反应。必要时可服用解痉药物及抗生素。

4）放疗期间或放疗后短期内，放疗局部皮肤不能用碘酒，不要热敷，不贴胶布，以免刺激皮肤。

5）治疗后应定期随诊。

37. 宫颈癌患者治疗后应如何随诊?

宫颈癌患者治疗后应有计划随诊，继续观察治疗效果，处理患者治疗后远期并发症和可能出现的新问题。

宫颈癌放疗后的远期并发症主要有肠道并发症及泌尿系并发症。肠道并发症的发生率为10%～20%，包括放射性直肠炎、乙状结肠炎、阴道直肠瘘、肠粘连、肠梗阻、肠穿孔等，往往出现在放疗半年后。宫颈癌放疗后的泌尿系并发症主要以放射性膀胱炎为多见，发生率2%～10%，其治疗需保持膀胱空虚，并给予对症止血治疗。

据报道，宫颈癌手术治疗效果虽好，但在术后3年内复发者亦并非罕见。宫颈癌手术治疗后复发者为5%～20%。因此，随诊过程中应检查有无复发。由于绝大多数复发于3年内，近期随诊应略频。一般2年内每2～3个月1次，3～4年内每3～4个月1次。患者遇有问题时应随时就诊。随诊检查应全面，包括全身检查及仔细的盆腔检查、盆腔B超检查，对可疑病变应作病理检查。对保留卵巢者，对其卵巢功能状态如何也应有所了解。

另外，有专家建议对宫颈癌患者同时检测SCC（TA－4鳞状细胞癌肿瘤相关抗原亚型之一）及CA125（癌抗原），对监护治疗及预测预后可起到互补作用。

38. 腹腔镜手术在宫颈癌的治疗中有价值吗?

腹腔镜是外科技术领域的一场革命，越来越多地应用于妇科疾病的处理中。在过去的十多年中，人们对腹腔镜应用于早期宫颈癌的治疗问题以及晚期病变的分期问题进行了研究。

目前有两种腹腔镜手术方法用于早期宫颈癌的治疗。第一种方法为采用腹腔镜下淋巴、子宫血管以及宫旁组织切除，结合改良的扩大阴式子宫切除术，即腹腔镜辅助下的扩大改良阴式子宫切除、腹腔内淋巴结切除术；由于腹腔镜下盆腔淋巴结切除效果良好，有技术条件的大型医院已经开始将腹腔镜淋巴切除与改良的扩大阴式子宫切除术结合，用于早期宫颈癌的治疗，以替代经典的经腹部的扩大子宫及盆腔淋巴结切除术，目前已经积累了较多经验。第二种方法为完全采用腹腔镜行扩大子宫切除术及双侧盆腔淋巴结切除术，因技术难度较大，世界上仅有几个机构在探索之中，尚未完全开展起来。因此，腹腔镜手术能否用于早期宫颈癌的治疗，完全取决于患者就诊医院的技术条件，没有统一的推荐治疗建议。

由于宫颈癌的国际妇产科联盟（FIGO）分期系统实际上为临床分期，晚期肿瘤患者的处理不包括手术切除，故超过 30% 的晚期患者分期不准确。因此，人们对治疗前手术分期的作用进行了研究。根据宫颈癌的扩散特征，治疗前外科分期包括对双侧腹膜后淋巴结的评价。其优点是可以更为准确评价病变程度，故可使放疗、化疗更为个体化，但其缺点是差不多 10% 的患者手术后出现相关并发症，而且剖腹手术后患者恢复期较长，会延误相关治疗。为此，人们开始尝试采用腹腔镜方法进行分期，与剖腹手术方法相比，术后病率明显下降，恢复快，从而不会延误相关治疗，此外腹腔镜手术后形成肠粘连的可能性低于开腹手术，使日后放疗引起的肠道问题有所下降。

39. 什么是宫颈癌的先期化疗，有什么意义？

目前对宫颈癌的处理，基本上有了统一的认识，即对于早期的宫颈癌，更具体来说就是Ⅰ期和Ⅱa期的宫颈癌通过手术来治疗是主要的治疗手段，而对于Ⅱb期至Ⅳ期的患者基本上采用放疗，化疗在宫颈癌中的地位有限。但是，越来越多的人发现，即使是早期宫颈癌，仍然有一定的复发危险，因此虽然手术已经完成，但治疗并未结束。对于这些术后存在预后不良因素的患者，应该给予放疗作为补救措施。但是，虽然盆腔局部的复发明显减少，而远处复发仍有可能，因此近年又把注意力集中到化疗方面。

在手术或放疗之前进行的化疗称为先期化疗，先期化疗主要有以下目的：①使宫颈肿瘤（直径＞4厘米）体积缩小；②使Ⅱa期～Ⅳa期（局限性晚期）肿瘤缩小，使其分期下降至可以手术的期别，即降分期；③根据化疗的结果判断患者的预后，为患者以后的治疗提供依据；④增加放疗的敏感性；⑤改善患者的预后，延长无瘤间期，提高生存率。

对于采用的先期化疗方案，首先要求这种化疗必须是有效的，可以使肿瘤明显缩小，甚至消失；其次毒性反应应该可以耐受，不会影响下一步的主要治疗；最后还应该具备化疗副作用的补救措施。

就目前资料而言，先期化疗是可行的，可以明显地缩小宫颈肿瘤，使宫旁转移病灶缩小或消失，给手术创造机会。经过先期化疗，相当部分本来已经丧失了手术机会的患者有重新获得手术机会。究竟什么样的患者才适用于先期化疗，虽然目前尚存在争议，但一般认为以下患者适用行先期化疗：①Ⅰb2（即宫颈肿瘤直径＞4厘米）宫颈癌；②Ⅰb期及Ⅱa期宫颈癌，但伴有不良的预后因素；③局限性晚期宫颈癌的降分期（Ⅱb～Ⅳa期）。

40. 什么是宫颈癌的放化疗？有什么意义？

对宫颈癌的治疗而言，手术、放疗、化疗是主要的治疗手段，手术仅适合于早期的宫颈癌患者，对于大多数中、晚期宫颈癌患者，放疗应该是最主要的治疗措施，通常可获得较好的治疗效果，但是对于局限性晚期宫颈癌患者来讲，局部复发仍然是最大的问题。因此目前宫颈癌研究重点之一就是如何改善治疗手段的效果和减少放疗后的局部复发。近年来，人们尝试放疗和化疗的联合治疗，即放化疗。

理论上，放疗和化疗的联合治疗可以从以下两个方面给局限性晚期宫颈癌患者带来益处，包括：①化疗有可能控制放射区域以外的没有临床表现的或没有被发现的转移灶；②化疗可能通过不同的机制增强了放疗的效果，可能的机制包括，化疗增强了射线对于细胞的杀伤力，其次是化疗导致的细胞的某些效应（同步化）使肿瘤细胞对于放射治疗更为敏感，最后可能化疗阻止了细胞对于放射损伤的修复。

放化疗包括以下几种联合方式。

1）化疗和放疗序贯治疗，即在放疗前给予患者先期化疗，使肿瘤的体积缩小，随后开始放疗。对于那些计划手术的患者，先期化疗可以使肿瘤的体积明显缩小或者消失，给予局限性晚期宫颈癌患者提供了非常宝贵的手术机会。

2）放疗后进行的化疗，是指对于放疗已经完成，但由于患者的病变过于广泛，或者病变在放疗结束后尚未完全消失，化疗作为放疗的一种辅助方法。由于放射导致的一些反应，化疗对于局部的效果有限，但对于远处转移的控制具有一定价值。

3）放疗和化疗的同步治疗或同步放化疗，即在放疗的同时给予化疗。这种治疗更能体现出化疗对于放疗的增强作用和同步化作用。由于两种治疗方法中间没有间隔，最大限度减少了两种治疗方法之间不利的互相影响。但是，化疗在增加了肿瘤对放疗敏感性的同时，放疗所造成严重损伤的机会也将大大增加。

目前，用于放化疗的药物主要有羟基脲、顺铂、5－氟尿嘧啶和丝裂霉素。根据美国五个大规模临床试验的结果，美国癌症研究所（NCI）建议对于宫颈癌患者给予放疗的同时，加用顺铂为主的化疗，成为治疗宫颈癌的新标准。

41. 浸润性宫颈癌患者还可能保留生育功能吗?

10%～15%的浸润性宫颈癌患者在生育期被诊断，其中包括许多未生育的患者，对这些患者来讲，切除子宫有时是种灾难性的打击。因此，一种新的手术方式开始用于临床，治疗渴望保留生育功能的早期浸润性宫颈癌患者，这种手术被称为根治性宫颈切除术。在世界范围内已用于临床有十余年之久，而且已证明了该方法的临床可行性与安全性。近年来，国内许多单位也相继开展这一技术，并已取得很好的临床经验。

根治性宫颈切除术，该手术范围包括腹腔镜下淋巴清扫术及宫颈广泛切除术。最早于 1994 年由 Dargent 提出，首先在腹腔镜下行淋巴清扫术，切除的淋巴送冰冻病理，如病理阴性则进行宫颈切除术，切除阴道部分穹隆、近端部分主韧带及 80%宫颈，最后对保留的宫颈进行环扎。术中切除的宫颈也应送冰冻明确浸润范围，如浸润部分距宫颈上切缘 5～8 毫米则手术范围已足够，否则需要切除内宫颈部分或进行阴式全宫切除术。此方法保留了子宫体，亦保留了生育功能。Dargent 报道了 47 例患者行该手术，其中〔FIGO〕Ⅰa1 的 5 例，Ⅰa2 的 13 例，Ⅰb 的 25 例，Ⅱa 的 1 例，Ⅱb 的 3 例。病理分别为 39 例鳞癌，3 例腺癌，4 例腺鳞癌，1 例神经内分泌肿瘤。术后随诊 52 月，有 2 例（4%）复发，其肿瘤直径均≥2 厘米。术后有 22 人要求生育，13 人共怀孕 20 次，所有患者共分娩 13 个正常婴儿。6 次（24%）晚期流产发生，其晚期流产率高于正常人群。Coven 报道了 1994 年 3 月至 1998 年 11 月有 32 例Ⅰa－Ⅰb 期，肿瘤≤2 厘米的宫颈癌患者行该手术，有 13 例平均 13 月内怀孕，1 年内的妊娠率为 37%，其中有 3 例术前因不排卵而不孕，术后均成功怀孕。2 年的复发率为 5%。另有文献报道了 66 例宫颈癌患者进行该手术治疗，其中Ⅰa1 的 5 例，Ⅰa2 的 14 例，Ⅰb 的 43 例，Ⅱa 的 4 例，随诊期间内 2 例复发（Ⅱa，Ⅰb），24 例要求生育，其中 22 例能够正常怀孕。

经过临床实践的总结，目前认为进行该手术的适应证为：①患者有强烈的保留生育功能的愿望；②没有生育功能破坏的临床证据；③Ⅰa2 期或Ⅰb1 期的患者；④病变小于 2 厘米；⑤阴道镜检查提示病变浸润局限于宫颈；⑥腹腔镜下淋巴结清扫术后证实没有淋巴结转移；⑦没有血管及淋巴管浸润。

总之，宫颈癌患者进行根治性宫颈切除术时，术前均应进行精确评估，对于Ⅰb1 期以前要求生育而没有临床证据不孕的患者，如肿瘤直径小于 2 厘米，无淋巴转移可以考虑行根治性宫颈切除术。但术前应行 MRI 进一步诊断宫颈癌是否有肌层浸润以及与宫颈内口的关系。术中应保证冰冻病理准确；保留子宫后应考虑到宫体复发的可能性。作为术者必须同时具有腹腔镜及阴式手术的经验。多数学者建议在术后 6 个月后可以妊娠。如自然受孕失败，可以采用助孕技术。但妊娠后早产及流产发生率较高，估计与宫颈缝合环扎失败有关。因此，建议妊娠 18 ~ 28 周时每 2 周检查 1 次，决定是否再次环扎。分娩方式也可选择剖宫产。

第五部分

子 宫 疾 病

1. 什么是子宫肌瘤?

子宫肌瘤是女性生殖器官最常见的良性肿瘤，也是人体最常见的肿瘤，多发生于30岁~50岁妇女。它主要由平滑肌纤维和结缔组织组成，故称为“子宫纤维瘤”、“子宫纤维肌瘤”、或“子宫平滑肌瘤”，简称子宫肌瘤。子宫肌瘤发生率很高，35岁以上妇女每4~5人中就有1名子宫肌瘤患者，只不过许多未被发现，中医称之为“石瘕”。

发生子宫肌瘤的原因尚未完全清楚，可能与体内雌激素紊乱有关。长期大量持续的雌激素刺激，可能是子宫肌瘤的主要发病因素。绝经以后，卵巢停止生产雌激素，子宫肌瘤就停止生长甚至萎缩了，人工切除卵巢以后也是一样。同样，无卵巢的妇女使用雌激素后，萎缩的子宫可以恢复到正常大小，有的甚至还会长出肌瘤来。但是，也有人指出子宫肌瘤病人体内雌激素水平不一定很高，有的肌瘤绝经后亦不一定萎缩，因此，认为雌激素学说的证据尚嫌不足。此外，由于子宫肌瘤多见于不怀孕的妇女、缺乏性生活和发育过晚的妇女，故认为其与长期性生活失调而引起的盆腔慢性充血有关。子宫肌瘤是由平滑肌组织和结缔组织构成，外面包裹一层完整的包膜。子宫肌瘤可以只长一个，也可以生长十几个，几十个，甚至上百个。其开始时是长在子宫肌壁上，以后由于向不同方向推进生长，而有以下的几种名称：只在肌层中的，称为肌壁间肌瘤，这是发生最多的一种；向子宫表面发展，突出于子宫表面，只剩一层浆膜覆盖时，叫浆膜下肌瘤；向宫腔发展，突出于宫腔，只剩一层粘膜覆盖时，叫粘膜下肌瘤；若生长在子宫颈部位，则称为宫颈肌瘤，比较少见，子宫肌层内的肌瘤也可向两侧阔韧带内生长，形成阔韧带肌瘤（图 5－1）。

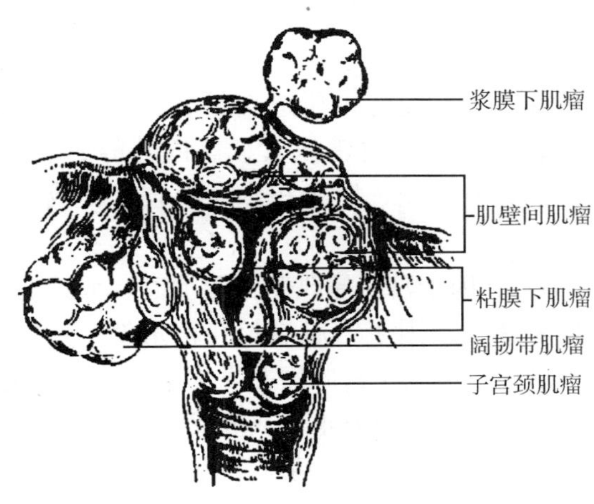

图 5－1　各种类型子宫肌瘤

2. 子宫肌瘤患者有哪些症状?

子宫肌瘤的症状和肌瘤的生长部位、大小有关，其中与前者的关系尤为密切。如浆膜下子宫肌瘤，瘤子即使长得很大也不一定出现症状，而粘膜下子宫肌瘤则可在较早期发生不规则阴道出血。子宫肌瘤的症状包括：

1）阴道出血：是子宫肌瘤最常见的症状。浆膜下子宫肌瘤多无阴道出血。肌壁间肌瘤较大时，可因为影响子宫收缩，或子宫内膜面积增大等而使月经过多，或经期延长。如果是粘膜下肌瘤，则可有不规则阴道出血，淋漓不尽。

2）盆腔包块：多在偶然情况下或普查时被发现。当肌瘤过大时，患者可在下腹部自己摸到较硬的实性包块，尤其是在膀胱充盈时更容易摸到。

3）压迫症状：因子宫肌瘤生长部位及大小的不同，可产生不同的压迫症状。如肌瘤生长在子宫前壁，可压迫膀胱而产生尿频、尿急，甚至产生尿潴留；如肌瘤生长在子宫后壁，可压迫直肠引起便秘；发生在阔韧带里的肌瘤可压迫输尿管、髂内外静脉和神经，从而发生输尿管梗阻、肾盂积水、下肢水肿或神经性疼痛等。

4）不育：因子宫肌瘤改变宫腔形态，或因肌瘤阻碍受精卵着床，或因子宫肌瘤长在宫角处，妨碍精子进入输卵管，也可因子宫肌瘤并发卵巢功能失调等等，均可造成不育，可为原发不育或继发不育。

5）腹痛：肌瘤在一般情况下是不会引起腹痛的，但在肌瘤过大压迫盆腔结缔组织和神经，或肌瘤发生退行性变，或浆膜下子宫肌瘤发生扭转时，均可引起剧烈腹痛。粘膜下肌瘤还可发生痛经。

6）白带增多：多见于粘膜下肌瘤，当肌瘤脱出宫颈口或阴道口时，可因表面溃疡坏死而出现白带增多，合并感染时可有脓性白带。肌壁间肌瘤体积较大时，使宫腔面积增大，子宫内膜分泌增加以及盆腔充血，也可引起白带增多。

7）循环系统症状：因长期月经过多，可造成继发性贫血，90%的粘膜下肌瘤患者可有贫血，贫血严重者可有贫血性心脏病。另外，肌瘤患者常有高血压病伴头痛症状，切除肌瘤后血压常下降至正常，但高血压与肌瘤的关系不明确。

3. 子宫肌瘤变性是怎么回事?

子宫肌瘤可以发生各种退行性改变，多在肌瘤生长加快而血运不足时发生，如妊娠期、绝经后期。这些退行性改变主要包括：玻璃样变或透明变性、红色变性、囊性变、脂肪样变、钙化、坏死、恶性变等。

1）玻璃样变或透明变性：主要是肌瘤血液供给不足，水肿、液化，为玻璃样物质所替代。

2）囊性变：多继玻璃样变后发生，液化而形成囊腔，软如囊肿。

3）脂肪性变和钙化：肌细胞内脂肪细胞增多，进一步发展使肌瘤钙化，变硬如石。X 线片可见到钙化影，此时肌瘤质地较硬。

4）红色变性：多在妊娠期发生，产后也可发生。主要为血管栓塞、组织坏死、出血溶血及血红蛋白渗入而将组织染成红色。此时病人多有剧烈腹痛。

5）肌瘤恶性变：发生率为 0.13% ~ 1.39%，主要为肉瘤变。此时子宫变软，生长速度快，常伴有不规则阴道出血或月经过多。

总之，子宫肌瘤变性是各种各样的，但多数无明显自觉症状，因此定期普查是非常重要的。通过妇科检查，特别是 B 超检查，可以协助诊断。一般肌瘤变性应手术切除并送病理检查。

4. 子宫肌瘤有哪些常见的并发症，如何治疗?

子宫肌瘤患者易出现许多并发症，应及时诊断，及时治疗。

1）肌瘤变性：多因肌瘤长大后血供不足，组织水肿，肌纤维退化呈玻璃样变、透明变性或囊性变，使肌瘤呈囊肿样；肌瘤也可发生脂肪样变和钙化。绝经后或放疗后肌瘤可发生萎缩性变而缩小。上述变性一般应手术切除并送病理检查。红色变性多发生在妊娠期或产褥期，表现为剧烈下腹痛，伴呕吐，体温上升，白细胞升高等。大多数可作对症保守治疗，病情可自行缓解。若保守治疗无效则应行肌瘤剔除术，但可能引起流产或早产。

2）肌瘤扭转：多发生于浆膜下带蒂肌瘤，亦可因肌瘤使子宫重心改变而引起子宫扭转，出现急性下腹痛，常需急诊手术治疗。

3）感染化脓：带蒂粘膜下肌瘤脱出宫颈口或阴道口外时，肌瘤表面可发生感染、坏死，或内部感染，或合并子宫内膜炎和输卵管炎。治疗除抗炎外，多需手术进行肌瘤剔除或子宫切除。

4）肌瘤恶性变：肌瘤发生肉瘤样变时，常迅速增大，多见于年龄较大患者。应及时手术治疗。

5）肌瘤与其他生殖器官疾病常同时存在，如子宫内膜增生或息肉，子宫内膜异位症，输卵管积水和卵巢囊肿等。有的疾病与子宫肌瘤之间有一定关系，同时使症状和体征也有所改变，治疗也应相应有所变化。

5. 子宫肌瘤与妊娠间的相互关系如何？

子宫肌瘤合并妊娠，在临床上并不少见，其发生率为0.3%～2.6%。子宫肌瘤合并妊娠时相互之间是否产生影响，决定于肌瘤的大小、位置、类型及并发症等因素。

子宫肌瘤对妊娠的影响：子宫肌瘤可对妊娠各期、分娩和产褥造成一系列不利影响。在妊娠早期，肌瘤的存在不利于受精卵的着床和生长发育，流产的发生率是正常无肌瘤孕妇的 2～3 倍，且流产常不完全因而出血较多。大的肌壁间肌瘤或粘膜下肌瘤，可妨碍胎儿在宫腔内活动而造成胎位不正，使横位、臀位的发生率增加，因此，手术产率也增加。分娩过程中由于肌瘤影响子宫的正常收缩，使产程延长，嵌顿在盆腔内的肌瘤（如宫颈肌瘤、巨大的子宫下段肌瘤等）可以阻塞产道，造成难产。肌瘤还可影响产后子宫收缩，引起产后出血或子宫复旧不佳。若肌瘤导致宫腔引流不畅或肌瘤表面发生溃疡时，易致感染，也可导致晚期子宫出血。

妊娠对子宫肌瘤的影响：妊娠后子宫肌瘤组织水肿，平滑肌细胞增大，故肌瘤常随子宫增大而增大，尤其在妊娠 4 个月以前更为显著。妊娠后有肌瘤增大者约为 55%，分娩后增大的肌瘤大多数可以缩小。由于肌瘤在妊娠期增大较快而容易发生供血不足，以致出现退行性变，其中以红色样变为多见，约占 40%。红色样变多发生于直径大于 6 厘米以上的肌瘤，且多发生在妊娠中晚期。红色样变后，可出现发热、腹痛、呕吐、局部压痛以及白细胞升高，患者常因以上症状而需要住院治疗，并易导致流产及早产的发生。

6. 怀孕后检查出有子宫肌瘤该怎么办?

怀孕后如果检查出有子宫肌瘤，其处理应根据妊娠月份、肌瘤大小、临床表现等因素而定。

1）妊娠早期子宫肌瘤的处理：妊娠早期对子宫肌瘤的干预容易导致流产，故可等待至妊娠中期。如果肌瘤很大，估计继续妊娠出现并发症的机会较多，如患者要求做人工流产则可先终止妊娠，短期内行肌瘤剔除术，或做人工流产同时行肌瘤剔除术。

2）妊娠中期子宫肌瘤的处理：①肌瘤直径小于6厘米，且无症状者，定期产前检查，绝大多数不需特殊处理；②肌瘤直径大于6厘米，随着子宫的增长肌瘤还可能继续增大，而大型肌瘤易发生红色样变而刺激子宫收缩或有腹膜刺激症状，这时产科医生只是建议患者卧床休息及应用镇痛剂等进行保守治疗，很少建议在妊娠期行子宫肌瘤剔除手术，只有在不得已情况下才行肌瘤剔除术。

3）妊娠晚期子宫肌瘤的处理：小型肌瘤可不予处理。如肌瘤直径大于8厘米，但无任何症状，可等到足月时作剖宫产，同时行子宫肌瘤剔除手术。因为大型子宫肌瘤，不但有可能影响子宫收缩、产力异常而导致滞产，而且产后胎盘滞留、产后出血和产后感染的可能性均多于正常产妇。个别情况下，还可能因为不易控制的产后出血或产后感染而被迫切除子宫。因此，分娩方式以择期剖宫产为宜，在剖宫产同时作肌瘤剔除术。

7. 什么情况下应考虑在妊娠期行子宫肌瘤剔除术?

当妊娠合并子宫肌瘤时，许多产科医生建议在妊娠期不做子宫肌瘤剔除手术。主要顾虑有：①妊娠期肌瘤剔除手术可能引起失血量过多；②手术可能导致流产及早产的发生；③肌瘤剔除术的子宫肌壁的伤口可能在妊娠晚期或分娩时发生子宫破裂。

对于妊娠期子宫肌瘤的处理，虽有保守及手术两种意见，但应根据不同的具体情况，区别对待。下述情况可考虑在妊娠期行子宫肌瘤剔除术：①大型子宫肌瘤（直径大于10厘米者）易发生红色退行性变；②症状多，经常腹痛，有子宫收缩或阴道出血症状；③

肌瘤退行性变较重，刺激腹膜，有急腹痛、低热、白细胞升高等局限性腹膜炎症状；④肌瘤与胎盘位置接近，此情况可能引起产后子宫收缩不良而导致产后出血或胎盘滞留。

妊娠合并子宫肌瘤时，保守及手术治疗各有利弊，但经过检查估计肌瘤剔除的手术操作困难不大，又有上述的手术适应证时，可以考虑在妊娠期进行子宫肌瘤剔除术，不但有利于解除肌瘤红色变性或坏死症状对妊娠的影响，还可避免在产后发生各种并发症。

8. 妊娠合并子宫肌瘤应怎样选择分娩方式?

妊娠合并子宫肌瘤患者分娩方式的选择，主要取决于肌瘤大小及肌瘤部位。

1）自然分娩：对于位于宫底及子宫前后壁的肌瘤，且直径小于 8 厘米，可选择自然分娩。原则上切勿将胎儿暴力牵过肌瘤，须避免肌瘤被压迫及创伤。因分娩时肌瘤创伤常引起肌瘤变性及感染，产后应注意子宫复旧情况，适当加强宫缩剂及抗生素的应用。

2）剖宫产同时行肌瘤剔除术：如肌瘤位于子宫下段，瘤组织阻碍胎儿经产道分娩，或是肌瘤直径大于 8 厘米，以及肌瘤可能会导致子宫收缩乏力时，宜行剖宫产术，同时行肌瘤剔除术。手术均在腹腔内进行，先行剖宫取子术，然后剥除肌瘤。由于取出胎儿后宫腔体积减小，产生子宫生理性收缩，以及产后子宫对催产素敏感，术中一般不会出现难以控制的大出血。剖宫产同时行肌瘤剔除术可避免产后由于肌瘤造成的子宫复旧不佳、恶露时间延长、甚至感染。但是无论是在剖宫产术中或是在非妊娠期行子宫肌瘤剔除术，都存在肌瘤术后复发问题。根据协和医院 1984 年对 125 例肌瘤剔除患者长期随诊结果，单发肌瘤剔除术后的复发率为12.9%，多发肌瘤剔除之后的复发率为47.6%，而复发后需行子宫切除者仅占12.8%。故剖宫产同时剔除肌瘤，在肌瘤为单发情况下，可使近90%的病人避免子宫切除。

3）剖宫产同时行全子宫切除术：由于人们自我保健意识的增强，多定期进行妇科检查及进行孕前查体，从而使较大、较多发的肌瘤得以在产前处理，同时加之肌瘤剔除手术技术日益成熟，故在剖宫产同时行全子宫切除术，目前已很少应用。另外，对于有子宫肌瘤剔除术史的孕妇，如前次肌瘤剔除时，仅为浆膜下肌瘤，手术累及肌层较浅，可选择自然分娩方式；如肌瘤位置较深，或在剔除术时已进宫腔，应在孕足月后行择期剖宫产术，以避免因子宫瘢痕而造成子宫破裂。

9. 子宫肌瘤剔除术后怀孕有危险吗？术后要避孕多久才可以怀孕？

年轻未生育的妇女接受肌瘤剔除术，据文献报道，妊娠率为30%~60%，能够妊娠至足月分娩者有25%~45%。但病人术后不能马上怀孕，因为肌瘤剔除术后子宫上会留有瘢痕，有的肌瘤较大、较深，经过剔除术后就如同作了剖宫产一样，子宫需要一定时间的恢复过程。如果伤口尚未充分愈合，马上怀孕，则有发生子宫破裂的危险。国外报道肌瘤剔除术后妊娠子宫破裂发生率为1.5%。因此，刚刚作完肌瘤剔除术后不宜很快怀孕。那么，肌瘤剔除术后多长时间可以怀孕呢？这与剔除肌瘤的数目多少、肌瘤大小及肌瘤部位有关。如果瘤子不多，又在浆膜上，手术后半年就允许怀孕；如果瘤子较大，数目又多，那就需要避孕1年，然后争取在肌瘤复发前早日怀孕。此外，子宫肌瘤剔除术后怀孕者，应当及时到医院检查，并要在医院分娩，因为在分娩中发生异常的机会增多，有的需行剖宫产。由于肌瘤剔除术后可以复发，故在产后还应定期随诊检查。

10. 如何治疗子宫肌瘤?

子宫肌瘤的治疗原则是根据病人的年龄、有无生育要求、肌瘤的大小和部位、以及有无症状和合并症等，进行全面分析而确定。

1）随诊观察：肌瘤不大、无症状，已近绝经期的妇女，均可定期随诊观察，每 3～6 个月 1 次。如发现肌瘤增大或有其他症状发生，则手术治疗。

2）刮宫术：肌瘤不大而有月经不规则，应行诊断性刮宫术，一方面可排除子宫内膜病变，另外也有暂时治疗的效果。

3）手术治疗：肌瘤较大或症状明显，经其他方法治疗无效者，应考虑手术治疗。手术分为：①肌瘤剔除术，即从子宫上将瘤子剜下来，保留子宫。这种手术适合于年轻的妇女，需保留生育功能，且肌瘤数目不多，为肌壁间或浆膜下肌瘤。②粘膜下肌瘤如果已脱出于宫颈口外，可从阴道将肌瘤拧除；③全子宫或部分子宫切除术，这是子宫肌瘤最常用的治疗方法。

4）放射治疗：如果肌瘤需要进行手术，而病人全身情况不佳，或有严重并发症而不适宜手术治疗时，可采用放射治疗，通过放射性破坏卵巢功能，间接影响肌瘤生长。但因放射可导致绝经而出现绝经症候群给病人带来严重影响，以及放射线的其他副反应超过了治疗肌瘤的价值，故目前已不采用。

5）其他治疗方法：如中医中药、性激素等，可有暂时性效果。

11. 子宫肌瘤常与哪些病变合并存在？

常因为有一些病变与子宫肌瘤合并存在，而影响到肌瘤的临床表现以及处理方法。很多肌瘤需要手术常是由于这些并发病变。其中有的与肌瘤有一定关系，有的可能是偶合。较常见的并发病变有：

1）子宫内膜增生与息肉：是最常见的并发症，有时两者同时存在，可能与卵巢分泌大量雌激素有关。由于它们的存在，常使肌瘤的临床表现更为复杂化，常见的症状为月经过多或不规则阴道出血。北京协和医院病例中，17%合并子宫内膜息肉与增生。

2）子宫内膜异位症：肌瘤内有时可含有内膜组织，称“子宫肌腺瘤”。行经时腺体肿胀，因而可以发生痛经。肌瘤也可和其他内膜异位同时存在，异位部位有卵巢、输卵管、膀胱、直肠等处。北京协和医院病例中，12%合并肌腺瘤，10%合并其他内膜异位灶。

3）子宫内膜腺癌和子宫颈癌：肌瘤合并内膜癌的发生机会约 3 倍于合并宫颈癌。合并子宫内膜腺癌也可能与雌激素水平相对较高有关。由于子宫肌瘤的存在，临床上癌症的症状常易被忽视。

4）输卵管积水和多囊卵巢综合征：也是肌瘤患者合并不育的原因之一。

5）子宫扭转：由于肌瘤的存在，子宫轴心变位，因此也易于发生子宫扭转，有时也可能因带蒂肌瘤扭转而促使子宫扭转，但不多见。

12. 子宫肌瘤长得快要紧吗？子宫肌瘤会不会自己消失？

子宫肌瘤是一种良性肿瘤，生长非常缓慢，特别是近绝经期几乎不再增长。有时几年、十几年肌瘤也无明显变化。那么什么情况下子宫肌瘤会增长加快？一般常见的是肌瘤恶性变、肌瘤退行性变时增长迅速，也有少数情况是在合并感染时增大。因此，肌瘤增长迅速时应引起注意。一方面发现肌瘤后要定期随诊检查，另一方面随诊过程中如发现肌瘤增长迅速应考虑手术切除进行病理组织学检查，切不可掉以轻心。

发生子宫肌瘤的原因可能与体内雌激素紊乱有关，也就是说和卵巢功能有一定的关系。因此多数人认为绝经后卵巢功能衰退了，肌瘤会逐渐缩小。从理论上讲是这样，但经临床观察，绝经后的妇女其肌瘤缩小不是很明显，多数妇女的肌瘤在绝经前后变化不大。但由于卵巢功能的衰退，肌瘤是不应再长大了。如果绝经后妇女肌瘤再继续增长，应当及时进行进一步检查，注意肌瘤有无恶性变，必要时进行子宫切除手术。因此，有肌瘤的妇女不仅绝经前应定期检查，即使绝经后也应每 3～6 个月检查 1 次。

13. 什么叫子宫肌瘤剔除术？什么人需要进行肌瘤剔除术？

子宫肌瘤是不育症的可能原因之一，有些病人就是在不育症的检查中发现子宫肌瘤的，过去流传的“不生育，则生瘤”的说法，实际是因果倒置之论，往往是子宫长了肌瘤之后才影响受孕的。

子宫肌瘤剔除术，顾名思义，是指单纯把肌瘤挖出来而保留子宫的手术。对于年轻而希望生育的患者，可使其免于子宫切除而保留生育功能。子宫肌瘤剔除术后约有超过半数的妇女可望获得成功的妊娠。

基于子宫肌瘤对生育功能的影响，以及子宫肌瘤患者在妊娠期和分娩期均有可能发生并发症，对于有生育要求、年龄在 40 岁以下的妇女应尽量放宽肌瘤剔除的手术指征。即使没有症状，也应考虑肌瘤剔除术。及时剔除肌瘤可改善生育功能，并可预防日后妊娠时肌瘤发生红色变性与继发感染。但肌瘤的大小是手术指征中的一个重要因素。一般认为，肌瘤直径在 5～6 厘米以上应进行肌瘤剔除术。多发性子宫肌瘤同样可行子宫肌瘤剔除术。手术禁忌证包括：①合并有盆腔感染者；②怀疑有恶变者；③已生育孩子并且存活，没有再生育要求者，因考虑到肌瘤复发有再次手术的可能，原则上也不应进行肌瘤剔除。

14. 肌瘤剔除后还会再复发吗？肌瘤剔除手术时间如何选择？

子宫肌瘤剔除术，虽可改善生育功能，但剔除术后约 30%的患者会出现肌瘤复发。因为子宫肌瘤常常是多发的，很少单发，就是说一个子宫上可以长几个、十几个、几十个、甚至上百个肌瘤。且肌瘤大小不一，可以长在肌壁间或是粘膜下，有深有浅，手术时不一定都能看得见。再加上可能由于体内仍存在某些有利于肌瘤生长的条件，故一定的时间间隔后，有可能又有肌瘤生长。据协和医院资料，术时年龄小于 30 岁者复发率为 46.2%，大于 30 岁复发率为 20.5%；单发者术后复发率为 12.9%，多发者术后复发率为 47.6%；肌瘤 10 个以上者 80%以上复发。因此在选择子宫肌瘤剔除术前，必须使患者对此有所了解。

因为子宫肌瘤在进行肌瘤剔除术后复发率高，其复发时间在术后 3 年内者占复发瘤的 10.5%，5 年以内复发者，占复发瘤的 26.3%，因此，如果患者很年轻，20～25 岁，未婚，且没有近期结婚生育的计划时，暂时又没有症状，则对手术时间的选择，应慎重考虑。如果在肌瘤剔除术后 3～5 年内不结婚生育，而肌瘤又复发，则势必需要再次进行肌瘤剔除术。因此，对于年轻而又没有症状的子宫肌瘤患者，手术时间可延迟到结婚前 1 年内进行。但并非所有患者都必须等到婚前 1 年才可进行手术。如果肌瘤较大，症状较重，或年龄偏大，仍应及早手术。

15. 子宫肌瘤的“良性转移”或“复发”是怎么回事，子宫肌瘤会恶变吗?

子宫肌瘤是女性生殖器官最常见的良性肿瘤，可生长于子宫的任何部分。但子宫肌瘤偶然可“转移”至静脉，在静脉内形成许多肿瘤结节，称“多发性血管内平滑肌瘤”。也可“转移”至盆腔或腹腔淋巴结，与一般恶性肿瘤的复发或转移不一样，组织形态及临床表现仍属良性。故称“良性转移性肌瘤或复发”，但极少见。

子宫肌瘤也有恶变可能，主要为肉瘤样变，多见于年龄较大的患者。恶变时肌瘤迅速增大。北京协和医院 3437 例肌瘤中，14 例有恶变，占 0.41%。这种肉瘤样变与玻璃样变或囊性变不易区别，三者也可同时存在。

另外，子宫肌瘤也会与子宫的其他恶性肿瘤同时存在，如子宫内膜腺癌及子宫颈癌，肌瘤合并内膜癌的发生机会约 3 倍于合并宫颈癌。合并子宫内膜腺癌也可能与高雌激素水平有关。由于子宫肌瘤的存在，临床上癌症的症状常易被忽视，贻误诊断与治疗时机。因此，对子宫肌瘤的患者，例行的妇科普查应更仔细，并且在有不规则阴道出血时，需进行诊刮取内膜组织活检进行病理组织学检查，以明确诊断。决不能掉以轻心，仅用肌瘤出血来解释。

16. 为什么有时候医生会建议子宫肌瘤患者做刮宫检查?

子宫出血是子宫肌瘤最常见症状。大约 1/3 患者可以表现为月经量增多及频繁或经期持续时间延长，但也可有不规则阴道出血。造成子宫出血的原因很多，时常是几个因素同时起作用：①肌层内肌瘤可因子宫腔变形增大，内膜面积增加而使月经过多和出血过久；②肌瘤妨碍子宫收缩或影响血运造成慢性盆腔充血，而使子宫出血不止；③子宫肌瘤合并存在卵巢无排卵时，可合并存在子宫内膜增生或息肉形成，而导致月经过多；④子宫粘膜下肌瘤可因粘膜面积增加以及发生表面溃疡和感染，局部充血等，而引起月经过多、过频、月经淋漓不尽或不规则阴道出血；⑤合并慢性盆腔炎可导致盆腔充血而使月经增加；⑥更年期月经不调。

一般地说，子宫肌瘤引起的出血以月经量增多为主，经期之间流血在单纯肌瘤中并不常见，如有出现，常表示有合并症存在，如肌瘤恶性变、息肉、粘膜下肌瘤、内膜增生症等。因此，见到有经期延长或不规则阴道出血的子宫肌瘤患者，医生会建议其做刮宫检查，一方面可以除外内膜恶性变，明确有无息肉、内膜增生及粘膜下肌瘤；另一方面，刮宫不仅可以帮助明确诊断，对月经过多亦是一种治疗，至少是一种迅速止血的措施。

17. 子宫切除有哪几种方法?

子宫切除是妇科最常用及最基本的手术之一。当子宫本身有病变，或是因为卵巢或输卵管的疾病而不能、或者不必保留子宫时，就需做子宫切除手术。常见的情况有：子宫肌瘤，子宫内膜异位症，生殖器恶性肿瘤或癌前病变，以及保守治疗无效的功能性子宫出血。其他如子宫破裂、子宫脱垂等，也可考虑子宫切除术。

子宫切除分为：①子宫部分切除，又叫子宫次全切，就是切除子宫体、保留子宫颈的手术；②全子宫切除，即将宫体与宫颈一起切除；③根治性子宫切除，不仅要切除子宫，还要切除子宫周围的组织和部分阴道。这三种手术，都可以根据需要同时切除卵巢和输卵管。

如果子宫不大，有些可以经阴道或经腹腔镜切除子宫。否则就需经腹部进行手术。经腹部手术，又可根据情况选择一个下腹部的直切口或是耻骨上的横切口。

根治性手术当然只适用于恶性肿瘤。良性病变却也常常需要做全子宫切除。比如子宫肌瘤，如果合并子宫颈肥大、宫颈糜烂、宫颈陈旧裂伤时，就应把有病的宫颈一起切掉。即使手术时宫颈没有病变，残留的宫颈将来仍有发生“残端癌”的可能，虽机会不大，但一旦发生残端癌，治疗困难。而且，留下来的宫颈残端，血液循环及淋巴循环都被切断，更会加重慢性炎症，所以不如手术时一并切除。

那么为什么不一律都做全子宫切除呢？因为次全切手术简单，危险性小，术后恢复快，对于健康情况比较差的老年妇女相对安全。当手术区域粘连十分严重、技术上确有困难时，也不必强行全子宫切除，以避免造成意外损伤。

18. 子宫切除后会出现男性化吗？

子宫切除后会不会出现男性变？这一问题常可听

到。男女之间的主要区别，可以说，是生殖器官结构的不同，这是第一性征。除了生殖器官不同之外，男女还具有各自特征，也就是男女身体外形的区别。如男子身材高大，肌肉发达，汗毛密生，长胡须，喉结突出等等。而女性则表现为乳房隆起，骨盆宽大，皮肤细腻，皮下脂肪丰富和嗓音尖细等，这些是第二性征。男女这些差别主要是性腺也就是女性卵巢与男性睾丸的不同作用。除了卵巢和睾丸以外，体内其他分泌腺也起一定作用。

进行子宫切除术时，对年轻良性病变的妇女，医生会考虑保留卵巢。无论是保留一侧或双侧卵巢，子宫切除术对卵巢功能都不应有影响，此时术后妇女除不再来月经之外，其他内分泌活动无显著改变，卵巢会像手术前一样分泌足够的性激素并作用于身体的各个靶器官，因此，不会出现乳房萎缩、阴道干涩及潮热、出汗、烦躁等症状，更不会出现“男性变”。除非手术后吃得太多而动得太少，否则也不会发胖。

如病情不允许保留卵巢时，体内还有其他分泌腺可代替分泌少量雌激素，这时的激素水平相当于绝经后内分泌的改变，也不会出现男性变或发胖。但患者由于雌激素的缺乏，会出现如潮热、出汗、烦躁、心悸等症状，进而出现乳房萎缩及阴道干涩等更年期症状，此时可在妇科内分泌医生的指导下适当给予激素补充治疗，即通过补充最低有效剂量的外源性雌激素来有效改善症状，并预防将来骨质疏松症等疾病的发生。

19. 子宫切除术后会影响性生活吗?

子宫切除术一般是从阴道穹隆处切断，阴道顶端缝合成一个盲端，手术后的阴道仍保留原来的结构和功能。

切除子宫对身体生理上的影响可分为暂时的和长期的两种。手术后 6 周就可以上班、进行一般活动及有性生活了。长期的生理上的影响首先是月经停止，当然也不可能生儿育女，也不需避孕了；其次，就是对性生活的影响。部分子宫切除的妇女，一般没有性生活问题。有些全子宫切除的妇女，抱怨阴道短了而影响性快感。实际上经过测量统计，除非恶性肿瘤需切除较长的阴道外，子宫全切术后的阴道长度与手术前基本相同，所以不会对性交造成障碍。以前认为宫颈在性交过程中对润滑阴道起一定作用，经过深入的研究也被否定了。如果保留卵巢，就仍会有雌激素合成和分泌；如果卵巢也一起切除，由于雌激素的缺乏，会出现乳房萎缩、阴道干涩及性欲下降等更年期症状，可能会对性生活造成影响，此时通过补充外源性雌激素可有效改善症状。

至于子宫切除术带来的心理上的影响，在不同的妇女可以是完全不同。多数人由于从大出血或是肿瘤的威胁中解脱出来，重新找回健康，并且庆幸她们不必再担心怀孕。但有些妇女手术后会出现一些失落感，这主要发生在年轻并对手术缺乏正确认识的妇女。这些妇女错误地认为失去子宫不仅不能再生育，还会影响身体健康，认为性功能与生殖能力是一回事，认为月经停止就是性功能的停止。持有这些错误成见的妇女，对手术本身怀有恐惧心理和消极态度，手术后自然长期闷闷不乐，对性生活有影响就不足为怪，因为这往往是心理方面而不是生理方面的问题。

需要指出的是，丈夫对子宫切除术的态度十分重要，有的丈夫听信传言，不顾妻子患病的痛苦，不同意妻子做全子宫切除术；或是在手术以后态度沉闷，对妻子不关心体贴，这都会影响夫妻之间感情。如果能在手术前一同找医生谈一谈，了解手术的必要性和手术的方法，可以帮助打消顾虑。

20. 子宫切除后还应做妇科病的普查吗？

常听到很多做过子宫切除术的妇女问医生，子宫切除后是否还应进行妇科病的常规普查？回答是肯定的。因为子宫切除可以因为多种原因，也可以有多种手术方式，因此手术后的情况也就会各有差异。此外，子宫切除了，也并不保证妇科病就永不会发生了。所以不论良性、恶性肿瘤，修补或矫治手术后，仍需要定期做妇科检查，以便判定手术效果，调整治疗方案，及时发现新的问题并及时处理。

如因恶性肿瘤做手术，术后应定期随诊复查，以防止肿瘤复发。每次检查除了解局部有无组织反应和粘连外，还需注意局部有无新的肿物、炎症、淋巴结肿大、远处转移、全身情况，以及是否有任何不适症状。根据检查结果，有的需增加化疗或放疗，有的甚至需再次手术，从而提高 5 年生存率。

如因良性病症做子宫切除，多半会保留卵巢，而残余卵巢可能会发生病变；即使同时切除了双侧输卵管及卵巢组织，盆腔软组织仍可发生病变，故术后可能出现的问题除术后粘连、外阴阴道病变及妇女更年期问题外，还应警惕恶性肿瘤的发生。

对于绝经后妇女，特别是过早切除双侧卵巢的妇女，主张在术后立即开始雌激素治疗，不单纯是为了防止更年期症状的出现，更重要的是防止骨量丢失和骨质疏松症的发生。但雌激素治疗应在医生的监测下使用，并定期进行全身检查。

总之，无论因何种原因、以何种手术方式或是在任何年龄，子宫切除后都仍然需要定期进行妇科检查。

21．子宫动脉栓塞技术治疗子宫肌瘤的优点是什么？它的原理是什么？

子宫动脉栓塞技术在妇产科领域的应用已有20多年的历史，最初主要用于妇产科急症出血和血管畸形的栓塞止血治疗。1995年法国学者Ravina首次采用子宫动脉栓塞术治疗症状性子宫肌瘤。它具有操作简便、创伤小、止血迅速、有效、病人易耐受、可以保留子宫，以及住院时间短等优点，因此，作为子宫切除术和子宫肌瘤剔除术以及药物治疗的替代治疗方法，已在世界范围内越来越多被采用。

子宫肌瘤是常见的妇科良性肿瘤，大约40%病人有子宫增大，子宫异常出血，盆腔疼痛及不孕，症状性子宫肌瘤约占子宫切除的30%。子宫肌瘤的血供来源于子宫动脉并形成不同大小的双血管网。将双侧子宫动脉栓塞后，子宫肌瘤的平滑肌细胞就会发生变性坏死，由于肌瘤细胞分裂程度相对较为活跃，对缺血缺氧的耐受力差，故细胞变性坏死发生较早，且程度较重，肌瘤细胞总数明显减少，因而达到治疗的目的。

22．哪些类型的子宫肌瘤能够进行子宫动脉栓塞？哪些肌瘤不适合子宫动脉栓塞治疗？

随着子宫动脉栓塞技术在子宫肌瘤治疗中的广泛应用，已积累了许多成功的经验，但也出现了一些并发症，甚至出现死亡病例报道，因此，选择合适的治疗对象对于子宫动脉栓塞技术能够成功治疗子宫肌瘤的确非常重要。

子宫动脉栓塞术治疗子宫肌瘤主要针对症状性子宫肌瘤，特别适合于那些有严重贫血或盆腔疼痛，而传统的非手术方法治疗失败而又拒绝手术或不适宜手术治疗的患者。小于 5 厘米的子宫肌瘤栓塞治疗成功率较高。包括肌瘤剔除术后复发者，手术治疗有高风险的患者，肌瘤增长稍快但尚未达到子宫切除指征的患者。

子宫动脉栓塞术的绝对禁忌证相对较少，包括妊娠，子宫内膜癌及双侧附件包块，子宫肌瘤迅速增大常常是子宫肉瘤的先兆，需要手术探查切除子宫并进行病理学检查以明确诊断，因此也是子宫动脉栓塞术的禁忌证。另外，对于合并张力性尿失禁或子宫脱垂等盆腔疾患的病人也应手术治疗，因为这样可同时解决上述问题。凝血功能障碍是这种方法的相对禁忌证。目前认为，浆膜下肌瘤大于 6 厘米者，容易发生栓塞、术后肠粘连及腹部并发症；较大的粘膜下肌瘤（>5 厘米），容易发生栓塞术后嵌顿及宫腔感染；大于 8 厘米的肌壁间肌瘤，容易发生栓塞术后综合征，且肌瘤缩小不满意导致栓塞失败率增加，以上情况均应作为子宫动脉栓塞术的禁忌证。

子宫动脉栓塞术治疗子宫肌瘤应对肌瘤的类型和大小进行严格的规定。不加选择地盲目采用栓塞治疗子宫肌瘤，不仅会降低其疗效，而且会增加并发症发生的危险性，给患者带来不必要的负担和损失。对于瘤蒂细长的浆膜下肌瘤患者，因栓塞后肌瘤坏死脱落到腹腔仍需进一步处理，故不宜选择子宫动脉栓塞术；对于较小的或蒂长的粘膜下肌瘤，经阴道手术或宫腔镜下肌瘤切除或许更适于患者；而对于巨大的肌壁间肌瘤因栓塞效果差、术后复发率高，需再次手术或再栓塞处理者居多，故也不适于栓塞治疗。

23. 子宫动脉栓塞术治疗子宫肌瘤的效果如何?

已有许多人对子宫动脉栓塞术治疗子宫肌瘤的效果进行了研究和评价。法国学者 Ravina 对 286 名 21～53 岁症状性子宫肌瘤患者进行子宫动脉栓塞治疗，术后 6 个月肌瘤体积缩小 60%，术后即刻出血缓解率为 80%，13 例妊娠，没有出现复发。另一学者 Messina 报道子宫动脉栓塞术后月经过多和盆腔疼痛缓解率分别为 87.5% 和 84.2%，子宫体积在术后 3 个月和 1 年平均减小 29% 和 41%。由此可见，只要选择了合适的适应证，子宫动脉栓塞术可有效减少月经量、缩小肌瘤体积、缓解盆腔疼痛，病人可获得较高的满意度。

也有部分患者会出现子宫动脉栓塞疗效不佳，是指栓塞术后需改行子宫切除术，栓塞后肌瘤体积缩小 $<10\%$，以及症状较治疗前加重。其原因主要有操作失败、单侧栓塞、肌瘤血管栓塞不全及合并子宫内膜异位症等，既往有盆腔手术史者也易导致子宫动脉栓塞治疗的失败。因为子宫动脉栓塞治疗后短期内即可建立侧支循环，故栓塞后子宫肌瘤仍有复发可能，应引起注意。故在栓塞术后即使效果较好，也应定期复查。

24. 子宫动脉栓塞术治疗子宫肌瘤有哪些副作用和并发症?

子宫动脉栓塞术虽然是一种创伤小、并发症少、无失血、疗效好、恢复快的新技术，但仍可能发生以下副作用和并发症：①栓塞后常见的副反应：栓塞剂的反流、导管移位、误栓、附壁血栓形成和肺栓塞；②盆腔疼痛：由于子宫肌瘤发生严重变性坏死所致，栓塞后疼痛通常出现在术后 6～8 小时内，可持续几天，可采用多种镇痛方法，包括用地西泮（安定），动脉内注入利多卡因，持续应用静脉镇痛剂，病人自控式静脉注入麻醉药物以及全身麻醉等。术后3～8周内的间歇性疼痛一般采用口服消炎镇痛药物治疗；约有5%～10%的妇女盆腔疼痛可持续至2周以上，如没有感染证据而疼痛持续2～3个月以上，需手术治疗；③栓塞综合征：发生率可达40%，包括下腹疼痛、发热、不规则阴道出血或阴道分泌物增多及恶心、呕吐。为自限性，通常经保守和支持治疗可在48小时到2周内自行缓解，常不需用抗生素；④下肢酸胀无力；⑤坏死组织滞留和排出；⑥子宫内膜炎：极少出现，可能与患者术前子宫内膜存在感染灶有关，术中动脉内应用广谱抗生素可有效预防。但应警惕有栓塞术后发生感染而导致败血症死亡的可能。

子宫动脉栓塞术后行子宫切除术最主要的原因为：感染、栓塞后疼痛、阴道出血、肌瘤脱垂。除上述常见并发症外，最近也有一些少见并发症的报道，如在栓塞治疗后出现永久性闭经伴子宫内膜萎缩，或出现不全肠梗阻等。

25. 子宫动脉栓塞术对生育功能和卵巢功能有什么影响？

子宫动脉栓塞术是否对妇女生育功能及新生儿预后产生影响呢？目前对这方面的研究资料较少，Ravina等报道子宫动脉栓塞术治疗症状性子宫肌瘤的患者对于妊娠能力没有影响，并认为妊娠后的流产和早产也与栓塞无关。Goldberg等报道子宫动脉栓塞术后妊娠妇女，胎位异常发生率为17%，小于胎龄儿为7%，早产为28%，剖宫产率为58%，产后出血发生率为13%。由于选择子宫动脉栓塞治疗子宫肌瘤的妇女常年龄较大，会使剖宫产率、自然流产率、以及其他合并症发生率增加，因此很难对子宫动脉栓塞术对妊娠结局产生的影响做出结论。

子宫动脉栓塞术对卵巢功能的影响可能与患者的年龄有关，年龄较大者暂时性闭经和永久性闭经的发生率高，而子宫动脉栓塞术对年轻肌瘤患者的卵巢功能影响不大，对于卵巢分泌卵泡刺激素（FSH）水平无显著影响，一般术后平均 2 ~ 3 个月恢复正常月经。

总之，由于目前关于子宫动脉栓塞术后对卵巢功能、妊娠过程以及新生儿状况的长期随访观察资料还需进一步积累，因此，症状性子宫肌瘤且有妊娠计划的妇女需慎重选择。

26. 什么叫子宫肉瘤？它的临床表现是什么？

子宫肉瘤是一种少见的女性生殖器官恶性肿瘤，占子宫恶性肿瘤的 2% ~ 6%，恶性程度很高。子宫肉瘤可发生于任何年龄，多见于绝经前后 50 岁左右的妇女。肿瘤来源于中胚层，可来自子宫的肌肉、结缔组织、血管、内膜基质或肌瘤，可原发于子宫颈或子宫体，子宫体肿瘤较子宫颈肿瘤多 5 ~ 15 倍。恶性程度较高，预后较差。

子宫肉瘤的病因迄今不明。子宫肉瘤有盆腔放疗史者为 5% ~ 37%，平均 8.5%，故认为盆腔放疗史可能与子宫肉瘤发病有一定关系。从遗传学角度分析，发现黑种人发生子宫恶性中胚叶混合瘤的几率较白种人高。有学者认为子宫肉瘤的发生与多产、初产年龄小也可能有一定关系。

子宫肉瘤的主要临床表现有：

1）子宫肉瘤的症状和体征特殊性很少，肌层内肉瘤可无症状或有腹部疼痛，如原有肌瘤迅速增长，或是绝经后仍不断长大，要想到肉瘤变的可能。

2）阴道不规则出血：如子宫肉瘤原发于子宫内膜，或由肌壁浸润到子宫内膜，往往出现阴道不规则出血，月经过多，特别是绝经后出血，有很大意义。肿瘤有坏死或形成溃疡时，可排脓毒样或米汤样腥臭液。

3）腹部肿块：有时患者可自己摸到，特别是有子宫肌瘤者子宫可迅速增大。

4）腹痛：常由于肿瘤迅速生长所致，患者可感到腹部胀痛或隐痛。

5）肿瘤压迫可引起排尿障碍，并可有腰骶部疼痛。

6）检查可发现子宫明显增大，质软，有时盆腔有浸润包块。如为葡萄状肉瘤，可突出于子宫颈口或阴道内，质脆而软。本病有时易和子宫肌瘤相混，也有的误诊为子宫内膜癌。辅助检查如 B 超、CT、动脉和淋巴造影等，可协助诊断。

27. 子宫肉瘤应如何治疗?

子宫肉瘤的治疗主要是手术治疗。手术切除肿瘤，并有助于了解肿瘤侵及范围、期别及病理性质，决定下一步处理方案。手术范围应为全子宫及双侧附件切除，由于宫旁组织常常容易受到浸润，血管内常有瘤栓，应尽可能作较广泛的半根治性子宫切除。如肿瘤位于宫颈或宫体肉瘤已侵犯到宫颈，主张尽可能作广泛性子宫切除。子宫恶性中胚叶混合瘤应常规进行盆腔及腹主动脉旁淋巴结清除术，其他类型的肉瘤术中应探查上述各组淋巴结及活检。术中应留取腹腔冲洗液查找瘤细胞，子宫恶性中胚叶混合瘤还应考虑行大网膜切除。对于已有盆腹腔转移的晚期患者，子宫切除仍能有效控制临床症状。低度恶性子宫内膜间质肉瘤预后较好，但有40%病例在初次手术时病灶已出子宫体，主要为宫旁直接蔓延及瘤栓侵入血管内，约50%病例术后复发，故行双侧附件切除，有助于切净肿瘤，而双侧卵巢切除术又可防止因雌激素刺激而导致肿瘤复发。对于复发性子宫肉瘤也应积极治疗。

放射治疗：对子宫肉瘤患者一般不主张单纯放射治疗。对复发或转移的晚期肉瘤患者，如无手术可能，可用钴60或深度X线作为姑息治疗，以延长生命。手术前后辅以放射治疗可提高疗效，放疗还可减少局部复发，推迟复发的时间。不同组织类型的子宫肉瘤对放疗的敏感性有差异，子宫内膜间质肉瘤对放疗较为敏感，子宫恶性中胚叶混合瘤次之，而平滑肌肉瘤对放疗不够敏感。

化学治疗：对于子宫恶性中胚叶混合瘤进行术后化疗可以延缓复发，此疗效已较为肯定。阿霉素是首选的药物之一，常用的联合化疗方案有长春新碱、阿霉素、氮烯咪胺及VAC方案（长春新碱、更生霉素、环磷酰胺）、PVB方案（顺铂、长春新碱、博来霉素）等。最近强调使用PE方案（顺铂、表阿霉素）效果更好。

孕激素治疗：由于子宫肉瘤对雌、孕激素受体均有不同程度的表达，因此有学者认为辅助孕激素治疗应该对子宫肉瘤有一定疗效。目前研究认为孕激素对子宫内膜间质肉瘤和子宫恶性中胚叶混合瘤有一定疗效，可选择甲孕酮或甲地孕酮治疗。

总的来说，子宫肉瘤的预后是不好的。但如能做到早期诊断，可以提高治疗效果。因为肉瘤的早期诊断较困难，故开展妇女病普查非常重要，特别对绝经前后的妇女，应该每半年至1年普查1次。

28．子宫肉瘤的预后与哪些因素有关？

子宫肉瘤复发率高，预后差。根据国外资料，104例Ⅰ、Ⅱ期子宫肉瘤，复发率为65%，其中51%为局部复发，21%局部复发合并远处转移，另外28%只是远处转移，主要复发部位位于肺及腹腔内，72%病例在2年内复发。北京协和医院50例子宫肉瘤5年存活率为32%。影响其预后的因素主要有以下几种：

1）不同组织类型的肉瘤预后不同。子宫平滑肌肉瘤5年存活率为20%～63%，高度恶性子宫内膜间质肉瘤5年存活率平均为25%，子宫混合性中胚叶肉瘤5年存活率多数为20%～30%。

2）肿瘤累及范围愈广预后愈差。子宫恶性中胚叶混合瘤，肿瘤局限于宫体者，2年存活率为53%，侵及宫颈、阴道、宫旁组织者2年存活率仅为8.5%。

3）临床期别与预后有密切关系，据报道，Ⅰ、Ⅱ、Ⅲ、Ⅳ期的5年存活率分别为58%、33%、13%及0%。Ⅰ期病例有深肌层浸润者预后较差，Ⅰ期子宫恶性中胚叶混合瘤浅肌层浸润的存活率58%，肿瘤浸润深达1/2以上肌层者，存活率为29%，相差一倍。

4）有血管转移者预后较差。

5）原发性平滑肌肉瘤预后差。北京协和医院继发性平滑肌肉瘤与原发性平滑肌肉瘤的5年存活率分别为26.7%及11.1%。

6）瘤组织中核分裂象多者预后差。显微镜下瘤组织特点，如核分裂象高，细胞分化不良，坏死，有血管内浸润，提示肿瘤恶性程度高。核分裂象的数字，是决定肉瘤预后的一个重要数字。

7）绝经后预后比绝经前差。绝经前子宫肉瘤的5年存活率为66.7%，而绝经后子宫肉瘤的5年存活率仅为 17.6%。绝经后病人预后差的原因可能是因为绝经前盆腔检查机会多，一旦发现肿瘤及时手术；而绝经后病人往往到有阴道出血时才去就医而耽误治疗。另外，恶性程度高的肉瘤发病年龄偏高，且多发生于绝经后，这也是绝经后肉瘤预后比绝经前差的原因。

29. 什么是子宫内膜不典型增生？

子宫内膜增生是指发生在子宫内膜的一组增生性病变，少数可以缓慢发展为癌。其组织学特征为有腺上皮细胞和腺体结构的不同程度的改变，但无间质浸润。另外，依据病变中有无腺上皮细胞的异型性将其分类为：单纯增生、复合增生和不典型增生。不典型增生具有癌变倾向，故被列为癌前病变。其发病与雌激素的长期刺激有关。不典型增生多易出现于下述情况：

1）无排卵：青春期或绝经过渡期以及育龄期多囊卵巢综合征患者，因为无排卵，子宫内膜长期受持续性雌激素刺激，而没有孕激素对抗，也缺少周期性分泌期的转化，故长期处于增生状态，可以引起子宫内膜不典型增生。北京协和医院 41 例 40 岁以下子宫内膜不典型增生患者中，70% 基础体温测定为单相型。有 20% ~ 30% 的子宫内膜不典型增生患者合并多囊卵巢综合征，这种病人的卵巢滤泡持续生长，但不能成熟而达到排卵，其雌酮水平持续接近于正常卵巢周期中排卵高峰值，但无孕酮对抗。

2）不育：不育也可能促使子宫内膜增生。每经一次足月妊娠，子宫内膜即可免受雌激素一年或数年的刺激，而不育妇女则缺乏妊娠的影响，其子宫内膜不间断地受到雌激素的刺激而引起增生。

3）肥胖：肥胖者体内的雄烯二酮在外周脂肪组织

中可以转化为雌酮和雌二醇，使子宫内膜长期受持续性雌激素影响而引起增生。

4）内分泌功能性肿瘤：内分泌功能性肿瘤是罕见的肿瘤，包括垂体瘤和卵巢颗粒细胞瘤，垂体瘤的促性腺功能不正常，卵巢颗粒细胞瘤可持续分泌雌激素。

5）外源性雌激素的应用：外源性雌激素的应用亦可造成体内长期雌激素水平增高，从而引起子宫内膜不典型增生。

30. 子宫内膜不典型增生有何临床表现?

子宫内膜不典型增生的临床表现有：

1）年龄：子宫内膜不典型增生发生于比较年轻的妇女。在北京协和医院的 51 例子宫内膜不典型增生的记录中，年龄最大为 63 岁，最小 24 岁，平均年龄 34 岁。小于 40 岁者占 80.4%。与内膜癌患者相比，这些患者的年龄较轻。

2）月经情况：月经异常是本病突出症状之一。常表现为阴道不规则出血、月经稀少或闭经一段时间后出现有长期大量阴道出血。在北京协和医院 41 例 40 岁以下子宫内膜不典型增生患者中，61%有不规则阴道出血，32%有闭经，月经正常者只占 7%。这些病例中有 1/3 表现为闭经或长期闭经后不规则阴道出血，有的闭经时间长达 3～5 年。如能重视闭经是本病的常见症状之一，并在闭经阶段作子宫内膜活检，就可能使该患者获得早期治疗。

3）生育情况：因内分泌失调造成长期不排卵使此类患者生育能力降低。北京协和医院统计病例 40 岁以下者不育占 90%。但对于年轻而盼望生育者，经药物治疗后，约 30%患者有可能受孕并达到足月妊娠。

31. 如何诊断子宫内膜不典型增生?

生育年龄妇女有长期闭经或不规则阴道出血及不育时，应进行下述检查:

1）子宫内膜细胞学或组织学诊断：①宫腔内吸取物作细胞涂片：以各种不同性质的吸引管伸入宫腔内或连上空针抽吸，或以少量液体灌注后再吸取，或以特制毛刷进入宫腔内刷取细胞可做诊断。其取材成功率可达98.5%，吸片细胞学与子宫内膜组织学诊断符合率也很高，达92.6%。本法操作简单，病人无任何痛苦或危险，受检者易于接受；②子宫内膜组织刮取活检：内膜活检所取标本为组织块。与散在细胞的标本检查比较，此方法对鉴别单纯性增生、复合性增生、不典型增生和腺癌更为准确，但子宫内膜活检只能取得少量内膜组织；③扩宫刮宫术：子宫内膜不典型增生有时表现为散在或单个灶性病变，所以必须取得整个宫腔表面的内膜组织进行诊断。刮宫术与内膜活检比较所刮取的组织更为全面，但刮齿未刮到处仍有可能遗漏某些部位，特别是双侧宫角及宫底处；④负压吸宫术：由于有负压吸引作用使内膜脱落，诊断将更全面可靠。在上述各种诊断方法中以负压吸宫的准确率最高。应根据患者具体情况作具体选择；⑤宫腔镜：利用宫腔镜不但可从子宫内膜的外观了解内膜情况，而且可在直视下进行刮宫术或负压吸引，使检查诊断更为细致全面。

2）基础体温测定：通过基础体温测定可以了解患者有无排卵，即使体温为双相型也可根据体温上升的幅度以及上升后维持时间的长短了解黄体功能是否健全。

3）血清激素水平测定：包括雌二醇、孕酮、睾酮、促卵泡素、黄体生成素及泌乳素水平。

4）X线摄脑垂体蝶鞍像及眼底视野的检查，以便除外脑垂体瘤。B超检查或腹腔镜检查，了解有无多囊卵巢。

32. 子宫内膜不典型增生是否可以进行药物治疗?

子宫内膜不典型增生的治疗，首先要明确诊断，查清子宫内膜不典型增生的原因，是否有多囊卵巢、卵巢功能性肿瘤、垂体瘤或其他内分泌功能紊乱等存在。有上述情况者应进行针对性的治疗，并同时对子宫内膜不典型增生进行对症治疗，采用药物治疗或手术治疗。这两种治疗方案的选择应根据患者年龄、对生育的要求、以及身体健康情况等而确定。年龄小于40岁者，其癌变倾向低，可首先考虑药物治疗。年龄大于50岁的患者，如果刮宫或内膜活检有不典型增生存在，其子宫内已有癌存在的可能性约为20%，50岁以上的子宫内膜不典型增生患者以后发展为子宫内膜癌的较年轻妇女高30%～35%，故对于绝经前后的妇女，应直接采用子宫切除手术治疗为宜。但对合并有高血压、糖尿病、肥胖或年龄过老对手术耐受力差者，也可考虑在密切随诊监测下先试用药物治疗。药物的种类有：①促排卵药物，如绒毛膜促性腺激素、舒经酚等；②孕激素类药物，如黄体酮，氯地孕酮，安宫黄体酮，甲地孕酮，己酸孕酮等；③抗雌激素药物，如三苯氧胺，丹那唑，棉酚等。

用药方法：①孕激素类药物的剂量、用法及使用期限应根据子宫内膜不典型增生的轻重程度以及内膜对药物治疗的反应而区别对待。对轻度不典型增生患者可用促排卵药物，或在经期前7～8天周期性应用黄体酮。对于中度或重度不典型增生，孕激素药物剂量应增大，改周期性应用为持续性应用，必须坚持长期用药，而且必须每 3 个月进行 1 次子宫内膜活检或刮宫以监测子宫内膜增生的情况。根据内膜活检的病理结果，决定停药或继续治疗。如果所得内膜仍有不典型增生，则应继续用药 3 个月；如内膜已转为正常，则可给促排卵药物以助受孕，如无生育要求，则可停药，但必须每 6～12 个月监测内膜，以防复发或癌变；②促性腺激素释放激素激动剂（GnRHa），多用于围绝经期患者，用药时间一般为 6 个月，但对于其疗效文献报道不一致；③丹那唑，对子宫内膜有较强地抗增殖作用，每天 200 毫克，疗程 3 个月；④棉酚，可直接抑制卵巢，对子宫内膜有特异的抑制作用，其作用与 GnRHa 类似。

药物治疗过程中应重视对不典型增生的监测，即定期行刮宫术，有助于指导用药、协助鉴别诊断高分化腺癌，并有助于及早发现顽固性病例及注意癌变。

33. 子宫内膜不典型增生癌变的高危因素有哪些?

经过较长时间的随诊观察，仅少数子宫内膜不典型增生病例发生癌变，发展为子宫内膜腺癌。但常常由于慎重安全起见而预防性地行子宫切除。为避免这种过度治疗，一些研究提供了子宫内膜不典型增生癌变的高危因素，对于有高危因素的子宫内膜不典型增生患者可行预防性子宫切除；而对于没有高危因素的患者，可在严密监测下进行药物治疗。

1）年龄：绝经前或绝经后的内膜不典型增生患者的癌变率有较大差别。所以年龄是癌变的一个重要高危因素。

2）内膜不典型增生癌变的病理分级：子宫内膜不

典型增生发展为腺癌与增生的分级有关。轻、中、重度不典型增生的癌变率分别为15%、24%和45%。

3）对孕激素治疗的反应：如果内膜对孕激素治疗反应不良，应警惕有发展为癌的可能。遇有长期较大量持续性孕酮治疗反应不好者，或虽有短暂反应，但停药即很快复发，要考虑有癌变倾向，或甚至已发展为癌。

4）组织细胞内甾体激素受体及流式细胞计数仪所测得DNA含量：其DNA含量与预后之间存在着一定的相关关系。

5）组织细胞的细胞核形态计量学测定。核型为异倍体者其癌变几率多于二倍体患者。

34. 什么是子宫内膜癌?

子宫内膜癌，通常又称为子宫体癌，是指原发于子宫内膜的一组上皮性恶性肿瘤，其中以子宫内膜腺癌最常见。子宫内膜癌是女性生殖器官常见的恶性肿瘤，仅次于宫颈癌。在过去20年里，子宫内膜癌的发病率持续上升，已成世界性趋势，可能成为未来非常多见的妇科肿瘤。子宫内膜癌发病率上升主要有以下几个因素：①由于经济生活的改善与发展，人的寿命明显延长，更多的妇女到了内膜癌发病的危险年龄；②更多的医疗保健、医疗检查，使此病得到发现和确认；③内外环境因素，最突出的是外源性雌激素的应用。在美国，1960年~1975年，50~54岁，子宫内膜癌增加了91%，被认为与应用各种雌激素有关。但并不意味所有应用雌激素的人都罹患内膜癌，这与应用方法和剂量是否合理，以及胞浆受体的不同接受能力有关；④在某种意义上，子宫内膜癌的诊断范围被扩大，包括了重度不典型增生以及原位癌。

子宫内膜癌虽可发生于任何年龄，但基本上是一种老年妇女多见的肿瘤，一般认为，内膜癌的好发年龄约比子宫颈癌推迟10年。平均发病年龄为55岁上下。常用的治疗方法有手术治疗、放射治疗、手术配合放射治疗、化疗以及孕激素治疗。由于子宫内膜癌生长慢、转移晚、症状明显，其治疗效果在妇科恶性肿瘤中是比较好的，5年生存率一般都在60%～70%之间，个别的可达80%左右。北京协和医院子宫内膜癌治疗后，有系统随诊者76例，生存55例，占72.5%。其中生存病例中随诊超过5年者占72.7%（40例），超过10年者占40%（22例）。影响子宫内膜癌预后的因素主要包括：临床期别、细胞分化程度、有无肌层浸润、治疗是否充分以及年龄、组织类型、子宫大小以及血管和淋巴管有无瘤栓等。

35. 子宫内膜癌的发生与哪些因素有关？

子宫内膜癌是最常见的妇科恶性肿瘤之一，发病率逐年增高，因为妇科医生对子宫内膜癌认识的提高，绝大多数于早期诊断，故预后相对较好。从协和医院统计的子宫内膜癌生存曲线可见，1年生存率可达到99%，5年生存率可达到96%。雌激素和子宫内膜癌的发生有密切关系。根据子宫内膜癌的病因学及流行病学资料，可总结出子宫内膜癌的一系列危险因素如下：

1）身体过重：肥胖明显增加患子宫内膜癌的危险性，体重超过理想体重30磅（13.5公斤）时，子宫内膜癌的发生危险增高3倍，体重超过理想体重50磅（22.5公斤）或更多，子宫内膜癌的发生危险增高10倍。身体中脂肪过多将增加雄烯二酮在外周脂肪组织中向雌酮和雌二醇的转化，因而会增加雌激素的储存。年轻超重是成年超重的预兆，尽早减肥是有益的。

2）未孕：未孕至少比生过1个小孩者患子宫内膜癌的危险性增加1倍，特别是因不排卵所致的不育，因持续受雌激素的作用，缺乏孕激素的对抗与调解，可引起子宫内膜增生和癌变。甚至有作者报道，30岁以后较晚的生育也会增加危险性。

3）晚绝经：52岁以后绝经的妇女发生子宫内膜的危险增高2.5倍，绝经期出现阴道出血的妇女发生内膜癌的危险增高4倍。关于初潮年龄和子宫内膜癌的关系尚不清楚。

4）糖尿病：糖尿病或糖耐量异常者其患子宫内膜癌的危险性比正常人增加2.8倍，在脆性糖尿病患者更为显著。

5）高血压：高血压患者患子宫内膜癌的危险性比血压正常者增加1.5倍。诚如肥胖、糖尿病易于合并子宫内膜癌，高血压也系垂体功能失调的一种表现，常与上述三者合并存在，即所谓子宫内膜癌患者常有的肥胖－高血压－糖尿病三联征。

6）多囊卵巢综合征：多囊卵巢综合征患者因不排卵，而使子宫内膜处于高水平的、持续的雌激素作用之下，缺乏孕激素的对抗调节和周期性的内膜剥脱，常可发生增生性改变。

7）卵巢肿瘤：卵巢肿瘤合并有子宫内膜癌的机会为2.5%～27%，其中卵巢颗粒细胞瘤和卵泡膜细胞瘤最常见，卵泡膜细胞瘤与颗粒细胞瘤相比能够产生更多的雌激素，前者伴有子宫内膜癌的机会是后者的4倍。

8）外源性雌激素的应用：如同不孕、肥胖、卵巢功能失调性出血、分泌雌激素的卵巢肿瘤、子宫内膜增生过长等，长期、持续的雌激素刺激，同时缺乏孕激素的拮抗，可能是内膜癌发生的理论基础。二十世纪七、八十年代，许多研究证明长期应用外源性雌激素可以使子宫内膜癌发生的危险增加 4～15 倍，其发生与用药剂量、时间长短、是否合并应用孕激素、是否中间停药以及病人本身的特点有关。

9）其他：子宫内膜单纯增生发生内膜癌的机会非常小，子宫内膜复合增生如果不治疗，29%以后可能发展成子宫内膜癌，三苯氧胺和子宫内膜癌的发生有关。

综上所述，子宫内膜癌的发生与雌激素（无论是内源还是外源性雌激素）的持续作用有直接联系，长期不排卵是引起内膜癌的主要危险因素。上述的各种因素常常是合并存在的，这就更增加了危险性。不育、超重 15%、绝经晚于 52 岁，这三种最常见的危险因素的联合，是重点的监控对象。

36. 子宫内膜癌的临床表现有哪些？

1）发病年龄：内膜癌的平均发病年龄为 55 岁左右，40 岁以下发病者占 5%～10%。北京协和医院 108 例内膜癌患者，年龄范围为 26～71 岁，平均 53.3 岁；年龄在 50～64 岁之间者 63 例，占 58.3%；40 岁以下者 13 例，占 12%。

2）阴道不规则出血：各种类型的子宫出血是本病的最突出症状，由于 50%～70%患者发病于绝经之后，故围绝经期或绝经后出血，即使是很少量或偶尔发生也应引起重视。但绝经后阴道出血并不都是癌，应进行辅助检查以明确诊断。至于未绝经者，则表现为不规则出血或经量增多，经期延长。

3）阴道异常排液：阴道异常分泌是瘤体渗出或继发感染的结果，可表现为血性液体或浆液性分泌物，有时可有恶臭，但远不如宫颈癌显著。单纯表现为分泌物异常而不伴出血者，比较少见。

4）疼痛：疼痛在内膜癌病人并不多见。少数病人有下腹疼痛的感觉，可能和病变较大突入宫腔引起子宫痉挛有关。病变在子宫下段或侵及颈管时，可因引流不畅，形成宫腔积血或积脓，发生疼痛、压痛以至感染症状。因肿瘤压迫神经丛，而引起持续下腹、腰骶部或腿痛，则为病变进入晚期的表现。

5）盆腔检查：内膜癌阳性体征不多，约半数以上有轻度子宫增大，宫体一般软而均匀，如检查发现子宫有异常增大或表面有异常突起，则往往是合并肌瘤或肌腺瘤的表现，但必须考虑到癌组织穿出浆膜，在子宫表面形成肿瘤的可能。

37. 子宫内膜癌的转移途径有哪些?

子宫内膜癌发展缓慢，有时 1～2 年内病变仍可局限于子宫腔内，其转移途径如下：

1）直接蔓延：初起时癌灶沿子宫内膜生长扩散，以后向肌层浸润，经子宫浆肌层蔓延至输卵管、卵巢，并种植在盆腔腹膜、子宫直肠陷凹、大网膜及邻近的肠曲上。又可直接蔓延至颈管，侵犯宫颈及阴道。

2）淋巴转移，其途径如下：①位于子宫体上段或宫底部的子宫内膜癌可从子宫角部经输卵管、卵巢，经骨盆漏斗韧带向上至腹主动脉旁淋巴结；②位于子宫体中段的癌灶可至髂内淋巴结，再至髂外、髂总淋巴结。从髂内淋巴结沿圆韧带至腹股沟淋巴结；③癌灶扩散至宫颈管，则与子宫颈癌一样，可沿宫旁组织、输尿管、子宫旁、髂内、髂总、闭孔等盆腔淋巴结转移。

3）血行转移较少见，经血流可转移至肺、胸膜、肝、骨等部位（图 5－2）。

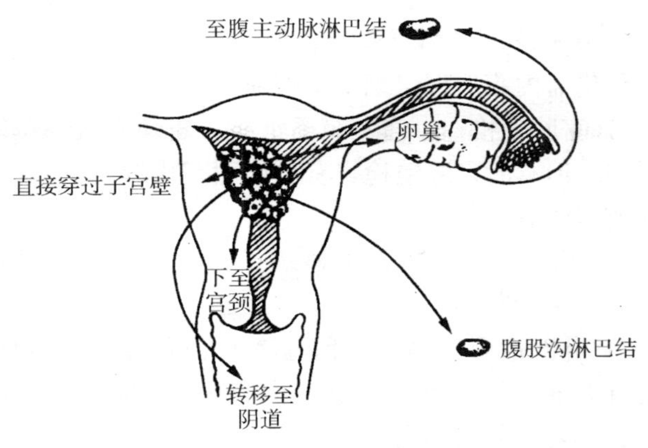

图 5－2　子宫内膜癌的转移途径

38. 如何诊断子宫内膜癌?

1）子宫内膜检查：内膜的病理组织学检查为诊断的最后依据。内膜的获取有内膜活检和刮宫两种方式。内膜活检简便而创伤较少，阳性率高，但由于内膜活检只能反应部分内膜情况，故阴性时不能排除癌瘤存在，需行全面刮宫。为弄清病变是否累及宫颈，刮宫时应分别从颈管和宫腔获得组织，即所谓“分段刮宫”。

为避免遗漏子宫内膜癌的诊断，在下列情况时应考虑诊断性刮宫：①凡绝经后出血，都应视为一种“警告”，当排除萎缩性阴道炎及宫颈病变后，如果雌激素测定（血清雌激素或阴道涂片激素影响）是高水平的，则要行分段刮宫术；②病人有不排卵历史，或具有内膜癌可能高危因素的背景；③反复阴道不正常细胞学发现，而宫颈活检阴性者；④怀疑卵巢颗粒细胞瘤或泡膜细胞瘤者。

2）细胞学检查包括宫腔吸引涂片、宫腔灌洗法、子宫内膜刷等，多用于普查，但阳性率一般不高，最后诊断仍需内膜病理组织学检查证实。

3）宫腔镜检查：宫腔镜下活检可避免常规诊刮时的误漏，但有时宫腔镜检查有可能引起内膜癌的扩散，也应值得注意。

4）阴道 B 超检查：可显示子宫内膜的厚度及形象，有助于诊断。

5）淋巴造影：用于术前检查是否有淋巴结转移，根据有无淋巴结转移可以估计内膜癌的预后，淋巴结已有转移者，复发率高。

6）CT 及核磁共振（MRI）：主要用于观察宫腔、宫颈病变，特别是肌层浸润深度，以及淋巴结转移等。但淋巴结小于 2 厘米则难以辨认。

39．子宫内膜癌易与哪些疾病相混淆？

子宫内膜癌易与下述疾病相混淆：

1）子宫内膜不典型增生：子宫内膜不典型增生多见于生育年龄的妇女，常表现为阴道不规则出血、月经稀少或闭经一段时间后出现有长期大量阴道出血，并常伴不孕历史。应与内膜癌重点鉴别。

2）子宫内膜增生和息肉：子宫一般不大或稍大，不规则出血的症状和内膜癌相似，但血性分泌物或排液现象少见，最后鉴别常靠子宫内膜组织病理学检查。

3）子宫肌瘤：子宫肌瘤一般有子宫增大及出血等症状。肌层内或浆膜下子宫肌瘤的子宫大而硬，且常不对称，多发肌瘤可能摸到多个突起，均有别于内膜癌。但因两者的合并率很高，应避免片面地把一切用子宫肌瘤解释而丧失对癌症的警惕性。单纯粘膜下肌瘤，子宫可正常大小或稍大而不硬，出血同时可伴有阴道排液和血性分泌，临床表现和内膜癌十分相似，但通过探宫腔、子宫内膜组织病理学检查以及子宫碘油造影可做出鉴别诊断。

4）子宫颈癌：一般鉴别没有困难，但如内膜癌已累及宫颈，就和原发颈管癌极难区别，活组织检查亦仅具参考价值。一般来说如为鳞癌则原发于宫颈。如为腺癌则有时难以鉴定其来源，但如能找到粘液腺体，则原发于宫颈的可能性大。

5）原发性输卵管癌：阴道排液及阴道涂片可能找到恶性细胞，和内膜癌相似，但输卵管癌子宫内膜检查多为阴性，并可查到有宫旁包块存在，均有别于内膜癌。如为小型包块，可能盆腔检查不易触知，可通过腹腔镜检查明确诊断。

40. 为什么说绝经后出血是个危险信号?

我国肿瘤防治办公室提出我国常见肿瘤的十大警告信号，其中第六条是“月经期不正常的大出血，月经期外或绝经后的不规则出血，接触性出血”。为什么说绝经后出血这样危险呢?

妇女绝经是指卵巢功能衰退，月经停止。如果在完全绝经后 1 年又有阴道出血，就叫做绝经后出血，俗称“倒开花”。之所以成为危险信号，是因为它往往与女性生殖器官恶性肿瘤密切相关，所以不论出血量多少、持续时间多长、发生几次，都是不正常的，都应寻找出血部位和原因。绝经后出血常见的原因有以下几种：

1）肿瘤：常见的有子宫内膜癌、子宫肉瘤、宫颈癌及阴道肿瘤。某些卵巢功能肿瘤也会引起阴道出血。肿瘤放射治疗后亦可发生放射性损伤和放射性炎症而有少量出血。

2）阴道炎：老年性阴道炎、萎缩性子宫内膜炎或其他原因引起的阴道炎，均可有少量阴道出血。

3）创伤：绝经后阴道上皮变薄、萎缩，稍有摩擦或刺激就可引起出血。

4）药物：还有一部分绝经后出血是由于外源性药物造成。如为改善更年期综合征而使用雌激素治疗，无孕激素对抗的长期雌激素作用可刺激子宫内膜生长而引起出血。

为弄清出血的原因，一旦发生绝经后出血就必须立即就医。除了详细的妇科检查之外，还应进行白带化验、宫颈刮片检查以及 B 超检查，但多数情况下，子宫内的细小变化靠 B 超检查是不易确诊的，如宫颈检查也没有发现异常，则需进行分段诊断性刮宫或宫腔镜检查以除外子宫内膜癌的可能。

41．子宫内膜癌的治疗原则是什么？

子宫内膜癌的治疗方法有手术、放疗、化疗及孕激素治疗。根据分段诊刮结果、子宫大小、癌肿分化程度等确定治疗计划。

1）手术治疗为子宫内膜癌的主要治疗方法。手术范围根据临床分期确定。Ⅰ期，病变局限于子宫体，组织学分级好，可行全子宫及双附件切除术。Ⅱ期，病变已累及子宫颈，应行全子宫＋双附件切除，盆腔或腹主动脉淋巴结切除或活检。Ⅲ期，病变已超过子宫并扩散至阴道以外，但并未超出盆腔。一般选择手术＋放疗，对于不能手术，肿瘤已扩展到盆壁的，可选择放疗，对于不适合手术和放疗，可选择孕激素治疗。Ⅳ期，病变已超出盆腔或累及膀胱或直肠，治疗取决于转移的部位和相应的症状，大范围盆腔转移，可行腔内和体外放疗，远处转移，特别是肺转移，可选择激素治疗。

2）单纯放疗：适用于年龄较大、体质差或合并全身严重性疾病，不能耐受手术者，可采用放疗。

3）孕激素治疗：主要使内膜转化为分泌期，最后促使癌肿萎缩。多用在复发癌或晚期失去手术机会的病例，或与手术、放疗等配合应用。

4）化疗：可用于晚期病例，或与手术、放疗等配合应用。子宫内膜癌是女性生殖器癌中疗效较好的一种。5年存活率Ⅰ期>90%，Ⅱ期44%~72%，Ⅲ期30%左右，Ⅳ期5%~10%。癌瘤期别越早，治疗效果越好；期别越晚，疗效越差。由于子宫内膜癌在早期可出现一些症状，因此比其他癌症容易早期识别，如果自己注意观察，可有助于做到早期诊断。

42. 什么情况下子宫内膜癌应做放射治疗？

子宫内膜癌患者，除临床Ⅰ期，组织学分化好，仅浅肌层受累患者可行单纯全子宫及双附件切除外，其余均有放射治疗指征。包括术前、术后、腔内或体外照射，或单独进行，或合理配合使用。

1）术前放疗：①术前行全量腔内加体外照射：此种治疗方式多属病变累及子宫浆膜层或子宫外病情较晚患者，放疗前检查无手术指征，按放疗原则行根治剂量，部分病例放疗后病情改善。放疗后肿瘤体积缩小，肿瘤切除已有可能者，可再行手术治疗；②术前腔内放疗：大多数情况下给予术前全量腔内放疗剂量，休息8周后，再行手术治疗。根据中国医学科学院肿瘤医院的一组研究，手术前先经过放疗者，术后标本检查50%已无残存肿瘤存在，38%病例有少量残存肿瘤，但伴有放射反应，但残存肿瘤细胞已无增殖功能，不构成肿瘤复发的威胁；③术前体外照射：由于术前放疗野均包括于手术范围内，术前多不愿采用，或即使采用，体外照射剂量也不宜过高。如子宫大于妊娠10～12周子宫者，临床疑有淋巴转移或子宫外侵犯者，术前采用一定剂量的体外照射，较腔内照射可更充分照射子宫壁、子宫角，以达到术前照射目的。

2）术后放疗：①术后体外照射：对显微镜下病理检查发现非鳞状或非桑葚状实体生长形态大于50%时，术后宜予盆腔照射，其他病理类型除浅肌层受累外亦应予以术后盆腔照射。主动脉区受累者亦可行主动脉旁淋巴区照射；②术后腔内放疗：指阴道腔内治疗，阴道宽松有弹性者，可采用阴道盒式“容器”，阴道狭窄、弹性小者可采用阴道塞子治疗；③术前体外照射与腔内放疗：阴道腔内治疗则主要针对阴道残端部位，体外则主要针对盆腔及淋巴引流区放疗。

43. 子宫内膜癌用激素类药物治疗是怎么回事?

用于治疗子宫内膜癌的激素类药物主要是孕激素类药物。一般认为，孕激素有可能具有使内膜癌细胞向正常转化的作用。临床上应用孕激素主要有以下几种情况：①子宫内膜癌的癌前病变（如不典型增生）；②不适宜接受标准的外科手术治疗者；③复发病例。用药需要符合以下两个原则：第一，用药剂量要大，每日的用量常需达到常规避孕用量的十几倍。第二，用药时间要长。在用法方面，多数主张先用一个时期大剂量，然后减为维持量，但也有以同一剂量持续应用的。用药途径，除口服、肌肉注射等全身用药外，亦有人以己酸孕酮、甲孕酮等药物直接作药物注射，连续5～7天，认为可使肿瘤坏死消失。

孕激素类药物大剂量应用于内膜癌，有肯定的疗效，表现为：①有效率：约有70%获得主观症状改善，

30%～50%患者有明显的客观疗效，20%持续缓解以至痊愈；②用药后1周即开始发生组织学的变化，凡有效病例，4～6周后即开始出现明显的治疗疗效；③癌组织分化好、生长慢者，一般疗效较好；④肺和骨的转移性病变的治疗，一般比盆腔或腹腔复发好。另外，已有研究表明，内膜癌细胞中存在着雌、孕激素受体，受体的有无直接关系到治疗的效果。一般认为，受体阳性，孕激素治疗反应好；而受体阴性，则反应差。

44. 子宫内膜癌对化疗敏感吗?

手术治疗为子宫内膜癌的主要治疗方法。因子宫内膜癌对化疗不十分敏感，故化学药物治疗对子宫内膜癌来说，并非首选，多用于晚期或复发病例的辅助治疗。

1）单一药物化疗：单一药物化疗是最早试用的方法，其中以5－氟尿嘧啶和环磷酰胺应用较多，疗效较肯定。据统计44例患者应用5－氟尿嘧啶的客观有效率为25%；22例环磷酰胺治疗的病例有效率为28%。近年来，阿霉素与顺铂均曾用于内膜癌的治疗，对于有远处转移的晚期癌及复发癌，其有效率分别为37%与30%，使人们再度对应用化学药物治疗子宫内膜癌寄予希望。

2）联合药物化疗：以多种药物联合化疗取代单一药物化疗，已成为近代抗癌治疗的趋势，子宫内膜癌也不例外。化疗方案多以顺铂为主的联合化疗，有效率可达70%左右。晚期联合化疗方案，更多倾向与孕激素类药物同时应用。所用化疗药物及方案多为阿霉素＋环磷酰胺，或阿霉素＋环磷酰胺＋5－氟尿嘧啶，选择的孕激素类药物多为醋酸甲孕酮口服。由于孕激素类药物的干扰，难以估价化学抗癌药物所起的作用。

但总的来看，这种联合化疗与孕激素同用的方案，与仅用化疗相比，并无明显不同。

45. 子宫内膜癌的预后与哪些因素有关？

影响子宫内膜癌的主要预后因素有：

1）分期：是最重要的预后因素，即病变的扩散侵犯范围。期别越晚，预后越差。北京协和医院108例内膜癌病例分析表明，Ⅰ期5年生存率为91.1%，Ⅱ期和Ⅲ期的5年生存率均为50%，而5例Ⅳ期患者5年后无一例生存。

2）年龄：一般认为年龄越大，预后越差。年轻患者的组织细胞分化较好，肌层浸润的发生率也低，预后好。如果将内膜癌患者绝经前和绝经后两组，则绝经前较绝经后者预后好。国外Aalders报道，均为Ⅰ期、G3患者，但是60岁以下复发率为8.5%，深肌层浸润的发生率为24.1%，60岁以上复发率为17.5%，深肌层浸润的发生率为46.3%。

3）组织学类型：是最重要的预后因素之一，子宫内膜样癌的预后好，非子宫内膜样癌的预后差，且和治疗的方法密切相关。Wilson分析368例子宫内膜样癌，发现预后明显不同，62%的非子宫内膜样癌的患者手术时已经发生宫外转移。子宫内膜样癌5年生存率是93%，非子宫内膜样癌5年生存率是33%。

4）组织学分级：子宫内膜癌的转移方式应该说和细胞的分化密切相关。G1、G2和G3远处转移发生率分别为2.2%、10.2%和39.0%。

5）肌层浸润：肌层浸润和组织学分级密切相关，肌层浸润和淋巴结转移密不可分。肌层浸润深者更容易发生远处转移、腹腔冲洗液细胞学阳性和局部复发。没有肌层浸润，远处转移率为4.3%，有1/3肌层浸润，远处转移率为10.0%，中1/3肌层浸润，远处转移率为11.8%，外1/3肌层浸润，远处转移率为39.4%。

6）淋巴结转移：G1、肌层浸润深度＜1/3，盆腔淋巴结转移率＜3%，腹主动脉旁淋巴结转移机会＜1%；G3、肌层浸润深度达到外1/3，盆腔淋巴结转移率达到34%，腹主动脉旁淋巴结转移机会将达23%。

7）淋巴血管间隙受累：多数学者认为对于各种类型的子宫内膜癌而言，淋巴血管间隙受累是复发和死亡的独立预后因素。淋巴血管间隙受累I期子宫内膜癌复发和死亡的危险达到26.7%，淋巴血管间隙无受累Ⅰ期子宫内膜癌复发和死亡的危险仅为9.1%。淋巴血管间隙无受累5年生存率为83.5%，淋巴血管间隙受累5年生存率仅为64.5%。

8）腹腔冲洗液细胞学检查：细胞学阳性的意义一直有争论，临床I期的子宫内膜癌约14.7%为阳性，细胞学阳性常和以下因素有关：G3、附件转移、深肌层浸润、淋巴结转移。

9）激素受体状态：雌激素受体（ER）、孕激素受体（PR）的水平和组织学分级成反比，ER和PR是独立的预后因素，PR比ER在预测预后方面更加重要，受体的水平和预后关系密切，即受体水平越高，预后就越好。

10）肿瘤的大小：肿瘤的大小和淋巴结转移有关，直径≤2厘米，淋巴结转移率为4%；直径＞2厘米，淋巴结转移率为15%；肿瘤充满宫腔，淋巴结转移率达35%。

11）DNA倍体数：目前的研究证明，子宫内膜癌中约有1/4为非整倍体肿瘤，非整倍体肿瘤更容易早期复发，患者更易死亡。

12）治疗手段的不同决定了治疗效果的差别。手术方式的不同对于预后产生不同程度的影响，术前先期治疗（放疗、化疗）的应用，一定程度改善了治疗的效果，术后的辅助治疗，也对于预后起着非常重要的作用。子宫内膜癌由于生长慢、转移晚、症状显著，其治疗效果在妇科恶性肿瘤中是比较好的，5 年生存率一般都在 60% ~ 70%，个别的可达 80%左右。北京协和医院在子宫内膜癌治疗后，有系统随诊者 76 例，生存 55 例，占 72.5%。其中生存病例中随诊超过 5 年者占 72.7%（40 例），超过 10 年者占 40%（22 例）。

46. 子宫内膜癌可以预防吗?

子宫内膜癌的预防主要针对于发病有关的危险因素：

1）开展防癌宣传和普查，加强卫生医学知识教育，有更年期异常出血，阴道排液，合并肥胖、高血压或糖尿病的妇女，要提高警惕，及时就医，早期诊断。

2）治疗癌前病变。对子宫内膜有增生，特别是不典型增生患者，应积极给予治疗，严密随诊。疗效不好者，及时手术切除子宫。若患者已有子女，或无生育希望，或年龄较大者，可不必保守治疗，直接切除子宫。

3）有妇科良性疾病时，最好不采用放疗，以免诱发肿瘤。

4）严格掌握雌激素使用的指征，更年期妇女使用雌激素进行替代治疗时，应在医生指导下使用，同时合用孕激素对抗雌激素对子宫内膜的刺激作用。

47. 糖尿病及高血压患者易患子宫内膜癌吗?

研究表明，糖尿病患者或糖耐量不正常者患子宫内膜癌的危险性比正常人增加 2.8 倍，在脆性糖尿病病人更为显著，甚至在糖尿病已控制多年以后仍未必减少这种危险，说明糖尿病和子宫内膜癌并不一定发生直接联系，而是由于垂体功能和内分泌代谢紊乱造成的两种后果。

高血压患者患子宫内膜癌的危险性比血压正常者增加 1.5 倍。诚如肥胖、糖尿病易于合并子宫内膜癌，高血压也系垂体功能失调的一种表现，常与上述三者合并存在，即所谓子宫内膜癌患者常有的肥胖－高血压－糖尿病三联征。近年来看法多趋向于认为，垂体功能紊乱可能是子宫内膜癌和代谢异常的共同原因。由于垂体前叶分泌过多的致糖尿病生长因子，引起血糖增高和肥胖，而在这基础上产生高血压。与此同时，垂体的促性腺功能也不正常，卵巢失去排卵功能，不能分泌黄体酮，子宫内膜长期处于增生状态而没有孕激素的对抗。此外，人体内的脂肪组织能够将雄烯二酮在芳香化酶的作用下转化为有雌酮，进一步可转化为雌二醇，使得肥胖妇女体内雌激素水平较正常体重妇女相对较高，从而增强了内源性雌激素对子宫内膜的刺激作用，因而会增加子宫内膜癌的发病危险性。

48. 子宫内膜癌患者复发后应该怎么办?

凡经过比较彻底的治疗（包括手术或放疗）后，肿瘤又复发生长，即认为复发。子宫内膜癌的复发率一般在 10%～20%之间。复发时间绝大多数在治疗 3 年之内，如治疗后 5 年仍无复发迹象，则以后复发的几率很小。内膜癌的复发有两种：一种是局部的，如子宫切除术后在阴道、盆腔又出现肿瘤；另一种是全身性的，即治疗后身体任何部分发生肿瘤，包括远处转移。复发性子宫内膜癌首先要进行定性和定位诊断，治疗方法根据部位而异。

1）局部复发：可以手术、放疗、化学治疗（包括激素或非激素类），或是它们的联合。可切除的大的病灶应切除，任何级别的孤立盆腔复发若在起病 1 年或 2 年后出现是有可能治愈的。在这种情况下，如果患者已接受放疗，可行扩大或根治性手术。给适当的患者行盆腔廓清术的结果与宫颈癌相似。阴道穹隆复发而未曾作过放疗者可施行阴道腔内照射结合外照射。宫旁复发者，如未曾放疗过，亦可做全盆腔照射。辅加激素治疗用于既不能手术，也不能放疗的病人，激素的用量要大，或给予化疗。

2）远处转移：几乎所有远处复发病人应当接受大剂量孕激素治疗（醋酸甲羟孕酮 50～100 毫克 3 次/日或醋酸甲地孕酮 80 毫克 2～3 次/日）或联合化疗。只要病情稳定或缓解就应继续用孕激素治疗。晚期或复发的患者若手术和/或放疗不可能将其控制，应试用顺铂，泰素和阿霉素化疗或 PVB 化疗。

复发病例虽经治疗，但预后不佳。但这些患者经治疗尚有 10%～20% 的生存机会，故仍不应放弃最后的希望。

49. 未生育的妇女患了子宫内膜癌该怎么办？

子宫内膜癌多数发生在 50～59 岁之间，但是仍有 10% 的妇女在 40 岁之前发生子宫内膜癌，目前的治疗以全宫 + 双附件切除 + 盆腔淋巴结清扫术为主，术后根据情况予以放疗，结果导致了生育功能的丧失。对于早期高分化内膜腺癌应用激素治疗已经有报道。尽管成功率有限，但多数作者认为大剂量孕激素治疗适于高分化Ⅰ期的患者，治疗期间应间断进行诊刮、核磁及超声检测。病情缓解后尽快施行助孕技术。

目前主张对于迫切要求生育、早期、分化好的年轻子宫内膜癌患者可考虑先给予大剂量孕激素治疗，3月诊刮1次，了解子宫内膜病变的改善情况。如果病情有逆转，可治疗6~12个月，停药后继续监测；如果病变进展或持续存在，则应考虑进行子宫切除。

在对患者进行了全面的治疗前评估后，只有符合下列所有条件的患者才考虑进行保留生育功能的治疗：①年龄<40岁；②未育；③子宫内膜腺癌；④高分化；⑤免疫组化显示孕激素受体阳性；⑥血清CA125水平正常（<35 U/毫升）；⑦无子宫肌层浸润；⑧无子宫外病灶；⑨渴望保留生育功能；⑩肝肾功能检查正常。如何保留生育功能是一个非常重要的临床问题，应根据肿瘤的期别、类型、分化等因素综合分析做出决定。最终的决定权在患者本人，一旦行保守手术，应对患者进行严格监测。

保守治疗后的患者妊娠率较低，可能与孕激素治疗有关，可以采用助孕技术提高妊娠率。虽然可以应用大剂量促性腺激素刺激排卵，但目前尚无证据证明其能促进内膜癌的复发。也有作者建议在生育后进行手术治疗以减少复发。

50. 什么是特殊类型的子宫内膜癌?

特殊类型的子宫内膜癌包括低分化腺癌、浆液性乳头状腺癌、透明细胞癌、腺鳞癌等。特殊类型的子宫内膜癌的临床生物学行为与传统的子宫内膜癌，即子宫内膜样癌相比截然不同。这种类型的子宫内膜癌分化差，肌层浸润深且多见，易侵犯淋巴血管间隙，多无孕激素受体的表达，极易发生远处转移，预后差。子宫乳头状浆液性癌（UPSC）约占子宫内膜癌的10%，病理形态方面类似发生于卵巢、输卵管的浆液性乳头状癌，临床生物学行为极度恶劣，当病变仅局限于子宫内膜或内膜息肉时，50%～75%已经发生腹腔内或更远处的转移，本病较易复发，Ⅰ期患者的复发率为31%～50%，平均复发时间为38个月，且复发部位46%在腹腔，本病如果按照子宫内膜样癌常用治疗方法治疗，其预后非常差，但是如果治疗得当，即类似卵巢癌的治疗方法，预后会相应地得到改善。子宫内膜透明细胞癌（Endometrial clear cell carcinoma）是特殊类型中第二常见类型，约占子宫内膜癌的2%～5%左右，病变在形态上类似发生于卵巢和阴道的透明细胞癌，这种病例在临床上不太常见，但是，其临床生物学行为极度恶劣，极易发生深肌层浸润，血管间隙受累，远处转移，极易复发。除了当病变局限于内膜时预后与子宫内膜样癌相仿外，其余期别较子宫内膜样癌比较则明显恶劣。

第六部分

滋养细胞肿瘤

1. 什么叫滋养细胞肿瘤?

所谓滋养细胞肿瘤，是指由胚胎滋养细胞发生变化而来的肿瘤。滋养细胞又是什么样一种细胞呢？卵子受精后，受精卵就沿着输卵管向宫腔移动，同时也开始了细胞分裂，逐渐形成胚胎。胚胎的外层细胞可以从母体吸收营养以供胚胎生长，所以叫“滋养层”，滋养层的细胞就是原始的滋养细胞。滋养细胞生长很快，在胚胎表面形成许多绒毛一样的突起，将来发展形成胎盘。每个绒毛突起周围是滋养细胞，中间叫做间质，滋养细胞和间质发生变化形成的肿瘤，就叫滋养细胞肿瘤。

滋养细胞肿瘤可分为三种类型：即葡萄胎、恶性葡萄胎和绒癌。良性葡萄胎属良性滋养细胞肿瘤，是胚胎外层的滋养细胞发生变性，绒毛水肿而形成串串水泡状物，病变局限于宫腔内，非恶性。恶性葡萄胎是葡萄胎组织侵入子宫肌层，或转移至其他器官，具有一定的恶性，绒癌是恶变的滋养细胞失去绒毛或葡萄样结构而散在地侵入子宫肌层或转移至其他器官，恶性程度极高。

滋养细胞肿瘤绝大多数继发于妊娠之后，因此它的发病时间易于追溯，发展过程也易于观察，而且滋养细胞肿瘤能分泌特异性的肿瘤标记激素——人绒毛膜促性腺激素（HCG），有助于诊断并有利于对病情变化进行观察。

2. 葡萄胎是怪胎吗?

葡萄胎是一种良性滋养细胞肿瘤，故又称良性葡萄胎，在我国公元前即有某妇女产子六百的记载，当时称之为“奇胎”或“水泡状怪胎”。直到十八世纪末，人们才知道所谓这种怪胎是由滋养细胞不规则增生、绒毛间质水肿形成的，每一个水泡，就是一根水肿的绒毛，许多水泡连结在一起，看上去就像一串串葡萄，因而称之为葡萄胎。

葡萄胎在欧美各国均较少见，但在亚洲，尤其是东南亚各国则较为多见。葡萄胎也是一种妊娠，典型的葡萄胎诊断并不困难。但在葡萄胎早期或不典型时，常需与先兆流产相鉴别。为明确诊断，主要依靠以下两种检查方法。最常用的一种是绒毛膜促性腺激素（即 HCG）的测定，这种激素来源于胎盘绒毛，正常妊娠妇女的血尿中均可查到，但葡萄胎的病人绒毛膜促性腺激素的含量多明显高于正常妊娠妇女；另一检查方法即 B 超检查，B 超扫描时宫腔内见不到胎体及胎盘，只见子宫内如雪花纷飞样特殊图像，根据这种图像即可做出诊断。

葡萄胎一经诊断，即应尽早处理，不可拖延时间，最常用的方法是吸宫，应用人工流产所用的负压吸引装置，将葡萄胎从子宫内吸出，即可达到治疗的目的。

3. 葡萄胎的发生与哪些因素有关?

葡萄胎均发生于生育年龄的妇女，有报道年龄最小的才 14 岁，最大的可达 56 岁。葡萄胎发生的原因并不十分清楚，但研究表明，以下因素可能与葡萄胎的发生有一定关系。

1）种族因素：由于葡萄胎多见于亚洲各国，有人认为可能与种族有关。在日本葡萄胎妊娠的发生率约每1000次妊娠中有1次葡萄胎，大约高出欧美发生率3倍。我国流行病学调查发现，葡萄胎平均发生率为1∶1290，最高为江西1∶728，最低为山西1∶3506。另外我国壮族和蒙古族葡萄胎发生率高于汉族孕妇。

2）营养因素：根据葡萄胎的地理分布，多见于食米国家，有人认为可能与居民的饮食习惯有关，比如将米放在水中煮很长时间，以后又将米汤倒去，这样破坏并丢失了大量蛋白质及维生素。另外研究还表明，饮食中胡萝卜素及动物脂肪的缺乏也将导致葡萄胎的发生率增加。故对葡萄胎高发地区的妇女可采用饮食补充胡萝卜素及维生素A等方法来预防葡萄胎发生。

3）感染因素：有作者认为葡萄胎的发生与病毒感染有关。有人曾在葡萄胎组织中分离出一种“亲绒毛病毒”，但它们之间的确切关系尚不十分清楚。

4）内分泌失调：有人认为葡萄胎发生与卵巢功能衰退有关，故多见于40岁以上妇女。有研究表明，怀孕早期切除卵巢，可使胎盘产生水泡样变，因而认为雌激素不足可能是诱发葡萄胎的因素之一。

5）高龄孕妇：母亲年龄大于35岁之后，妊娠后葡萄胎的发生率将成倍增加，超过40岁后，发生率则为普通人群的7倍，这可能与卵子老化后对异常受精不易自然淘汰有关。

6）遗传因素：正常妊娠细胞遗传学检查均为46条染色体（即二倍体），其中23条来自父亲，23条来自母亲。而葡萄胎细胞遗传学检查结果却发现，完全性葡萄胎虽绝大部分为46条染色体，但均来自父亲，无母源成分；部分性葡萄胎则均表现为69条染色体，其中46条来自父亲，23条来源于母亲。这也就说明，过多的父源成分，促使了胎盘绒毛的异常增生而导致葡萄胎的发生。

4. 葡萄胎的临床表现有哪些?

葡萄胎是一种妊娠，开始的时候同样有停经和早孕反应，但随着妊娠的进展，临床上常有以下典型表现。

1）阴道流血：葡萄胎患者常于闭经1～2个月，晚的可至2～3个月开始出现反复阴道流血。开始时量不多，容易被误诊为先兆流产而予保胎治疗，直至葡萄胎将自行排出前，常可发生大量出血，严重者可危及生命。

2）妊娠呕吐及妊娠高血压综合征的发生：葡萄胎患者由于滋养细胞过渡增生而产生大量绒毛膜促性腺激素，因此呕吐反应常重于正常妊娠。少数病人除妊娠呕吐外，还可出现蛋白尿、水肿、高血压等妊娠高血压综合征症状，甚至发生抽搐、昏迷和心力衰竭。

3）子宫增长速度较快：由于葡萄胎的迅速增长以及宫腔内出血，子宫体积多增长较快。多数患者检查时可发现子宫大于实际停经月份。

4）卵巢黄素化囊肿：葡萄胎患者由于产生大量绒毛膜促性腺激素，双侧或一侧卵巢往往呈多房性囊肿改变。黄素化囊肿往往在葡萄胎排出后更易检查到。葡萄胎排出后，一般黄素化囊肿亦随之逐渐缩小，一般需1～3个月，甚至6个月囊肿才会自然消失，且对卵巢功能无影响。

5）少数葡萄胎患者有咯血（痰中带血丝）的症状，而胸片检查并无转移发生，葡萄胎排出后咯血多自然消失。

5. 什么是部分性葡萄胎?

在葡萄胎中，多数胎盘绒毛组织全部变为葡萄胎组织，滋养细胞增生活跃，无胎儿、脐带或羊膜囊成分存在，这一类型的葡萄胎称为完全性葡萄胎，也就是平常常说的葡萄胎。然而有少数病例，胎盘绒毛只有部分发生水肿变性，滋养细胞增生不活跃，并可见胎儿、脐带或羊膜囊成分，这一类型的葡萄胎即称部分性葡萄胎。

部分性葡萄胎也常表现出与完全性葡萄胎同样的临床表现。如停经，不规则阴道出血，以及腹痛、妊娠呕吐等。但子宫增大多与实际停经月份基本相符。部分性葡萄胎多在清宫后才得以病理诊断，术前与完全性葡萄胎不容易鉴别。部分性葡萄胎的恶变几率明显低于完全性葡萄胎，为2%～5%。但清宫术后仍应严密随诊血绒毛膜促性腺激素的水平，一旦恶变，应予积极化疗。

6. 诊断为葡萄胎后应该如何处理?

葡萄胎属于异常妊娠的一种类型，虽然是一种良性滋养细胞肿瘤，但诊断一经确定后，应予立即清除，清除葡萄胎时应注意预防出血过多，穿孔及感染，并应尽可能减少以后恶变的机会。

一般认为，终止葡萄胎妊娠的方法均可采取经阴道吸宫术。吸宫时宜尽量选用大号吸管，以免管腔常被葡萄胎组织堵塞而影响操作。吸宫时如遇葡萄样组织堵塞吸头时，也可迅速改用卵圆钳夹取，待葡萄胎夹松后再继续吸宫。对于妊娠月份较大的子宫，在第一次吸宫术时，子宫往往大而软，在葡萄胎基本吸净后，一般只用刮匙自宫壁轻刮 2 ~ 3 周即可，以避免穿孔。在第一次清宫后 1 周左右，再行第二次刮宫术。一般来讲，不需要进行第三次刮宫，如第二次刮宫仍觉未净，术后还流血，疑有葡萄胎组织残存者，可行第三次刮宫。但如非必要，原则上以少刮为宜。

葡萄胎清宫时，为防止术中大出血，术前应配血并作好输血准备。为防止宫缩时将葡萄样水泡挤入血管，在宫颈口已扩大之前，切忌使用催产素，催产素应在宫口已扩大，开始吸宫后加入输液中静脉点滴，以加强宫缩，减少或防止出血的发生。

过去认为，如葡萄胎子宫超过 5 个月大小，清宫难度较大，可行经腹剖宫吸去葡萄胎；或如患者年龄较大且无生育要求者，也可直接开腹切除子宫。但近代研究认为，手术时由于挤压子宫，可促使葡萄胎组织或滋养细胞经过宫壁血管侵入宫旁或卵巢静脉，而促使远处转移的发生，故目前多不主张腹部手术。如病人年龄较大要求手术切除子宫，也应在清宫后观察一段时间，待血绒毛膜促性腺激素恢复正常时再进行手术。

葡萄胎清除后，应严密随诊血绒毛膜促性腺激素的下降情况以及阴道出血情况，如发生恶变，则应及早进行化疗。

7. 葡萄胎清除后为什么要随诊？

葡萄胎和一般早孕流产不同，不要以为清宫之后就可万事大吉。葡萄胎作为一种异常妊娠，虽然大多数病人可以经清宫得到痊愈，但仍有约 20% 或更多的病人可进一步发展为恶性葡萄胎或绒癌，严重威胁着患者的生命。至今为止，还没有预测哪些葡萄胎将会发生恶变的准确可靠方法，因此对所有得过葡萄胎的病人均应进行严密监测，一旦出现异常，则应立即予以治疗。

首先，病人本人应对这一疾病特点具备一定的知识，一般来讲，葡萄胎经过清宫之后，阴道流血可自然停止，如刮宫后仍流血不止或发生不规则阴道出血，即应及时就医。另外由于葡萄胎恶变后容易发生肺转移，因此如果清宫后出现不明原因的咳嗽，甚至咯血，应高度警惕发生肺转移的可能。其次，清宫术后定期到医院进行血绒毛膜促性腺激素测定是十分重要而又必须的监测手段。在正常情况下，葡萄胎排出后 3 个月之内该激素水平即可降至正常。如果血绒毛膜促性腺激素水平持续不降，结合 B 超检查，如怀疑还有残留的葡萄胎，则往往需要再次刮宫。如刮宫后绒毛膜促性腺激素仍不能下降至正常，即说明已发展为恶性葡萄胎或已发生身体其他器官转移，即应立即予以化疗。

葡萄胎清除后，如在 3 个月内血绒毛膜促性腺激素水平已降至正常，仍不能麻痹大意，需再三叮嘱患者定期到医院检查，至少应持续 1 年。在此期间，病人必须严格避孕，以免再次妊娠后造成诊断上的困难，甚至葡萄胎清除后短期内妊娠可能激发恶变的发生。虽然葡萄胎患者治愈后再次妊娠，发生重复葡萄胎的机会比正常人略高，但绝大多数均可获得正常婴儿，因此，再次妊娠后过分的担心是没有必要的。

8. 哪些葡萄胎患者应进行预防性化疗？

葡萄胎虽然是一种良性滋养细胞疾病，但其变性绒毛滋养细胞有较强的侵蚀能力，从而具有一定的恶性倾向。据报道，葡萄胎发生恶变的可能性为 20% 左右。如果为防止 20% 的患者发生恶变，而对所有葡萄胎患者均进行预防性化疗显然是不符合医疗原则的。然而，当病人存在某些高危因素时，恶变率将明显增加，如对这部分患者进行预防性化疗，则能有效地防止葡萄胎恶变的发生。

临床上常见的葡萄胎恶变的高危因素如下：

1）年龄：研究表明，当母亲年龄大于40岁时，恶变率可达37%，如大于50岁时，则56%的患者将发展为恶性葡萄胎，即随着年龄的增加，恶变率也将明显增加。从而认为对年龄较大的葡萄胎患者进行预防性化疗是必要的。

2）血绒毛膜促性腺激素水平：当该激素水平大于1000000国际单位/升时，恶变几率将明显增加。

3）子宫体积明显大于停经月份：当葡萄胎患者子宫体积明显大于停经月份时，说明葡萄胎滋养细胞增生非常活跃，组织过度增生，而导致子宫体积明显增大。该类患者恶变几率也将明显增加。

4）合并卵巢黄素化囊肿，葡萄胎患者如合并一侧或双侧卵巢黄素化囊肿，特别是当囊肿直径大于6厘米时，恶变的几率将明显增加，可达40%。

5）病理以小葡萄状水泡为主：小葡萄状水泡（直径小于0.4厘米）表明滋养细胞增生活跃，恶变的几率将随之增加。

6）重复性葡萄胎：重复性葡萄胎患者，其恶变的机会将增加3～4倍。

以上所述均为葡萄胎恶变的高危因素，具有上述因素的患者，恶变率可在40%～50%，因此对有恶变高危因素的葡萄胎患者进行预防性化疗是十分必要的，预防性化疗以单药方案为宜，可选用5－氟尿嘧啶、更生霉素或甲氨蝶呤。

9. 重复性葡萄胎是怎么回事?

重复性葡萄胎系指葡萄胎患者，再次或多次妊娠后反复发生葡萄胎的现象。一般认为，一次葡萄胎之后，重复葡萄胎的风险为1%，而两次葡萄胎之后，再次妊娠出现葡萄胎的风险可达20%。

研究表明，重复性葡萄胎患者，其恶变机会将增加3~4倍。也就是说重复性葡萄胎为葡萄胎恶变的高危因素之一。为此，对重复性葡萄胎患者在清除葡萄胎组织的同时，应立即进行预防性化疗，以防止其恶变的发生。

10. 恶性滋养细胞肿瘤是怎么回事?

恶性滋养细胞肿瘤是一种起源独特的妇科肿瘤，它不像一般肿瘤来自病人自身的器官和组织，而是起源于妊娠期胎盘绒毛的滋养细胞恶变。根据病理组织学的结构，恶性滋养细胞肿瘤又分为恶性葡萄胎和绒癌两种。

恶性葡萄胎基本上来自良性葡萄胎，病变已侵犯到子宫肌层，或者已转移到远处器官，具有恶性肿瘤的破坏性，但无论是原发灶还是转移灶，病理组织学显微镜检查肿瘤切片中仍能看到水肿绒毛的形态。而绒癌的起源则比较多样化，其中50%~60%来自葡萄胎，其余的则可继发于流产（包括人工流产、自然流产和宫外孕）或足月产后。它与恶性葡萄胎的不同之处，是滋养细胞完全失去了绒毛的形态，散在地到处侵略，所以病理切片在显微镜下是找不到绒毛结构的。对于同样来自葡萄胎的恶性滋养细胞肿瘤患者，如没有病理切片，又怎样区分恶性葡萄胎和绒癌呢？那就要看葡萄胎排出的时间，如葡萄胎之后半年之内发生恶变的，是恶性葡萄胎，葡萄胎排出后超过 1 年者，多为绒癌，而在葡萄胎排出后半年至 1 年之间者，则恶性葡萄胎和绒癌的可能性各占一半。从临床症状来说，恶性葡萄胎和绒癌没有本质差别，只是后者恶性程度更高，主要表现为葡萄胎、流产或足月产后的持续不规则阴道出血，大出血时可致休克发生。恶性滋养细胞肿瘤原发于子宫腔内，但很快就侵入子宫壁肌层及血管，并沿着血液循环途径向远处器官播散，因此早期即可发生转移就成了这一肿瘤的最大特点。

恶性滋养细胞肿瘤的诊断并不太困难。如果在葡萄胎排出后、足月产后或流产后，阴道流血持续不断，血或尿绒毛膜促性腺激素测定又是阳性，就应当有所警惕。如果又发现阴道有转移结节，或 X 线胸片中有肺转移阴影，更有助于诊断。

11. 恶性滋养细胞肿瘤都可以发生哪些器官的转移?

恶性滋养细胞肿瘤的特点之一，是该肿瘤具有极强的亲血管性，很容易经血运发生早而广泛的转移，全身各脏器和各组织几乎无一可以幸免（图 6－1～图 6－5）。肺部是最常发生转移的器官，据大量临床资料分析，大约 60%以上的恶性葡萄胎和绒癌在第一次就医时就已经转移到了肺，病人可出现咳嗽、胸痛、咯血等症状，如转移面积很大，甚至可以引起呼吸困难。其次，阴道转移也比较常见，发生率可在 15%～25%。主要表现为阴道出血，妇科检查时，很容易在阴道壁上看到紫蓝色的转移瘤。绒癌病人进入晚期，病变由肺向全身扩散时，脑部转移很难幸免。病人发生脑转移是绒癌致死的第一位原因，发生脑转移后，病人可表现出头痛、恶心、抽风、瘫痪、意识障碍以至于昏

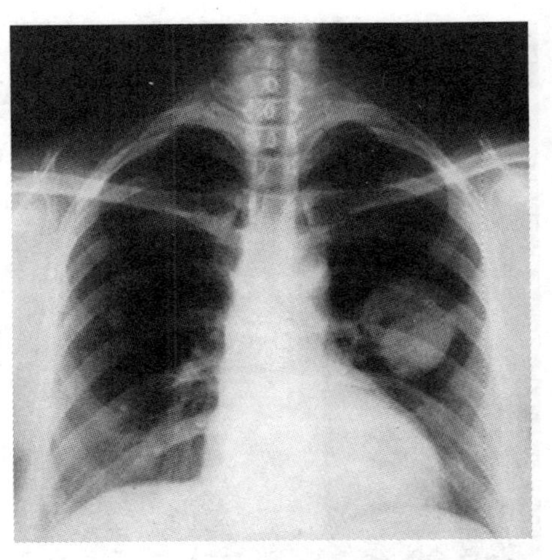

图 6-1 绒癌肺转移

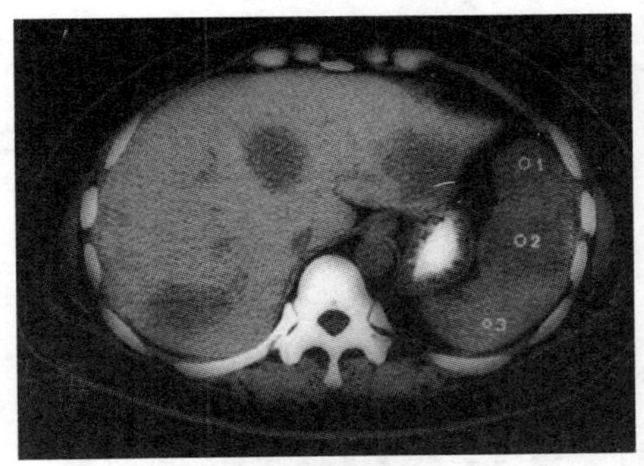

图 6-2 绒癌肝、脾转移

迷。另外，身体其他器官如肝、脾、肾、胃肠道、皮肤等，均可发生滋养细胞肿瘤转移。不同部位转移瘤具有不同的临床表现，不同的临床表现对诊断和治疗极为重要。有时转移瘤较易发现，而有些转移瘤则较难发现，遇有可疑时即应做进一步检查，以便做到早期发现和早期诊断。同时，各转移瘤所处的部位不同，

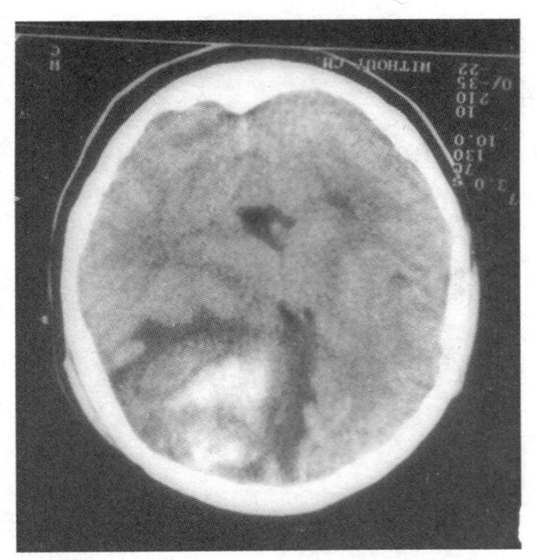

图 6-3　绒癌脑转移

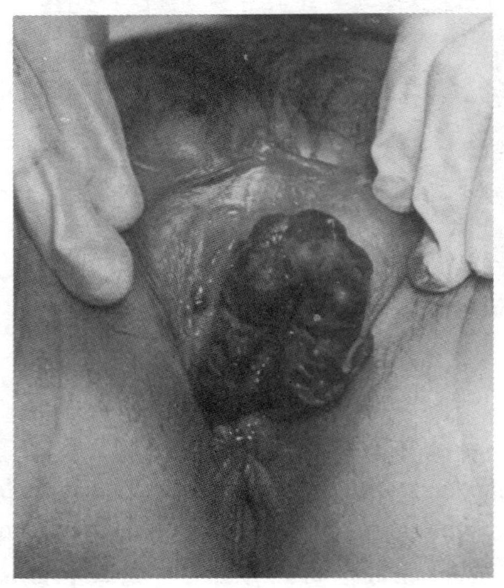

图 6-4　绒癌阴道转移

全身用药后各转移瘤受药量也不一致，因而疗效也不同，为提高治疗效果，必须针对不同部位的转移瘤采取不同药物和不同的用药方法，不同的临床表现加用不同的辅助治疗，以达到最佳治疗效果。

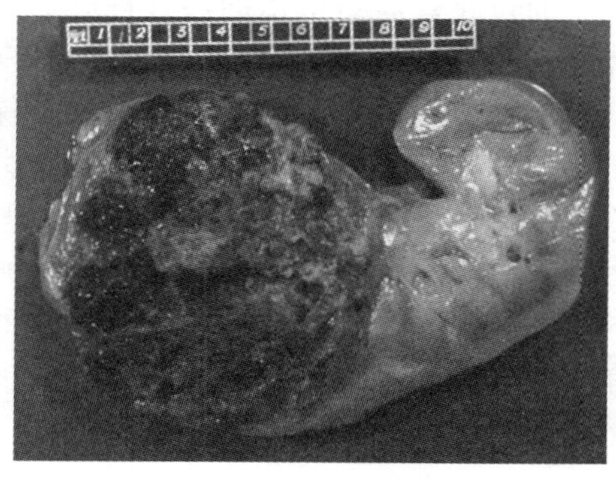

图 6－5　绒癌肾转移

12．恶性滋养细胞肿瘤能根治吗？

恶性滋养细胞疾病是多发于育龄妇女的恶性肿瘤。在发现有效化疗药物之前，一旦诊断为该疾病均采用子宫切除的方法治疗，但效果很不令人满意，除少数病变局限于子宫的患者能存活外，凡有转移者几乎全部难以治愈，自上世纪五十年代首先证实大剂量化疗药物甲氨蝶呤能有效治疗恶性葡萄胎和绒癌以及随后发现了一系列有效化疗药物后，奇迹终于出现了，恶性滋养细胞肿瘤即使发生肺、肝、脑等转移，仍然有近 80％的患者可以得到治愈，使其成为最早可以得到彻底治愈的癌瘤之一。

上世纪五十年代之前，恶性滋养细胞肿瘤病情险恶，死亡率高，平均寿命只有半年，曾被认为是不治之症。事实上，过去单纯采用子宫切除或放射治疗的方法，绒癌的死亡率仍高达 90％，就算是预后比较好的恶性葡萄胎，如果处理不当，也有近30%的患者死亡。一直到上世纪五十年代后期，世界上有三个医疗中心分别不约而同地对恶性滋养细胞肿瘤开展大剂量的药物化疗，并先后获得突破性成果，使得绒癌成为人类第一个通过化疗获得根治的转移性肿瘤。我国的北京协和医院就是这三个医疗中心之一。北京协和医院宋鸿钊教授等经过大量的观察研究和艰苦探索，终于找到了有效的化疗药物和科学的给药方法，这就是目前所广泛应用的大剂量化疗方案。化疗后恶性葡萄胎患者基本上无死亡，绒癌的死亡率也从90%降至10%以下，而且可以单纯化疗而不切除子宫即可获得痊愈，使尚未生育的年轻妇女保留了生育功能，其中多数患者在治愈后仍可怀孕、生育正常孩子。

当然，恶性葡萄胎和绒癌毕竟是恶性肿瘤，病情重，化疗反应也给病人带来不少痛苦，病人在接受治疗过程中必须有坚强的和疾病做斗争的意志，保持乐观的态度，很好地配合医疗与护理，争取早日恢复健康。

13. 恶性滋养细胞肿瘤的治愈标准是什么?

恶性滋养细胞肿瘤是一类细胞增殖周期短，分裂繁殖活跃，对化疗十分敏感的恶性肿瘤。大剂量化疗的应用，使其成为人类最早得以征服的恶性肿瘤。因而对其治疗效果的评估并不是采用其他恶性肿瘤常用的五年生存率来计算，而是要求达到根治为目的。

血绒毛膜促性腺激素虽然是滋养细胞肿瘤特异而敏感的监测指标，但并不是惟一的指标。为此，恶性滋养细胞肿瘤的治愈标准应达到以下三方面条件：①血绒毛膜促性腺激素每周检测1次，连续3次正常；②临床症状消失：包括阴道出血好转，咳嗽、咯血消失等；③所有其他器官转移灶消失或坏死纤维化。只有同时达到以上三个条件，方可称之为临床治愈。患者经巩固化疗之后，即可进行定期随诊观察。

14. 恶性滋养细胞肿瘤是怎样进行临床分期的?

恶性滋养细胞肿瘤和其他所有恶性肿瘤一样，根据病变发展的早晚及严重程度，应进行科学的临床分期，以正确的评估病人的病情及对预后的影响。北京协和医院宋鸿钊教授等根据大量和系统的临床和病理资料，总结了病变发展规律，提出了一个解剖分期法，现已由国际妇产科联盟采用为国际统一临床分期标准。归纳起来，恶性滋养细胞肿瘤的发展过程可分为四个阶段。第一阶段为病变开始于子宫但仍局限于子宫；第二阶段为病变由子宫经肌层内静脉窦侵入宫旁组织、附件或阴道；第三阶段为病变转移至肺。第四阶段为病变由肺继发扩散而广泛转移至全身各器官。根据这四个阶段，即可将病变分为四期（图 6－6）。

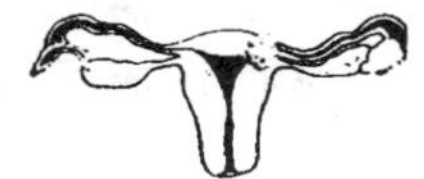

第一期
病变局部限于子宫（无转移）

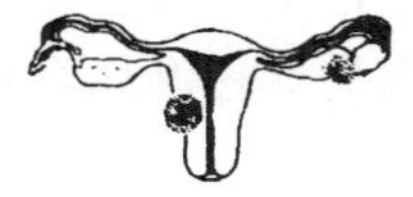

A转移至宫旁组织或附件

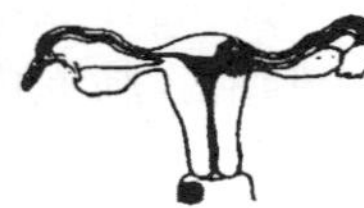

B转移至阴道

第二期
病变转移至宫旁组织阴道及附件（近处转移）

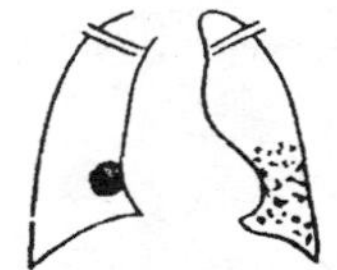

A棉球阴影直径小于3厘米或片状阴影不超过一侧肺之半

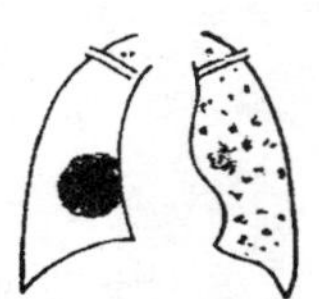

B超过上述范围

第三期
病变转移至肺（远处转移）

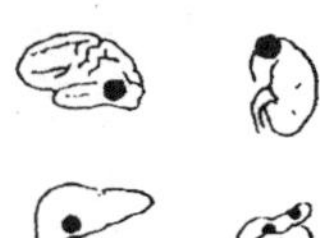

第四期
病变转移至脑肝肠肾等器官（全身转移）

图 6－6 恶性滋养细胞肿瘤的临床分期

这一分期方法基本上是根据病变发展过程而定的，所以从期别上即可看出病变发展情况。分期愈高，病变发展愈晚，预后也愈差。从而可以根据临床分期的不同，选择不同的化疗方案，以求获得最佳治疗效果。

15. 恶性滋养细胞肿瘤患者为什么容易发生肺转移？

在恶性滋养细胞肿瘤各转移中，以肺转移为最常见。据报道，恶性葡萄胎患者肺转移发生率为60%；而绒癌患者肺转移可高达80%。前面已谈到，恶性滋养细胞肿瘤具有极强的亲血管性，也就是说恶性的滋养细胞具有较强的血管侵蚀能力，而容易早期发生血运转移。滋养细胞从子宫原发病灶脱落，沿子宫静脉、髂内静脉以及下腔静脉经右心而首先传播至肺动脉。在肺动脉内停留于某些分支而形成瘤栓（图6-7）。瘤栓内滋养细胞生长繁殖，血管壁逐渐遭受破坏（图6-8），而使瘤栓逐渐增大，最后血管破裂，瘤细胞侵入各个肺泡，肺泡内病灶逐渐融合成团，从而形成了X

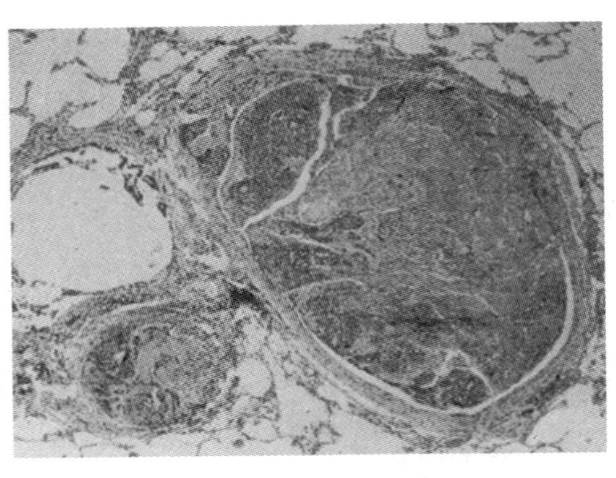

图6-7 肺动脉内滋养细胞瘤栓

线胸片所见的圆形转移瘤。肺转移瘤不断增殖，继而瘤细胞经肺静脉至左心而导致全身其他脏器的转移。从而不难看出，肺转移常常是恶性滋养细胞肿瘤转移的第一站，固然其发生率占各转移瘤的首位。

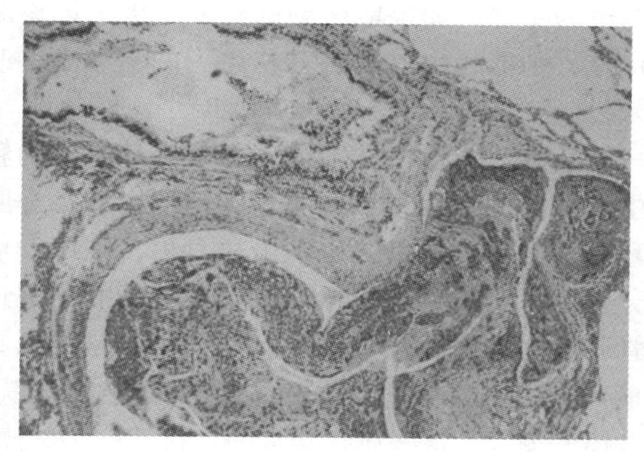

图 6－8　滋养细胞瘤栓破坏血管壁侵入肺间质

肺转移的临床表现有咳嗽、咯血、胸闷、胸痛和憋气等。其中以咯血为最常见，一般情况下，咯血量均不大，但也有晚期病例可发生大咯血。此时如不及时控制出血，血液来不及咳出，堵塞气管，病人可因窒息而死亡。患者虽然发生了肺转移，但治疗效果仍较好。肺转移瘤的治疗最好采用静脉点滴化疗药物，因为由静脉给药，药物沿血流经心脏，直接进入肺内，因此肺是第一个接受药物的器官，受药量最大，效果亦最好。所以，即使发生肺转移也不要害怕，应乐观对待，对治疗充满信心。

16. 恶性滋养细胞肿瘤脑转移的早期信号有哪些?

恶性滋养细胞肿瘤患者进入晚期，病变由肺向全身扩散时，脑部几乎很难幸免。因此，绒癌患者合并脑转移在临床上比较常见。脑转移一旦发生，多来势凶猛，治疗效果多不令人满意。一旦发生晚期脑转移，诊断并不困难，临床上有各种典型症状，脑 CT 检查也易获得阳性结果。而怎样预测脑转移发生的早期信号则显得更为重要。如果能做到脑转移的极早期诊断与早期治疗，则能大大提高脑转移患者的治愈率，改善治疗效果。

一般来讲，脑转移发生前多先有肺转移，脑转移的发生是肺内瘤细胞侵入静脉后，循环血液经心脏至体循环扩散所致。瘤细胞进入脑血管后，临床发展过程可分为三个阶段：①瘤栓期或前驱期：瘤细胞进入脑血管后先在血管内形成瘤栓，影响局部脑组织缺血及功能障碍，临床上可出现突发性头痛，猝然跌倒，部分肢体失灵等，这些症状常常为一过性；②脑瘤期：即瘤细胞在脑血管中继续发展，可穿破血管而进入脑组织，形成转移瘤，而出现持续典型的一系列神经系统症状与体征，如头痛、呕吐、失语、偏瘫、抽搐以至昏迷；③脑疝期：脑瘤期继续进展，颅压不断升高，可引起脑疝形成，此时病人可突发呼吸停止而死亡。此阶段又称终末期。

所以，脑转移要做到早期发现，前驱症状极为重要。如病人出现比较肯定的一过性脑转移症状，如一过性剧烈头痛、失语及肢体运动障碍等，就应高度怀疑脑转移的发生，应及时进行详细的检查和密切观察。作为病人，也不要忽视这些突发性症状，比如起床时猝然摔倒，吃饭时筷子不听使唤，掉到地上等，都可能是前期症状，应及时向大夫汇报。如再次发生相应的一过性体征，则更应加强对脑转移的怀疑。而及时采取相应的诊断与治疗措施，使脑转移患者在很早期就得以治疗，进一步提高脑转移患者的治愈率。

17. 恶性滋养细胞肿瘤的预后与哪些因素有关?

恶性滋养细胞肿瘤是好发于育龄妇女的恶性肿瘤。在发现有效的化疗药物之前，绒癌的死亡率高达 90%，国外曾有一位著名病理学家声称：“凡是绒癌无一人能活，而能活的都不是绒癌”。然而，随着有效化疗药物的发现及大剂量化疗方案的应用，恶性滋养细胞肿瘤的治愈率可提高到 80% 以上。而使其最早成为可治愈的癌瘤之一。虽然该肿瘤的治疗效果得到了极大的改善，但以下因素仍对其预后起到十分重要的影响：

1）患者年龄：随着年龄的增加，对预后有一定的影响。年龄大于 40 岁者，其预后较小于 40 岁的患者差。

2）末次妊娠性质：恶性滋养细胞肿瘤来自于葡萄胎者，其预后好于来自于流产及足月产的患者。

3）发病至诊断明确的间隔时间：诊断越早，治疗开始越及时，其预后越好。反之则预后较差。

4）血绒毛膜促性腺激素水平：如该激素水平越高，说明肿瘤细胞增殖分裂越活跃，侵蚀能力越强，恶性程度越高。

5）肿瘤病灶大小：无论原发灶，还是转移灶，直径越大，预后越差。

6）转移瘤部位及数目：发生肝脑转移者，预后最差，其次是胃肠道及脾、肾的转移者，预后亦较差。转移瘤数目越多，治疗效果越差。

7）曾经是否进行过化疗：如已接受过化疗者，发生耐药的可能性越高，对病人的预后也将产生不良影响。

总之，为进一步提高恶性滋养细胞肿瘤的治疗效果，改善患者预后，就应做到对该疾病的早期诊断与及时正规的化疗。

18. 恶性滋养细胞肿瘤患者治愈后能否再次生育?

过去，病人患恶性滋养细胞肿瘤后，由于考虑到该病原发于子宫，所以即使有了有效的化疗仍常规切除子宫。虽然病人获得了生命，但对尚未生育的妇女却永远丧失了生育功能，为以后的家庭生活带来了许多不幸。所以，有的肿瘤学家提出能否不切除子宫而单纯化学药物治疗。然而，又有人提出，子宫原发病灶不切除，会不会影响化疗效果或增加复发机会；发生过恶性肿瘤的子宫能否让胎儿正常生长发育；化疗药物不少是有致畸和致突变的潜在危险，生出来的孩子会不会发生畸形等。随后的研究表明，对没有切除子宫和卵巢的患者来说，用化疗时卵巢停止排卵，但停药后有的当月就恢复排卵，最迟的也在 3 个月左右恢复。说明化疗后卵巢仍可恢复正常排卵功能。另外对于化疗后切除的子宫，病理检查发现肿瘤可完全消失，子宫内膜正常，说明怀孕是有可能的。到目前为止，北京协和医院对 1000 多例保留子宫成功的病人中，80%以上均已怀孕，妊娠结局曾与全国调查的 300 多万妇女生育情况结果相比，废胎率（包括流产等）、先天畸形率、早产率以及婴儿死亡率等方面均未见有增加。所有存活孩子生长均正常，染色体检查遗传学上也未见异常。说明恶性滋养细胞肿瘤患者保留生育功能后所生孩子将来也不会比一般孩子更易生长肿瘤而死亡。同时，对母亲进行随诊，亦未见有增加复发机会。

总之，恶性滋养细胞肿瘤患者保留生育功能，对所生孩子无异常影响，对母亲也是安全可行的。但值得提出的是，恶性滋养细胞肿瘤患者治愈后 1 年之内，最好应严格避孕，密切随访，如有生育要求，应在随访正常 1～2 年之后再争取妊娠。

19. 恶性滋养细胞肿瘤患者肺 X 线片阴性为什么还要建议其做 CT 检查？

绒癌和恶性葡萄胎均以早期转移为特点，尤以肺转移发生机会更多。因此 X 线胸像是滋养细胞肿瘤临床诊断的一项重要工具。肺转移的出现与否不仅有助于诊断，其广泛程度也常是临床分期及预后评估的客观依据。而肺转移的动态变化（发展或消退），更是观察病情变化及评定治疗效果的一个重要指标。在病人随诊中，胸像也是一项不可缺少的检查。然而，对极早期肺转移患者，转移灶的直径多较小，特别是对于肺转移瘤直径小于 0.5 厘米的病灶，胸像 X 线片常常难以发现，或辨认不清，从而很难进行准确的临床分期。随着 CT 技术的临床应用，肺 CT 已广泛应用于恶性滋养细胞肿瘤肺转移的早期诊断。据报道，恶性滋养细胞肿瘤肺 X 线片阴性的患者中，做肺 CT 检查时，约有 40%的患者可发现小的肺部转移病灶。因此，恶性滋养细胞肿瘤肺 X 线片阴性者，应进行肺 CT 检查，以进一步明确疾病的临床分期，为治疗措施的选择提供科学的依据。

20. 恶性滋养细胞肿瘤患者发生肺、脑转移后还能否进行手术治疗？

在找到有效的化疗药物之前，绒癌和恶性葡萄胎的治疗主要以手术治疗为主，效果很差。自发现有效的化疗药物及大剂量化疗方案之后，恶性滋养细胞肿瘤的治愈率得到明显提高。从而使手术居于治疗的次要地位，但在某些情况之下，手术辅以化疗仍有十分重要的价值。

人们常常会问，恶性滋养细胞肿瘤如已发生肺或脑的转移，还能治愈吗？是否还能接受手术治疗及哪些情况下可进行手术治疗？前面问题中已经谈到，恶性滋养细胞肿瘤对化疗十分敏感，治愈率可达80%以上，即使发生了脑转移，仍有50%以上的患者可以治好，所以，即使发生了肺、脑转移，仍有很大的治愈希望，而不要认为已发生扩散，丧失信心。一般来讲，发生肺、脑转移的患者，主要还是通过化疗来达到治愈目的。多数患者经化疗后，肺脑转移灶可自行消失。然而，有少部分患者肺脑转移瘤经多疗程化疗后，病变消退不完全，或转移灶已发生耐药，病变较局限者，可考虑手术切除，以缩短治疗时间。另外，对脑转移瘤病灶较大，伴有颅内压急剧升高，濒临脑疝形成的患者，为防止患者因颅压过高致脑疝形成死于呼吸衰竭，也可急诊进行开颅去骨瓣减压手术及病灶切除术，使患者不至于死于脑疝而获得进一步接受化疗的机会，争取达到治愈的目的（图6-9）。

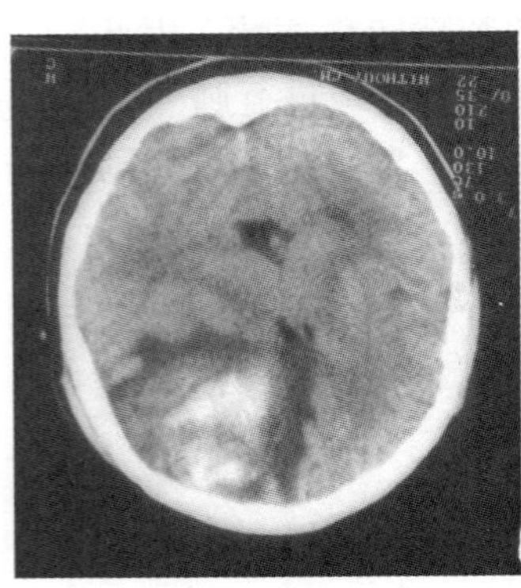

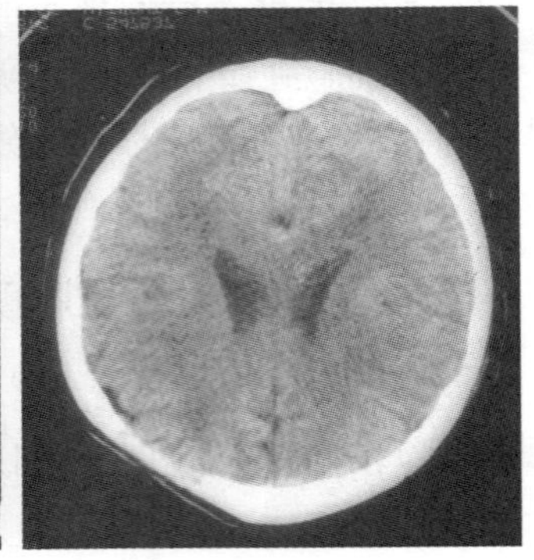

图6-9　绒癌脑转移（术前与术后脑部CT变化）

总之，恶性滋养细胞肿瘤发生肺、脑转移的患者仍有很大的治愈希望。虽然主要治疗措施仍以大剂量化疗为主。但在某些急诊情况或化疗耐药、病灶局限的患者，亦可进行手术切除治疗。

21. 恶性滋养细胞肿瘤的化疗有什么独特之处?

滋养细胞肿瘤是一种高度恶性的肿瘤，病情发展快，病程短，很早就可以发生广泛转移。因此，在治疗这类肿瘤时，就必须针对这些特点，采取不同于一般的治疗方法，以获得最佳治疗效果。一般来讲，对该肿瘤的化疗有以下一些特点：

1）药物的选择：5－氟尿嘧啶、更生霉素和甲氨蝶呤常作为首选药物，5－氟尿嘧啶不仅对生殖道病灶有效，对消化道、肺及泌尿道等转移亦有效。更生霉素虽对其他转移也有效，但对肺转移较好，特别是和5－氟尿嘧啶合用时，疗效更好。甲氨蝶呤可鞘内给药，适用于脑转移及耐药病人的治疗。一般情况下，对早期病例可采用单药化疗，但如病情紧急或病情较晚，多采用两种或两种以上药物联合化疗。

2）给药的途径：同一种药物，因给药途径不同，所起作用往往也不相同。静脉给药后，药物即通过右心而进入肺部，肺部受药量最大，因此，肺转移病人最好采用静脉给药的方法。口服药物，通过肠道吸收，经门静脉而首先进入肝脏，因而口服药物适用于上消化道或肝转移。而动脉插管给药，则药物立即进入该动脉所灌注的脏器，从而可相应提高病灶的局部血药浓度，提高疗效。鞘内给药易于渗入脑组织和脊髓，适于脑和脊髓转移病人。

3）用药剂量及用药速度：要获得满意的效果，各药的用量必须达到病人最大耐受量，尤其是前几个疗程更为关键。为了保证用量正确，用药前必须准确测量体重，绝不可估计。要求在晨起时，空腹，排空大小便，穿最少衣服时测量体重。进行化疗时，各种药物的给药速度均有一定的要求。如5-氟尿嘧啶静脉推注，副作用很大，疗效也不好，而静脉点滴8小时左右副作用轻，疗效却很好。相反，甲氨蝶呤静脉推注时副作用不大，而持续静脉点滴的时间越长，副作用则越严重。

4）疗程的长短及间隔：疗程的长短与疗效及毒性有密切关系。如疗程过长，毒性就大，而疗程过短，则疗效就差，滋养细胞肿瘤生长繁殖快，肿瘤细胞倍增1次所需的时间为2~4天，一疗程一般以6~8天左右为宜，可包含3个左右细胞周期，以达到最佳杀灭效果。至于疗程的间隔，主要依靠病情需要和化疗副作用消退情况而定，根据不同的化疗方案，一般疗程的间隔为2~3周不等。

总之，恶性滋养细胞肿瘤具有其独有的特点，应根据不同病人的临床特点，选择合适的化疗方案，以求最佳治疗效果和最小的毒副反应。

22. 在恶性滋养细胞肿瘤治疗过程中如何预防化疗耐药的发生？

滋养细胞肿瘤是对化疗十分敏感的恶性肿瘤，但也有极少数病人一开始就对各种药物不敏感，治疗无效。也有少数病人开始对这些药敏感，但不久就发生了耐药现象。前一种情况称为先天性耐药，后一种情况称为获得性耐药。临床上常见的耐药病例为获得性耐药。病人一旦发生耐药，治疗就很困难。因此，正确掌握化疗药物的使用，预防耐药的发生是治疗成功的关键。以下几点是防止耐药发生的要点：

1）医师应熟悉各种抗癌药物的特点。一般来讲，为使药物发生良好的作用，必须使药物达到癌细胞内，并能达到一定的浓度而且能维持一定的时间。如5－氟尿嘧啶需先经体内胸腺嘧啶去氧核苷酸合成酶的作用变为氟尿嘧啶去氧核苷酸方才有效，但如体内这种酶因受到其他药物影响或因5－氟尿嘧啶用静脉推注的方法，迅速排出体外，和酶作用时间不够，难有足够的活化物产生，也难以取得疗效。从而可以看出，如用药前不了解药物特点，随便应用，则可能影响机体对药物的正常代谢，或诱使癌细胞产生一种防御机制，再用药就失灵了。

2）严格掌握用药剂量和用药方法。前面已经谈到，治疗滋养细胞肿瘤均为大剂量化疗方案，如因担心化疗副作用而随意缩小剂量，则可导致治疗效果不好及药物诱导性耐药的发生。另外，不同的药物给药方法不同可产生不同的疗效。如5－氟尿嘧啶大剂量静脉推注，毒性大疗效反而差，应采用持续匀速静脉点滴的方法以达到最佳效果及最小副反应。一般来讲，5－氟尿嘧啶每天应持续静脉点滴8小时以上，作为患者，在接受化疗时，绝不可因图方便而自行调整加快输注速度，而带来一系列不良后果。

3）合理联合用药及采用多途径给药以预防耐药的发生。肿瘤细胞对一种药物发生耐药，由于有交叉耐药情况，对其他抗癌药物也有一定的抗药性，但程度往往不一样。合并用药可以提高癌细胞的敏感性，推迟耐药的发生，同时，多途径给药，使药物能直接进入有转移的脏器中去，以提高局部的血药浓度，从而有利于药物进入癌细胞内，取得有效的治疗效果。

总之，对化疗耐药应着重于预防。而目前国内外在治疗耐药病例方面仍缺乏满意的方法。一旦发生耐药，也只好通过更改化疗方案，对局限的耐药病灶可考虑化疗辅以手术切除的方法来尽量改善治疗效果。

23. 在化疗过程中出现骨髓抑制该怎么办？

目前绝大多数抗癌药物对细胞均缺乏选择性，在抑制肿瘤细胞的同时，往往对机体正常细胞也具有一定毒性。尤其是治疗恶性滋养细胞肿瘤时，化疗药物剂量较大，因此副作用也比较明显。其中以骨髓抑制最为常见，也最为严重。化疗所致的骨髓抑制，主要表现为白细胞和血小板的减少，而对红细胞的影响较小。白细胞和血小板减少，一般均能自然恢复，且有一定的规律，但如化疗剂量过大，肝功能不正常以及骨髓已经反复受抑制者，则自然恢复比较缓慢。如白细胞过低，容易引起严重感染的发生；如血小板下降明显，则容易并发出血，可表现为鼻衄、牙龈出血及皮下与内脏出血等。如发生骨髓抑制现象，应根据不同的情况，采取相应的措施：

1）在化疗期间如白细胞下降至 3500（3.5×10^9/升）以下或血小板在 8 万（80×10^9/升）以下，则第二天暂缓用药；重复验血，如已回升至 3500 或 8 万以上，则继续用药，如仍在 3500 或 8 万以下，则再停药 1 天。如连续停药 3 天，血象仍不能回升正常，则应结束该疗程化疗。

2）停化疗后如血象下降很早就达很低水平或下降后不及时回升，或病人出现发热等感染预兆时，则可采取输少量新鲜血并应用广谱抗生素。

3）为使血象及早回升，也可使用中性粒细胞集落刺激因子使白细胞迅速回升。有时也可采用强的松类药物，特别是在血小板低下而有出血倾向时，有非特异性凝血作用。

4）血象抑制的患者，很容易发生感染，为减少感染机会，除采用升血象及抗生素治疗外，患者应尽量处于一个相对干净的环境，饮食及餐具均应保持相对无菌，以尽量避免感染的发生。

5）如因血小板低落导致出血现象，应予积极处理，可输新鲜血小板或新鲜血，同时应用一些止血药物。如为鼻出血及牙龈出血，可用纱布填塞，加压止血。

24. 化疗过程中出现口腔溃疡应怎么处理?

口腔溃疡是化疗病人常见的并发症之一，在恶性滋养细胞肿瘤常用化疗药物中，以甲氨蝶呤和更生霉素发生溃疡较多，5－氟尿嘧啶所致溃疡较少。溃疡可发生于面颊粘膜、咽部以及舌边与舌根部，开始多为散在的针尖大小的浅溃疡，以后可融合成片，甚至发生溃烂。溃疡多在用药5～6天时出现口腔粘膜发红，2～3天后溃疡开始，并逐步发展。不发生溃烂者一般在停药1周左右，溃疡可逐渐愈合。患者主要表现为疼痛而影响进食，如同时发生白细胞下降的患者，口腔的细菌容易由溃疡面侵入体内引起细菌感染甚至败血症的发生。

发生口腔溃疡后，处理要点主要是保持口腔清洁和促进溃疡愈合。化疗前如发现病人口腔卫生不好的，应每日用生理盐水或漱口药水漱口，保持口腔卫生，消灭口腔残在菌。发生溃疡后则需一天多次用生理盐水冲洗口腔，以去掉口腔内脱落的粘膜、口涎、血污以及残存食物等。这样不仅可减少病人痛苦，也可减少感染的发生。同时可鼓励病人多喝水及多讲话以清洁口腔。为减轻疼痛，有利于病人进食，可在进食前用局麻药丁卡因溶液喷口腔及咽部。为促进溃疡愈合，可用中药如冰硼散、锡类散或复方珍珠散喷涂口腔。

25. 化疗病人出现腹泻是小事吗?

如前面所谈到，化疗药物可诱发口腔粘膜溃疡，同样属于消化道粘膜的肠道粘膜也可受化疗药物的影响而发生溃疡，肠道粘膜溃疡可刺激肠道蠕动增加，而使患者最先表现出大便次数多及腹痛，随着溃疡加重则可出现腹泻甚至便血。在恶性滋养细胞肿瘤的化疗药物中，以5-氟尿嘧啶最易引起腹泻，其次甲氨蝶呤与更生霉素也可诱发此症，但较为少见。多数病人是在化疗将近结束或疗程完成后，先出现腹痛、大便次数增多，不成形或呈酱状，如不继续加重，停药后即可好转。病情逐渐加重者可出现水样泻，甚至便中带血，如每天腹泻超过4~5次，则需警惕其他并发症的发生。严重者可导致肠道菌群失调，诱致金黄色葡萄球菌和厌氧菌的生长，发生严重的伪膜性肠炎，此时患者腹泻次数明显增多，大便由黄色酱状逐渐变为米汤样或海水绿样，而导致大量肠液丢失以及严重脱水和电解质紊乱，重者可危及生命。所以，化疗病人出现腹泻千万不要认为是一件小事。如在用药期间已出现腹痛和腹泻等症状需立即停药，以免发生严重并发症。病人发生腹泻后应及时告诉大夫，千万不要自认为是因不洁饮食所致，而掉以轻心。可口服乳酸杆菌制剂如表飞鸣或乳酶生，每日3次，每次1.2~1.8克，以抑制肠道内各种致病菌的生长。防止形成伪膜性肠炎。一旦怀疑有伪膜性肠炎的发生，则应在积极控制感染的同时，注意及时纠正水电解质和酸碱平衡的失调，以防更严重的并发症发生。

26. 化疗过程中肝功能异常还能继续化疗吗?

我们知道，绝大多数化疗药物均在肝脏中进行代谢，因此，化疗时对肝脏均有一定的损害。治疗恶性滋养细胞肿瘤常用的化疗药物中，以甲氨蝶呤对肝脏影响最大，其次是5-氟尿嘧啶及更生霉素等。一般来讲，肝功能异常主要表现为血清谷丙转氨酶的升高，严重时可合并黄疸。一般于停药后均能自然恢复正常，但有些患者需要1~2个月方可恢复。而在肝功能未恢复正常前最好不要继续化疗，否则可加重肝脏损伤，严重时可发生急性黄疸性肝萎缩。因此，化疗过程中如出现肝功能异常一定要予以重视。患者要听从大夫的医嘱，停化疗后应定期取血查肝功能，如发现肝功能异常，应予及时治疗。化疗药物所致肝功能异常又称为药物性肝炎，治疗措施主要为护肝及降转氨酶处理。常用的药物有联苯双酯，维生素及肝太乐等。多数病人在服药1周后转氨酶即转为正常，转氨酶恢复正常后即可继续化疗。

27. 什么是原发绒癌?

原发绒癌属于非妊娠性绒癌，是一种极为少见的肿瘤，在男女两性中均可发生。原发灶可以在生殖器内，也可以在生殖器外。在生殖器内的多见于男性睾丸和女性的卵巢。在生殖器外的，可发生于纵隔、腹膜后、肺及胃肠道等部位。

原发绒癌的组织发生，是生殖细胞自其发源地卵黄囊沿泌尿生殖嵴从前向后移行的过程中，部分停留在中途，以后因某种原因分化而成绒癌。多数原发绒癌的病例，常同时合并其他恶性肿瘤的存在，常见的有未成熟畸胎瘤、胚胎瘤、无性细胞瘤等。

原发绒癌的临床表现和妊娠性绒癌不同。首先，妊娠性绒癌多发生于生育年龄妇女，而原发绒癌则多见于青年男女或儿童。由于原发绒癌的滋养细胞同样也能产生绒毛膜促性腺激素，因此，男性患者可出现女性乳房，女孩可出现性早熟等典型症状。原发绒癌亦可经血运发生远处转移，最常见的转移为肺，其次为肝、脑、肾和胃肠道等。

原发绒癌的诊断比较困难，多数病例在晚期才被发现。但如发现男性女性化、女性性早熟等上述典型症状，即应引起怀疑，及时进行血绒毛膜促性腺激素测定及 X 线胸像等检查，以便及早诊断。

一般认为原发绒癌对化疗效果不如妊娠性绒癌对化疗的效果好。治疗方法应选择手术和化疗相结合。化疗药物及方案可参照高危妊娠性绒癌的治疗。虽然原发绒癌治疗效果不如妊娠性绒癌，但患者也不要丧失信心。北京协和医院曾收治原发绒癌患者 30 余例，其中大部分患者已完全治愈，所以，应对治疗效果充满信心。

28. 人绒毛膜促性腺激素（HCG）为什么可以作为滋养细胞肿瘤诊断与治疗效果评估的特异性指标？

人绒毛膜促性腺激素（HCG）是由滋养细胞产生的一种糖蛋白激素。妊娠后，约在排卵后 8 ~ 13 天即可从血或尿中测出 HCG 的存在，至妊娠 70 天左右达高峰，以后呈下降趋势，到妊娠 3 个月之后，即维持在一定水平，直至分娩后逐渐消失。血和尿中 HCG 的含量和体内滋养细胞活动情况有关。因此，测定血或尿中 HCG 含量有助于正常和不正常妊娠的诊断和治疗，特别在滋养细胞肿瘤中应用价值更大。

绒毛膜促性腺激素在滋养细胞肿瘤中的应用价值

如下：

1）葡萄胎的诊断：正常妊娠妇女血HCG高峰的中位数在10万国际单位/升以下，而葡萄胎病人血HCG测定值常远高于20万国际单位/升，且持续不降。因此，临床可疑葡萄胎时，连续测定血HCG，可以区分正常妊娠和葡萄胎。

2）葡萄胎恶变的预测及诊断：葡萄胎患者清宫前血HCG水平越高，恶变的可能性越大。彻底清宫术后，正常情况下血HCG测定值应在3个月内恢复正常。如清宫术后3个月血HCG仍未正常，在除外葡萄胎残留后，即可诊断为恶性葡萄胎。

3）绒癌的诊断：正常妊娠分娩和流产后血HCG常在3周内转为正常。如超过这一时限，HCG仍维持在高水平，在除外胎盘残留或流产不全时，则应高度怀疑绒癌的可能。如合并有子宫增大，阴道不规则出血及出现阴道、肺或其他转移时，则可明确诊断。

4）监测病情变化和评定疗效：病人血HCG含量多少，在一定程度上反映体内生长活跃的滋养细胞多少，因而也反映着病情变化。血HCG含量上升，说明体内生长活跃的滋养细胞增多，病情恶化。反之，病情有好转。采用有效化疗药物后，血HCG含量下降，说明化疗有效，否则就说明化疗效果不佳。

5）治愈后随访的监测指标： HCG是滋养细胞肿瘤特异而敏感的肿瘤标记物，因而可以作为病人随访的可靠指标。

29. 选择性动脉插管化疗对恶性滋养细胞肿瘤的治疗有什么价值?

前面已经谈到，自发现有效化疗药物之后，恶性滋养细胞肿瘤的治愈率得到明显提高，可达80%以上，而化疗方法也主要是通过全身静脉化疗。那么，选择性动脉插管化疗还有什么特殊价值呢？

首先，我们应了解一下动脉插管造影的一些基本技术原理。目前多采用经股动脉穿刺插管，通过腹股沟处皮肤穿刺，将造影导管插入股动脉，逆行而至腹主动脉，然后根据患者的病情需要再分别进行盆腔子宫动脉、肝动脉、脾动脉或支气管肺动脉等超选择性动脉插管造影，并可将导管保留在局部动脉进行灌注化疗。

恶性滋养细胞肿瘤具有极强的亲血管性，很容易侵蚀血管内皮细胞而导致早期远处转移的发生，且子宫原发灶及转移灶均血运丰富，造影时常有典型的肿瘤染色表现，从而对判断滋养细胞肿瘤的病变范围和位置均有十分重要的意义。对尚未生育的妇女，选择性子宫动脉插管化疗对保留生育机能也有十分重要的价值。对子宫原发灶或其他器官转移病灶的耐药病例，超选择性动脉插管化疗，可进一步提高局部病灶的药物浓度，而有望改善化疗效果。此外，对子宫原发灶或转移灶破裂出血的患者，亦可进行超选择性动脉插管栓塞治疗，以达到立即止血的目的。

该技术虽然对恶性滋养细胞肿瘤的诊断与治疗有十分重要的价值，但它具有一定的技术难度，需要有经验丰富的介入放射学大夫与妇科肿瘤大夫共同配合，以求获得最佳的治疗效果及最少的副作用。

30. 胎盘部位滋养细胞肿瘤的临床特点及治疗有哪些？

胎盘部位滋养细胞肿瘤，又称胎盘原位绒癌，是一种十分罕见的滋养细胞肿瘤，多年来一直认为是良性病变，曾称为“滋养细胞假瘤”。与普通绒癌不同，胎盘部位滋养细胞肿瘤起源于绒毛外中间型滋养细胞。常发生于生育年龄妇女，病人多为经产妇，前次妊娠可为流产、早产、足月产或葡萄胎。病人可表现为一段时间闭经后出现不规则阴道出血。闭经时间从 1 月到 1 年不等，阴道流血可持续几天到 1 年，多为少量持续出血，有的病人可表现为大量出血或经间期出血，多数伴有血清低水平的 HCG，易误诊为早孕、异位妊娠、过期流产或不全流产。患者常伴有子宫增大，当肿瘤弥漫性浸润子宫壁时，子宫均匀性增大，而局限性肿块常导致子宫不规则性增大。约 15% ~ 20% 的胎盘部位滋养细胞肿瘤发生转移，多经血或淋巴道发生。肺和阴道转移最常见，也可转移到膀胱、结肠、卵巢、脑、肝、肾、脾、皮肤等。

胎盘部位滋养细胞肿瘤对化疗多不敏感，对于尚未发生转移的患者应首选手术治疗。在患者有强烈生育要求时，当病变局限于子宫，尤其是突向宫腔的息肉型患者，如各项预后指标提示无高危因素，经反复刮宫使血 HCG 可降到正常范围以下且患者能密切随访时，可行刮宫而保留子宫。如 HCG 不能迅速下降，则宜切除子宫。对病灶比较局限的妇女，可行子宫病灶剔除术而保留子宫。如患者已无生育要求，则应选择子宫切除以达到治愈的目的。

当患者出现远处转移时，化疗仍是其治疗的主要手段。化疗方案则应选择多药联合化疗以获得最佳治疗效果。

总之，胎盘部位滋养细胞肿瘤通常呈良性经过，大多数预后良好，仅少数死于子宫外转移，与其他类型滋养细胞疾病一样，治疗前后应密切监测，定期随访。已出现转移的患者在积极化疗后手术切除局部转移灶尚可带来一些希望。

第七部分

卵巢和输卵管疾病

1. 卵巢可以发生哪些肿瘤？

卵巢是妇女的性腺器官，位于盆腔，正常情况下体积很小，重量还不足50克，但发生肿瘤的种类之多，却超过体内任何其他器官。卵巢肿瘤可发生于任何年龄，可以长在一侧或是双侧，可以是良性，也可以是恶性，可以有不同的质地和形态，可以产生女性或男性的性激素，可以从肉眼看不见到长到50多公斤重，可以没有任何不适，也可以痛得要死，胀得要命，真是变化多端，不可等闲视之。

卵巢肿瘤不但种类繁多，表现不同，而且它也是妇科常见肿瘤，大约占了女性生殖器肿瘤的1/3。并且，近40年来，卵巢恶性肿瘤的发病率增加了2～3倍，并有逐渐上升趋势，已占女性生殖器恶性肿瘤的20%，其死亡率更是高居妇科恶性肿瘤之首，成为妇科恶性肿瘤中威胁最大的疾病。卵巢肿瘤之所以这样繁多，是因为卵巢在胚胎发生方面有其特殊性，卵巢组织具有潜在的富于发展的多能性，因而它的组织结构与成分都很复杂。1973年世界卫生组织（WHO）制定了国际统一的卵巢肿瘤分类，将60多种卵巢肿瘤归为九大类，这一分类一直沿用至今。

一　体腔上皮来源的肿瘤

二　性索间质肿瘤

三　脂质（类脂质）细胞瘤

四　生殖细胞肿瘤

五　性腺母细胞瘤

六　非卵巢特异性软组织肿瘤

七　未分类肿瘤

八　转移性肿瘤

九　瘤样病变

上面的每一大类中，还分为若干小类，性质上又可分为良性和恶性，有些类型的肿瘤，还有介于良恶性之间的交界性。在给肿瘤命名时，按照惯例，良性的一般称之为“瘤”，恶性的则称之为“癌”。卵巢肿瘤中，体腔上皮来源的肿瘤也遵循这个规律，但对其他来源的肿瘤，一些称为瘤的却是恶性，如内胚窦瘤、未成熟畸胎瘤、无性细胞瘤、库肯勃瘤，颗粒细胞瘤等。

2. 卵巢肿大就是发生癌了吗?

虽然卵巢可以发生很多类型的肿瘤，但也不是只要卵巢一肿大，都是生长了肿瘤，都是发生癌了。很多原因都可以引起卵巢肿大，主要分肿瘤性和非肿瘤性两大类。

1）非肿瘤性：①生理性卵巢肿大：妊娠早期，由于卵巢要为胚胎生长提供足够的孕激素，直到孕 4 个月胎盘形成后才能取代卵巢的这一功能，这期间，卵巢有可能肿大，形成所谓的妊娠黄体囊肿，一般在妊娠 4 个月后会自然消退；②因某些疾病引起的卵巢肿大：常见的有卵巢滤泡囊肿、黄体退化不全所引起的黄体囊肿、因葡萄胎、绒癌等引起的黄体囊肿、因内分泌失调引起的多囊卵巢综合征等等。这些非肿瘤性原因引起的卵巢肿大，又称为瘤样病变和卵巢非赘生性囊肿，它们或呈囊性结构或为卵巢组织的局部增生，是生育年龄妇女卵巢肿大最主要的原因，其重要性在于需与卵巢肿瘤相鉴别。

2）肿瘤性：是指起源于卵巢各种组织成分而发生的各种类型的肿瘤。正如前面所说的一样，这是一大类肿瘤，性质上有良性、恶性及交界性三类；质地上可分为囊性、实性或囊实性；组织来源上可分为上皮性、生殖细胞性、性索间质性、卵巢非特异性间质来源及转移性几大类。其病理特点及临床表现差异很大，故预后和处理方案也大不相同。

由非肿瘤性原因引起的卵巢肿大，它们在发展过程中均有可能自行缩小或消失。而卵巢肿瘤则一般不会自行消失，其发展和结局依其性质而定。良性者生长慢，有时肿瘤长得很大，也不出现症状；而恶性者生长迅速，很快就使患者一般情况恶化。

对于卵巢肿大，虽然不全都是肿瘤，但发现卵巢包块的确有必要引起足够的重视。一般而言，如果检查发现卵巢有实性的肿块，不论有多大，都应考虑病理性肿瘤性的，而对于卵巢囊性包块，若直径小于5厘米，则有可能是非肿瘤性的，可以观察3个月经周期（或3个月），或行抗炎治疗，若复查仍不缩小或反而增大，则应考虑为异常；对于妊娠早期发现的卵巢包块，如果到妊娠16周仍不缩小，也应视为异常。

3. 怎样知道长了卵巢肿瘤?

卵巢的生长位置使它不容易被察觉，正常的卵巢，即使在双合诊时也只是偶尔可以触到，所以卵巢肿瘤不长到一定大小是不容易为本人所察觉的。而且，除了有分泌激素功能的肿瘤外，一般的卵巢瘤也不引起月经紊乱，这就不像子宫的肌瘤及子宫内膜癌那样，以子宫出血这个信号来唤起人们注意。不过肿瘤慢慢长大，迟早会有不舒服的感觉。卵巢肿瘤长大后本身有一定重量，受到体位的改变（比如突然站起）及肠管的蠕动等的影响，就会在盆腔里移动位置。有的瘤子形如带蒂的水果，蒂越长，瘤子的活动度越大。而瘤子移动时牵扯其蒂或者是韧带，就会使病人下腹部不舒服或有下坠感。瘤子继续长大，肚子也就增大了，可惜这个现象常常被病人以为自己“发福”而被忽视。及至感到腹胀或自己摸到瘤子，一定已有相当的大小了。瘤子可以压迫膀胱，使人尿意频繁；或是压迫直肠，发生大便困难，若是还不就医任其生长下去，可以像怀胎十月一样充满了整个腹腔，并且会产生各种压迫症状，如呼吸困难、消化不良、下肢水肿等。当然，现在定期开展妇女病的普查普治，这样大的瘤子是比较少见了。如今，有了许多辅助检查方法，卵巢肿瘤的诊断一般不困难，但是初步确定是卵巢瘤子后，更进一步说出它是众多名目的哪一种，却是不那么容易了。除了全身检查和盆腔检查外，常常需要借助于B型超声扫描、腹部X线照片、激素的测定、腹腔镜检查、腹水的化验等来协助。个别情况下，在手术台上才能明确性质，甚至有时需要根据切除下来标本的病理检查，才能做出最后的确诊诊断。

4. 卵巢肿瘤的诊断方法有哪些?

由于卵巢体积较小，而且又位于盆腔深部，一旦发生肿瘤，一般情况下很难发现，因此有人认为，卵巢肿瘤的早期发现是一种机会。目前主要有以下一些方法用于卵巢肿瘤的诊断：

1）临床征象：卵巢肿瘤早期虽无特异性症状，但根据患者年龄、病史特点及局部体征可初步诊断是否为卵巢肿瘤，并对良恶性能有一个初步估计。

2）超声检查：已经成为盆腔包块的常规辅助检查，其优点是对患者没有损伤，可反复进行。通过B超，能测知肿瘤的部位、大小及性质，从而对肿块的来源做出定位。B超还能提示肿瘤的囊性或实性。但B超对小于1～2厘米的肿块有可能漏诊。

3）放射学检查：如果为卵巢成熟囊性畸胎瘤，腹部X线片检查常可显示牙齿及骨质，囊壁为密度增高的钙化层，囊腔则呈放射透明阴影。静脉肾盂造影可辨认盆腔包块是否为盆腔肾。钡剂灌肠空气对比造影或乳房软组织摄片可了解胃肠道或乳腺有无肿瘤存在。计算机控制的断层扫描摄片（CT）和磁共振（MRI）是比较先进的技术，可以发现盆腔包块，但其实际价值并不比超声检查价值大，且价格昂贵，不是非做不可。

4）腹腔镜检查：通过腹腔镜可直接看到肿瘤的大体情况，对整个盆腹腔进行观察，尤其可窥视到横膈部位，在可疑的部位进行多点活组织病理检查，并吸取腹腔液进行细胞学检查。腹腔镜检查近年应用日益广泛，对卵巢肿瘤的早期诊断有重要价值，判断肿瘤性质；对恶性肿瘤还可了解浸润范围、初步分期。

5）细胞学检查：卵巢位于盆腔深处脱落的癌细胞易堆积于子宫直肠窝，故可做后穹隆穿刺，抽取腹水作细胞检查，在做腹腔镜或剖腹探查时，也可同时在子宫直肠窝处吸取液体或注入生理盐水后抽出冲洗液检查。如果腹水多，亦可直接进行腹部穿刺。

6）淋巴造影：淋巴转移是卵巢恶性肿瘤扩散的主要途径，淋巴造影可判断肿瘤有无淋巴转移，可提高分期诊断的准确性，对手术切除淋巴结的主动性、彻底性也有所帮助。

7）肿瘤标记物：和身体内其他肿瘤一样，卵巢肿瘤也能制造和释放抗原、激素及酶等多种产物，这些物质可通过免疫学、生化等方法测出，称为肿瘤标记物，提示体内存在某些肿瘤。目前对于卵巢肿瘤常用的标记物有：①癌胚抗原 125（即 CA125）：对于卵巢上皮性肿瘤的诊断和术后随诊有一定价值；②甲胎蛋白（AFP）：它是卵巢内胚窦瘤最好的肿瘤标记物，未成熟畸胎瘤有时也可升高；③绒毛膜促性腺激素 β 亚单位（β – HCG）：是滋养细胞肿瘤特异性很高的标记物，卵巢原发绒癌或卵巢肿瘤中混合有绒癌成分者也可升高；④雌激素：卵巢颗粒细胞瘤及泡膜细胞瘤都可产生高水平的雌激素，并引起相应症状；⑤乳酸脱氢酶：在卵巢恶性肿瘤患者的血清及腹水中明显升高，而良性者含量较低，故对诊断有一定意义。

5. 卵巢良性和恶性肿瘤有办法区分吗?

卵巢肿瘤性质复杂、种类繁多，要最后确定其良恶性和具体类别，当然只能根据病理检查。然而，如果在诊断过程中，或者在手术之前能对卵巢肿瘤的良恶性有一个初步估计，无论是对患者还是医生，都是有益的。事实上，通过病史询问、临床检查和必要的辅助检查，其良恶性是能够初步判断的。

1）病史方面：良性卵巢肿瘤患者病程长，肿瘤逐渐长大，早期多无症状。而恶性者往往病程短，肿瘤生长迅速，偶尔伴有低热。良性肿瘤患者一般情况较好，生育年龄妇女多见，而恶性者因病情发展快，早期即有转移病灶，迅速出现全身衰竭（恶病质），多发生于绝经后妇女及幼女或少女。

2）妇科检查：如果妇科检查时，有下述发现，则应高度怀疑恶性卵巢肿瘤：①附件包块是实性者，其中有50%是恶性的，而囊性者只有10%是恶性的；②肿瘤粘连固定者多为恶性；③双侧卵巢均有包块。恶性者70%累及双侧，而良性者仅5%为双侧性；④肿瘤不规则，表面结节感，子宫直肠窝有质地坚硬的结节、或卵巢肿物伸入到这一部位，90%是卵巢癌；⑤胸水或腹水，特别是血性腹水者；⑥两次妇科检查包块大小差别很大，肿瘤生长迅速者；⑦同时合并上腹部包块，如肝区结节、大网膜饼。

3）辅助检查：可根据具体情况择要施行，对进一步明确诊断有所帮助。①胃肠造影：可发现肿物，并提供是否有肠道转移，或为判断是否为原发于肠道的肿瘤提供参考。但经验证明，直肠镜、乙状结肠镜、胃镜及“钡剂灌肠”可能更有价值；②B型超声检查：有助于分辨肿瘤性质，有经验的医生可使准确率达到90%。电子计算机断层扫描（CT）在卵巢肿瘤诊断上的价值尚不及超声，故不一定都要做此检查；③腹腔镜检查：可直接观察肿瘤，取腹水进行细胞学检查或取肿瘤组织活检，可明确诊断和初步分期，有条件的医院已将其列为可疑卵巢恶性肿瘤的术前检查常规；④淋巴造影：淋巴转移是卵巢癌转移扩散的主要途径之一，即便早期也有相当比例的淋巴转移；⑤肿瘤标记物：有意义的标记物有甲胎蛋白（AFP），它是卵巢内胚窦瘤特有的肿瘤标记物；绒毛膜促性腺激素（HCG）是卵巢原发绒癌或未成熟畸胎瘤中含有绒癌成分者的标记物，癌胚抗原125（CA125）对上皮性卵巢癌也有一定价值。

病史和临床检查，尤其对卵巢肿瘤的警惕是非常重要的。只有考虑到了恶性情况，才有可能进一步选择相应检查。在术前初步判断了肿瘤的良恶性，患者有思想准备，医生也才能避免在术中措手不及。

6. 常见的卵巢良性肿瘤都有哪些？

卵巢肿瘤绝大多数是良性，以囊性者居多，良性卵巢肿瘤（包括瘤样病变）与恶性卵巢肿瘤之比约为9∶1。卵巢良性肿瘤可发生于任何年龄，但大多数发生于20～50岁之间。常见的卵巢良性肿瘤有：

1）囊性肿瘤

（1）非肿瘤性：卵巢非赘生性囊肿及瘤样病变是一类卵巢疾病而并非真性卵巢肿瘤，它是生育年龄妇女卵巢肿大最主要的原因，其重要性在于需与卵巢肿瘤相鉴别。主要有滤泡囊肿、黄体囊肿、黄素囊肿、妊娠黄体瘤、卵巢水肿、多囊卵巢等等。这些病变的特点是当它们达到一定的体积后即停止继续长大，多数直径在4～6厘米，除非发生并发症（如破裂、扭转），一般不产生症状，可自然消退，不需特殊治疗。但要严密观察，一般观察3个月经周期；如果与妊娠有关，多观察至妊娠4个月后，若无缩小或增大，则应考虑为肿瘤性。

（2）卵巢肿瘤：①浆液性囊腺瘤：约占良性卵巢肿瘤的25%，多为单侧性，大小不一，表面光滑，囊内充满淡黄色清亮的浆液，是故得名。浆液性囊腺瘤可分为单纯型和乳头型两种，前者只有一个腔（单房），囊壁光滑；后者常为多个囊腔（多房），其中可见多个乳头状的突起。浆液性囊腺瘤的预后很好，但仍有恶变的可能，单纯型者恶变率为35%，而乳头型者恶变率高达50%；②粘液性囊腺瘤：占卵巢良性肿瘤的20%，多为单侧，大小相差极大，小者仅数毫米，而大者可占满整个腹腔，成为人体最大的一种肿瘤（曾有报道重达170公斤）。常为多房，囊内液呈胶冻状，囊内一般没有乳头。如果肿瘤自发破裂后，瘤细胞可广泛种植于腹膜，形成“腹膜粘液瘤”，虽然仍为良性，但因手术不能完全切除，术后很容易复发，并造成肠梗阻，因此处理比较棘手；③成熟囊性畸胎瘤：又称皮样囊肿，是最常见的卵巢良性肿瘤。

2）实性肿瘤　良性实性卵巢肿瘤不多，主要有：

（1）纤维瘤：是由卵巢纤维细胞形成，由于常伴有腹水，有时易被误诊为恶性。

（2）纤维上皮瘤：多为单侧。

（3）卵巢平滑肌瘤：发生于卵巢的平滑肌组织，与子宫肌瘤有些类似，有时易被误诊为子宫浆膜下肌瘤。实性卵巢肿瘤，虽然可为良性，但很难与恶性卵巢肿瘤相鉴别，故不论其大小，均以手术切除为宜。

良性卵巢肿瘤发展缓慢，早期多无症状，往往在妇科检查时偶然被发现。中等大小的肿瘤常感腹部不适，有时患者在清晨空腹时可自己摸到包块。进一步增大可发生压迫症状，如尿频、尿急、或大小便不畅，肿瘤巨大时可引起腹胀、心悸、呼吸困难、不能平卧等。如果发生并发症，则可产生腹痛、内出血、甚至休克。良性卵巢肿瘤，即使是双侧性，也一般尚有部分正常卵巢组织，故很少引起月经失调。

7. 卵巢瘤样病变是怎么回事?

卵巢瘤样病变是一类卵巢疾病，与肿瘤相似但并非真正的卵巢肿瘤。它们或呈囊性结构或为卵巢组织的局部增生，是生育年龄妇女卵巢肿大最主要的原因，其重要性在于需与卵巢肿瘤相鉴别。主要以下几类：

1）单发性滤泡囊肿：为常见的卵巢囊肿，是由于成熟的卵泡不排卵或闭锁的卵泡持续存在，使卵泡液潴留。单侧性，直径一般不超过5～6厘米，为黄色清亮液体。囊肿可发生于绝经前的任何年龄，多数无症状，偶尔也可伴有月经周期紊乱，多为短暂的停经或功能性子宫出血。有时可因囊肿破裂出血扭转而被误诊为宫外孕或炎症，绝大多数囊肿可在 2 个月内自然消除，因此无需特殊处理，但应定期复查，以此与卵巢肿瘤鉴别。

2）黄体囊肿及黄素囊肿：两者形成的原因、特点不同，详见下题。

3）妊娠黄体瘤：它是由于过量的绒毛膜促性腺激素（HCG）刺激引起，而非真性肿瘤。只发生在妊娠的后 3 个月中，患者多数为 30 岁以下的经产妇。肿物多为双侧，实性，直径在 6 ~ 15 厘米左右。当胎盘排出，绒毛膜促性腺素水平下降后，妊娠黄体瘤即迅速消失。妊娠黄体瘤多无症状，偶尔可由于肿瘤细胞产生过多的雄激素，使孕妇和胎儿均有轻度男性化表现，大多数妊娠黄体瘤都是在剖宫产术中或产后绝育术中偶然被发现。术中若不能明确诊断，冰冻病理切片当然是必要的。

4）多囊卵巢：由于月经调节功能失常而引起的双侧卵巢多囊性增大，约较正常增大 1 ~ 4 倍，为均匀性增大。并且伴有一系列临床症状如多毛、肥胖、月经稀发、闭经、不孕等。

5）子宫内膜异位症囊肿：是在卵巢子宫内膜异位症时，由于周期性出血，经血潴留而使卵巢呈囊性增大，又称巧克力囊肿。其他还有卵巢水肿、卵巢冠囊肿、生发上皮包含囊肿等等。

8. 卵巢黄体囊肿和黄素囊肿有什么不同?

女性排卵后，卵泡壁塌陷，泡膜内血管破裂，血液流入腔内凝成血块而形成血体，其中的血被吸收后即形成黄体。正常情况下黄体直径很少超过 3 厘米。如果排出的卵子未受精，则在排卵后 9 ~ 10 天黄体开始萎缩。如果排卵后黄体持续存在或伴有出血或血浆渗出，则逐渐长大成为黄体囊肿。黄体囊肿呈黄色，一般只有一个囊腔，即单房性，直径大多在 5 ~ 6 厘米。黄体囊肿只发生于有排卵的妇女，有时可使月经期后延或经血淋漓。偶尔因囊肿破裂而出现腹痛、内出血症状，与宫外孕容易混淆。这时需立即处理，手术止血（开腹或者腹腔镜）。需要指出的是，妊娠时黄体也可增大成为黄体囊肿，但一般于妊娠 3 个月后会自然消失。这就是有些卵巢囊肿合并妊娠时需观察 3 个月的原因。黄体囊肿如无并发症，一般不需特殊处理，可定期复查。

与黄体囊肿不同，黄素囊肿多见于葡萄胎或绒毛膜癌。它是由于大量绒毛膜促性腺激素刺激卵泡而引起。囊壁光滑、壁薄，很多情况下囊腔会被膈分开，成为多个小囊腔，即多房性，而且多是双侧卵巢都有。囊肿体积大小不一，大者直径可达 10 ~ 15 厘米，甚至更大。囊内含清亮液体。除了由于葡萄胎或绒毛膜癌引起外，多胎妊娠、妊娠高血压综合征、口服大剂量雌激素及在治疗不孕过程中注射绒毛膜促性腺激素时也可发生黄素囊肿。

黄素囊肿可伴有腹水，也可发生蒂扭转或破裂出血。如果没有发生上述并发症，当葡萄胎或绒毛膜癌治疗后，或妊娠结束后，或停用有关药物后，黄体囊肿可以自然消退，不需治疗，如不能自然消退或发生并发症，则需手术治疗。从上面的叙述中可以看出，黄体囊肿是由于黄体不消退或囊内再出血所致，而黄素囊肿则是由于存在病理性的高促性腺激素所致，与葡萄胎及绒毛膜癌关系密切。黄体囊肿多为单侧，单房性，而黄素囊肿多为双侧、多房性，若无并发症，因均可自然消退，故都不需特殊处理，严密观察即可。

9. 卵巢纤维瘤是怎么回事？

卵巢纤维瘤是由卵巢组织发生的很有特点的一类肿瘤，它来源于卵巢的非特异性间质，是良性的结缔组织肿瘤，约占卵巢实性肿瘤的 20%，多发于中老年妇女，平均发病年龄为 46 岁。

卵巢纤维瘤的直径一般为 4～6 厘米，白色，实质性、坚硬，是妇科检查时感觉质地最为坚硬，密度最大的肿瘤，表面光滑，有包膜。切面呈旋涡状，偶有囊性变的水肿区，有时可见到钙化斑。

卵巢纤维瘤虽然是良性肿瘤，但有时可伴有腹水及胸水，尤其是肿瘤直径在 10 厘米以上者，这就是麦格综合征。分析这种良性肿瘤合并胸水的原因，可能为：①肿瘤组织水肿，而肿瘤包膜又很薄，因而细胞外液漏出，形成腹水；大量腹水经过横膈孔道，渗入胸腔，形成胸水；②巨大肿瘤的压迫，心脏代偿功能差，静脉或淋巴受压，也可能是胸水的原因。卵巢纤维瘤的主要症状是腹痛、腹部增大以及由于肿瘤压迫引起的泌尿道症状。在北京协和医院就诊的卵巢纤维瘤患者中，发生腹痛症状者占 55%，足见腹痛症状之常见。腹痛的原因在于纤维瘤多为中等大小，光滑活动，质地沉重，在剧烈体位变动时，很容易扭转而发生腹痛。

纤维瘤合并的胸水和腹水，有时可产生压迫症状，而且，胸腹水可造成病人的一般状况差，有时可被误诊为晚期卵巢癌。但实际上卵巢纤维瘤是良性的，将肿瘤手术切除后，胸腹水很快就会消失，故预后很好。40 岁以上的妇女可行全子宫双附件切除术，年轻妇女可保留生育功能。手术后不需要化疗。

10．畸胎瘤是一种什么样的肿瘤?

畸胎瘤是卵巢生殖细胞肿瘤中常见的一种，它并非是妇女怀了怪胎以后演变成瘤子，而是来源于生殖细胞，含有人体外胚叶、中胚叶和内胚叶三种组织成分，所以瘤子里会有毛发、油脂、皮肤、牙齿，骨片等外胚叶组织，也可有中或内胚叶组织如肌肉、胃肠、甲状腺组织。看起来的确很奇怪，但确实不是生了怪胎。

畸胎瘤有好几种，其中 97% 是囊性成熟畸胎瘤，又叫皮样囊肿。既可发生于幼女，又可见于老妇人，但绝大多数在 20～30 岁。

皮样囊肿外表是圆形或椭圆形，外面有一层光滑的包膜，囊腔里最多见的是毛发团和油脂，这些油脂在人的体温下是流质，瘤子切下来不久便在室温下凝结为半固体。瘤子里还常有牙齿和骨片，牙齿可多到几十个。这些组织分化成熟，所以瘤子是良性的。

皮样囊肿多是中等大小，常带有一个蒂，而且肿瘤的内容轻重不等，重心偏向一侧，沉甸甸的，很容易发生扭转。肿物扭转时会发生剧烈的腹痛和恶心。如果瘤子破了，弄得满肚子油脂一发不可收拾，甚至还有破入附近粘连的膀胱或肠腔的。皮样囊肿需要手术治疗。不过年纪轻的病人不一定切除卵巢，可以把瘤子剥除而保留一点正常的卵巢组织，手术以后仍可有正常的月经。由于 25% 左右的皮样囊肿是双侧性的，所以手术时一定要仔细检查另一侧卵巢。有时外表看来正常，剖开来看可能发现有小型的皮样囊肿。

皮样囊肿不影响卵巢功能，所以受孕正常，也有带着瘤子怀孕，到检查妊娠时才查出瘤子来。这种情况一般在妊娠 14～16 周时做手术，因为这时候手术不容易引起流产。

皮样囊肿的恶变率为 1%～3%，而且多发生在老年病人，恶变的平均年龄是 51 岁。一般是恶变为鳞癌。

11. 卵巢怎么会发生甲状腺肿?

甲状腺位于颈部，而卵巢位于盆腔深处，相距甚远，卵巢怎么会发生甲状腺肿呢?其实，这是卵巢的一种良性肿瘤，即卵巢甲状腺肿，是卵巢囊性成熟畸胎瘤的一种特殊类型。前面已经提到，卵巢畸胎瘤来源于多能的生殖细胞，通常由两三个胚层组织衍化而来，在少数情况下，可以只由一个胚层的组织即单胚层的组织为主要成分。如果这一组织是甲状腺组织，即甲状腺组织超过其他组织成分而过度增生，形成一个全部或大部由甲状腺组织组成的肿瘤，即称卵巢甲状腺肿。虽然不少成熟畸胎瘤中都可以有少量甲状腺组织，但只有当甲状腺组织占肿瘤组织的 50% 以上时才能称之为卵巢甲状腺肿。

卵巢甲状腺肿好发于 30～50 岁的妇女。根据北京协和医院的资料，卵巢甲状腺肿多为单侧性，右侧卵巢比左侧稍多见。直径大小不一，表面多为结节状。显微镜下所见与正常甲状腺组织、结节性甲状腺肿或甲状腺腺瘤相同。这种肿瘤内的甲状腺组织可以没有包膜，但这并不是恶性的表现。临床上可无症状或仅有腹部包块，肿块增大时可发生局部压迫症状，亦可有腹水、胸水、部分患者由于肿瘤内含有大量甲状腺组织，能分泌甲状腺素，从而引起多汗、畏热、心率快，眼球突出等甲状腺功能亢进的症状。

既然属于成熟畸胎瘤的一种，预后当然很好。卵巢恶性甲状腺肿极为少见。

12. 什么是功能性卵巢肿瘤?

卵巢肿瘤中有一组是来源于性腺在发育过程中所遗留的细胞，其特点是分泌性激素，由于它们具有内分泌功能，所以过去又称之为功能性肿瘤。有些肿瘤能分泌女性激素，有些能分泌男性激素，还有些能分泌女性与男性两种激素的。现在已经把这组肿瘤归于性腺间质肿瘤。性腺间质肿瘤有好几种，最多见的是卵巢颗粒细胞瘤。它多发生于四五十岁的妇女。由于肿瘤分泌雌激素，可以造成不正常的阴道出血、月经过多或闭经等内分泌紊乱。幼女若长了这种瘤子，不到 10 岁的孩子就来月经并出现乳房增大，阴毛生长等性早熟现象；而老年妇女长了这种肿瘤，则表现为绝经后又来“月经”、皮肤细嫩等“返老还童”现象。由于颗粒细胞瘤是实性的，又光滑活动，所以也容易扭转造成急性腹痛。

颗粒细胞瘤是一种低度恶性的肿瘤，治疗以手术为主，有的需辅以化疗和放疗。手术治疗的效果是很好的，5 年治愈率为 80% 左右。但这种肿瘤有晚期复发的特点，观察 5 年是不够的，可能在 15 ~ 20 年以后复发，所以颗粒细胞瘤手术后是需要长期随诊的。

第二种常见的是泡膜细胞瘤，它能比颗粒细胞瘤分泌更多的雌激素，故女性化症状比颗粒细胞瘤更为显著，有时可合并子宫内膜增生甚至子宫内膜癌；它常与颗粒细胞瘤并存，所以过去将它们一起称为“女性化瘤”。其实二者是不同的。泡膜细胞瘤比较多发生于老年妇女，因有雌激素分泌，所以也有月经紊乱、闭经或绝经后出血，肿瘤是实性的。若有囊性变，由于激素的变化，会表现音憨、多毛等男性化特征。泡膜细胞瘤是良性的，手术切除效果满意。手术后阴道出血或男性化多会消失。

其他性腺间质肿瘤还有纤维瘤、男性母细胞瘤、硬化性间质瘤、环管状性索瘤等。需要强调的是：由于这类肿瘤是低度恶性或良性的，因此对幼女、年轻或生育年龄并有生育要求的妇女，应行保留生育功能的手术。

13. 能够引起男性化的卵巢肿瘤有哪些?

前面提到的两类肿瘤，颗粒细胞瘤及泡膜细胞瘤，能分泌雌激素，故过去又称之为女性化肿瘤。与此相反，另外一些卵巢肿瘤则可分泌雄激素，使女性性征减退而逐渐表现出明显的男性化性征，其中最常见的为男性母细胞瘤（又称为支持－间质肿瘤）。它来源于原始的或未分化的性腺支持细胞、间质细胞，类似胚胎的睾丸。间质细胞向睾丸结果分化，有分泌雄激素的潜在作用，而支持细胞则向能分泌雌激素的细胞分化。由于肿瘤组织中所含细胞种类的不同，各种细胞比例的不同以及肿瘤细胞分化程度的不同，故其临床表现也有所差异。大约 3/4 的肿瘤有男性化表现，而有些却没有内分泌功能或呈女性化。

实际上男性母细胞瘤并不常见，占整个卵巢肿瘤的比例还不足 1%，其发病率比前面提到的颗粒细胞瘤也少得多，占后者的 1/10～1/3。这种肿瘤常发生于 20～40 岁之间，5% 在青春期前发病，10% 在 45 岁以后发病。

此瘤最典型的症状是去女性化及男性化。患者首先表现为女性特征的减退，如月经稀少或者闭经、不育、外生殖器及乳房萎缩等，随后逐渐出现男性化表现，如多毛、痤疮、声调低沉、喉结增大、脱发、阴蒂肥大等。如果在儿童期发病，则小女孩越长越像男孩，即异性性早熟。腹部包块一般为中等大小，常被忽略，绝大多数为单侧的实性肿瘤，多数患者血清睾酮水平明显升高。该瘤主要应与肾上腺男性化肿瘤相鉴别，依靠超声，计算机体层扫描（CT）或同位素扫描等影像诊断技术，可以确定肿瘤是来源于卵巢还是来源于肾上腺。一般认为支持－间质肿瘤属于低度恶性。对年轻、要求生育的Ⅰ期患者，即肿瘤局限于一侧卵巢，未破裂者，行单侧附件切除已经足够；对年龄大、无生育要求、或临床分期已较晚者，应行全子宫及双附件切除术。对细胞分化不良者，应辅加化疗或放疗，并要长期随诊。手术后内分泌紊乱多迅速消失，月经恢复正常，有的还可妊娠；男性化体征亦逐渐消失，但有时可能消失不完全。

在有些情况下，其他一些肿瘤也可以产生男性化，如有些较大的颗粒细胞瘤，发生囊性变时也可表现男性化。此外，脂质细胞瘤、卵泡膜细胞瘤有时也可发生男性化。

14. 什么是卵巢交界性肿瘤，有什么特点？

肿瘤分为良性肿瘤和恶性肿瘤两种，这是为人们广为熟知的。但在卵巢上皮性肿瘤中，还有介于良性和恶性之间的交界性肿瘤这一类型。这一概念虽很早就已提出，但直到近年来才得到妇产科专家及病理学家的重视。大量资料表明，交界性肿瘤在病理形态、临床表现及预后方面，均与良性瘤及恶性癌不同，故在肿瘤分类中将其另立一类，以显示其差别是必要的。

从病理检查来看，交界性肿瘤形态上有部分恶性表现，但这些变化程度轻微，远不如恶性肿瘤表现明显。最重要的一个特点，是肿瘤没有间质浸润，即只局限在上皮层内，没有向上皮下的卵巢间质侵犯，因此病理形态上介于良性与恶性之间。患者的临床表现亦具备一些类似恶性、又有一些类似良性肿瘤的临床特点，如肿瘤转移的发生率可达59%，晚期者（Ⅲ期以上）占40%左右。肿瘤切除后也有复发的可能性，但其复发与一般的恶性肿瘤的复发又不相同，交界性肿瘤的复发多为晚期复发，及大多在手术切除后5年以后，甚至10年、20年后复发。肿瘤有反复复发的倾向。更为重要的是，绝大多数复发瘤的病理形态仍介于良性与恶性之间，即仍为交界性。

手术是卵巢交界性肿瘤最重要、最基本、最有效的治疗手段。对于年轻渴望生育者可行保留生育功能的手术，包括单侧附件切除或肿瘤切除、腹腔冲洗液细胞学检查和腹膜多点活检；而年龄较大、无生育要求者应行全子宫及双附件切除，并根据情况行大网膜、阑尾切除和全面分期手术（包括淋巴结切除）。

交界性肿瘤的预后与恶性肿瘤的预后迥然不同，5年及10年存活率分别为90%～96%及80%～82%。卵巢交界性肿瘤复发多局限于腹腔，转移到其他部位的交界性瘤，当原发瘤切除后，经化疗或放疗，转移灶均可消失。既然绝大多数复发瘤的病理形态仍为交界性，再次手术切除的效果当然也非常好。

认识到交界性肿瘤的上述特点，患者就有足够的信心战胜肿瘤，医师也才能够制定正确的治疗方案。一方面，遇到有转移，甚至有广泛转移，或是遇到复发，甚至皮肤复发的病例，不应该完全肯定为恶性癌，还应该想到有交界性肿瘤的可能。另一方面，由于这种肿瘤预后较好，故应积极治疗，不要误认为是转移或复发，即晚期癌瘤而放弃治疗。

15. 卵巢肿瘤有哪些并发症?

良性或恶性卵巢肿瘤早期常常没有症状，往往在妇科检查是偶然发现，有时则是因为发生了并发症而就诊，卵巢肿瘤常见的并发症有：

1）蒂扭转：是最常见的妇科急腹症之一，约10%的卵巢肿瘤可能会发生蒂扭转，详见卵巢囊肿扭转一节。蒂扭转一经确诊，即应立即剖腹或腹腔镜手术。

2）破裂：卵巢肿瘤的破裂率约为3%，可以是自然破裂，也可能由于外伤所致。自发性破裂是因为肿瘤生长过为迅速，其中多数为恶性肿瘤浸润性生长而穿破囊壁；或肿瘤扭转后肿瘤缺血坏死也可发生破裂。外伤性破裂是由于腹部受重击或挤压、分娩、性交、妇科检查及囊肿穿刺等原因引起。囊肿破裂后的症状轻重取决于囊肿的性质及流入腹腔的囊液量。小的囊肿或单纯性浆液性囊腺瘤破裂时，仅会引起轻度腹痛；大囊肿或成熟囊性畸胎瘤及子宫内膜异位症囊肿等囊液刺激性大的囊肿破裂后，常可引起剧烈腹痛、恶心、呕吐，严重时可引起腹腔内出血、腹膜炎及休克。凡疑有肿瘤破裂时，应立即剖腹探查。

3）感染：卵巢肿瘤一般不常发生感染。只有在肿瘤扭转或破裂后，由于刺激大的囊液的刺激，并与周围肠管粘连时才会发生感染。此外，邻近器官的感染灶如阑尾脓肿的扩散也可致肿瘤感染。肿瘤并发感染后的主要表现为腹膜炎征象，如高热、腹痛、肿块压痛及白细胞计数升高等，感染严重时可发展成为脓肿。治疗上可先用抗生素控制感染，然后手术切除肿瘤，如短期内不能控制感染，则应及时手术。

4）恶变：卵巢肿瘤恶变初期一般没有症状，不易早期发现；如果肿瘤生长迅速，尤其是双侧性卵巢肿瘤，应怀疑为恶性变，如出现腹水、消瘦，则病情已届晚期。因此，一旦确诊为卵巢肿瘤，即使是良性，也应及早手术。

5）嵌顿：比较少见，小于胎儿头大的肿瘤可被挤入子宫与直肠之间的陷凹或子宫与膀胱之间的陷凹中而发生嵌顿，引起排便或排尿困难。如果合并妊娠，临产时可阻碍胎头下降而引起难产。

16. 什么叫卵巢囊肿扭转?

卵巢囊肿扭转，是卵巢肿瘤的一种并发症。

有的卵巢肿瘤长得如同带蒂的瓜果，蒂里面有血管通过。这个蒂是由卵巢韧带、输卵管及其系膜构成的，肿瘤受到外力作用，蒂部就可以发生扭转。所以应该叫做卵巢囊肿蒂扭转。扭转的瘤多半是良性的。这是因为只有蒂比较长、瘤子大小比较合适（拳头大)，瘤子又没有粘连，有一定活动余地的时候才发生扭转。恶性肿瘤一般是不符合这些条件的。比较容易发生扭转的是皮样囊肿、纤维瘤和粘液性囊腺瘤，这些肿瘤一般蒂比较长，且重心常偏于一侧。当突然站起、弯腰或发生肠蠕动的时候，瘤体就可以发生转动，怀孕的子宫使瘤子升入腹腔，更有了活动的余地，故容易发生扭转。约有 10% 的卵巢肿瘤发生扭转。扭转的结果，瘤内的血液循环受阻，因此引起急性下腹剧痛，有的扭一圈，有的可扭好几圈。扭转轻的，也许自然回复，但以后还会再次扭转。扭转重的，肿瘤血液不通，充血而涨成紫色，如不能及时解除，囊内出现血管破裂，进一步可使肿瘤坏死、感染或是破裂，造成严重后果（图 7－1)。

卵巢囊肿扭转属于妇科急腹症，需要紧急手术治疗。

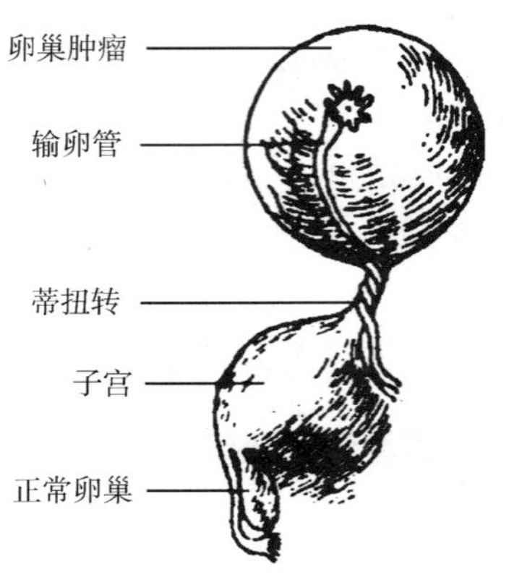

图 7－1　卵巢囊肿扭转

17. 卵巢肿瘤可以不做手术吗？

在九大类卵巢肿瘤中，最后一类叫做瘤样病变，它们外貌像瘤子，实际不是肿瘤，大多数长不大，一般不超过 5 厘米而且常常会自然消失，又被叫做非赘生性囊肿。最常见的是早期怀孕后长的妊娠黄体，还有从滤泡变化来的滤泡囊肿，从黄体来的黄体囊肿等。这些非赘生性囊肿是不需要手术的。凡真正的卵巢肿瘤，不论良、恶性都应做手术。这是因为卵巢肿瘤种类繁多，非常复杂，虽然现代已有种种诊断技术，有时还是难以区分究竟是良性或恶性，尤其是不易和早期的卵巢癌区别。即使肯定是良性的卵巢肿瘤，有的也会长到很大，产生扭转、破裂、感染等种种并发症。所以卵巢肿瘤只要长到 5～6 厘米以上，就应该做手术。

不过做手术并非一概而论地把两个卵巢都切除了。年轻妇女长了良性囊肿，可以争取囊肿剥除手术，保留正常的卵巢组织。不适合剥除的良性囊肿，除非是老年妇女，也应该保留一个卵巢，以维持其生理功能；如果已经接近绝经年龄，即使是单侧的良性瘤子，也以切除双侧卵巢为好，以防以后另一侧卵巢又长出肿瘤。至于恶性肿瘤，手术就要广泛和彻底得多了。

由于肿瘤不同，手术范围就不一样，手术中就要仔细探查。除了检查肿瘤之外，常常需要剖开探查另一侧卵巢，并且了解整个盆腔、腹腔的情况，瘤子切下来，还要切开检视，必要时可作冰冻切片病理学检查。最后的确切诊断要依靠手术标本的病理学检查。

18. 什么是卵巢囊肿剔除术?

一种理想的外科手术，应当是在治疗疾病的同时，保持器官的正常功能，但在妇科肿瘤的领域中，当前能达到这一要求的并不很多。卵巢囊肿是常见的妇科良性肿瘤，由于卵巢是成对的器官，多年来广泛采取的手术方法，就是行患侧卵巢切除，如果囊肿是双侧的，就会切除双侧卵巢，甚至连同子宫一起切除。既然卵巢有肿瘤，那么将患病的卵巢切除似乎是天经地义的事情。但对于一位年轻的妇女，尤其是还没有小孩的妇女，如果切除了双侧卵巢，就不仅不能生育，而且会长期遭受过早出现的绝经期症状的折磨；有的因单侧囊肿只切除了一侧附件，但以后另一侧附件又发生病变，如异位妊娠，卵巢囊肿等，而不得不切除剩下来的卵管及卵巢，也一样失去了生育甚至完全丧失卵巢功能。其实，很久以前，妇产科的先驱者，就已设计出了代替这种破坏性疗法的建设性手术，这就是卵巢囊肿剔除术。这种手术是将卵巢上生长的良性肿物从卵巢中剔除，并将健康的卵巢组织保留下来(图 7－2)。卵巢肿瘤生长在卵巢组织中，在一定时期，

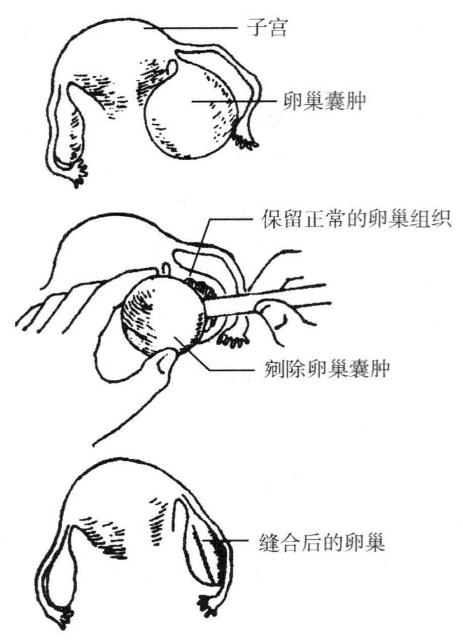

图 7－2　卵巢囊肿的剔除

囊肿挤压周围正常的卵巢组织。在二者之间能找到明确的分界层次，经过仔细分离，能够比较容易地将囊肿剥下。肿瘤剥下后，常常可剩下不少正常卵巢组织，将其重叠缝合后，外表很像一个正常的卵巢。保留的卵巢组织同样有正常的功能，照常产生激素，照常排卵。有时看来似乎只剩很少的卵巢组织，若手术精细，保留及维持其血液供应，对某些妇女来说仍能排卵及生育子女。当然在肿瘤过大，已无正常卵巢组织存在，或发生过感染等情况无法剔除时，就只好切除患侧卵巢了。原则上凡是良性的卵巢肿瘤均可做剔除手术，但主要用于卵巢的瘤样病变，如滤泡囊肿、单纯性囊肿、巧克力囊肿、卵巢冠囊肿等。真正的卵巢肿瘤中，主要是皮样囊肿可以做囊肿剔除手术，不论是单侧的还是双侧的囊肿，都能够剔除而不切卵巢。囊肿剔除的惟一禁忌证就是恶性肿瘤。如在术中发现肿瘤为恶性，则不仅不能行剔除手术，还要根据肿瘤性质，病变期别以及患者的具体情况，扩大手术范围。

19. 卵巢囊肿剔除术后卵巢功能还能维持吗？

前面已经提到，年轻妇女如果双侧卵巢都有良性肿瘤时，手术应尽可能作剔除术，保留部分正常卵巢组织，希望术后能有一定的卵巢功能。但被保留的一部分卵巢组织能不能维持正常月经及生育功能是患者非常关心的问题。北京协和医院曾经总结了这方面的情况，结果发现，对于双侧卵巢良性肿瘤患者，如果行囊肿剔除术时保留了一部分卵巢组织，手术后绝大多数月经正常。仅有个别病例由于盆腔粘连严重、解剖结构不清楚，手术时可能误使卵巢血液供应受损，术后出现闭经或月经稀少。因此只要在手术剔除囊肿时注意卵巢血运，一般在手术后都可维持正常月经。其次，在双侧卵巢囊肿行剔除术后，获得妊娠的机会还是不小的，据统计可以高达 70%。甚至有些患者在术中只留下了直径不到 1.5 厘米的卵巢皮（正常卵巢体积为 4 厘米 × 3 厘米 × 1 厘米），术后也获得了再孕的机会。当然，如果患者除卵巢有囊肿外，输卵管功能不好，如有炎症，那么怀孕的机会就小一些。因此，如果是畸胎瘤或单纯囊肿，剔除后再怀孕的机会非常大，几乎达 100%；如果是巧克力囊肿，则怀孕的希望会小一些；对于炎症性输卵管卵巢囊肿，则术后怀孕的可能非常小，或者说几乎没有。另外有些患者是在妊娠早期施行了卵巢囊肿剔除术，留下的卵巢组织是否可以维持妊娠而不流产？即使所留的卵巢组织不足

1.5 厘米，绝大多数患者都可维持妊娠至足月。

这些资料和观察充分说明卵巢这一器官具有丰富的潜力，如果在手术中医师比较有经验，熟悉解剖，尽量注意避免损伤卵巢血运，那么术中精心保留下来的一点点卵巢组织，即使很少，也可能维持正常卵巢生理功能，还足以生儿育女，为患者带来一个美满的家庭。

20. 不同年龄阶段的妇女分别容易患哪些卵巢肿瘤?

虽然卵巢肿瘤的最后诊断当以切除标本的病理结果为准，但病人的年龄是一个很重要的因素。通过病人的年龄和肿物特点的分析，在很多情况下可以大致判断患者为哪一类或哪些类肿瘤。当然，这里所说的年龄并不是绝对的。

1）<10 岁以内（青春前期）：这期间是一般没有所谓的卵巢生理性增大的，卵巢增大都是不正常的。单侧的卵巢肿瘤以生殖细胞肿瘤多见。囊性肿瘤常常是成熟畸胎瘤，实性肿瘤则应注意恶性生殖细胞肿瘤，如有腹水或转移迹象，则恶性肿瘤的可能性更大。

2）10～20 岁（青春期）：生殖细胞肿瘤是这一年龄组的主要肿瘤。囊性者首先应想到畸胎瘤；而实性者应考虑无性细胞瘤（属恶性肿瘤）。其他恶性生殖细胞肿瘤（如未成熟畸胎瘤、内胚窦瘤、胚胎癌等）也较常见。上皮性肿瘤及上皮性卵巢癌则较少见。

3）20～35 岁（生育中期）：上皮性肿瘤的发生开始增多，但双侧性囊性肿物仍以良性畸胎瘤为常见。实性肿物要考虑性腺间质肿瘤（如纤维瘤）、恶性生殖细胞肿瘤、转移性肿瘤（如乳腺癌卵巢转移）。此期还应注意两种情况：一是卵巢生理性增大。如若卵巢增大，囊性，直径大于 5 厘米，观察 2 ~ 3 个月经周期，不缩小或反而增大者应考虑为肿瘤性；二是炎性包块及子宫内膜异位症，都是这一时期容易发生的问题。

4）35 ~ 45 岁（生育后期）：此期各种性质的肿瘤都应想到上皮性肿瘤。实性者多为纤维瘤及转移性癌。

5）围绝经期：上皮性肿瘤为主。有相当的恶性比例（1:7 ~ 1:4.2），很少有生殖细胞肿瘤，偶尔也可见到囊性畸胎瘤，但应注意恶变的可能。

6）绝经后：恶性肿瘤的发生率明显增加，特别是上皮性肿瘤。浆液性多为双侧，粘液性多为单侧。双侧实性者应警惕转移性肿瘤。

21. 哪些卵巢肿块应高度警惕有恶性的可能，并需要开腹或腹腔镜检查?

对卵巢包块的重视和积极处理是预防卵巢癌非常重要的一环。即使是有丰富临床经验的医师，不做手术而完全确定肿瘤的良恶性也总受到一定限制，因此，只要是卵巢赘生性肿物（即使不是恶性，也有可能发生并发症），都应该高度警惕，原则上都是开腹探查的指征，若有条件，腹腔镜检查当然更好。具体说来，有如下一些情况：

1）生育年龄妇女，卵巢增大，囊性，直径超过 6 厘米，观察 3 个月经周期，或者口服避孕药观察 6 周，肿物不缩小或反而增大者。经验证明，对于持续的卵巢增大，80%的病人需要手术，而且术后确认并非为生理性肿大。

2）青春期前发现卵巢增大者。青春期前是没有所谓卵巢生理性增大的，卵巢增大就是不正常的。

3）妊娠早期发现肿物，观察至孕 16 周，不缩小者应视为病理性。

4）绝经后仍能扪到卵巢者，应考虑为病理情况。

5）卵巢实性肿物，无论任何年龄，任何时期，也不论其大小，都是不正常的。

6）卵巢肿瘤发生并发症（如肿瘤扭转、破裂）而构成妇科急腹症，手术是势在必行。

22. 目前哪些卵巢肿瘤可以通过腹腔镜进行手术治疗？

腹腔镜检查不仅对盆腔包块的诊断具有重要价值，而且近年来在腹腔镜下对盆腔包块施行手术也越来越广泛。理论上，任何良性的盆腔包块都可经过腹腔镜手术，甚至有人提出，没有腹腔镜不能做的手术。实际上，随着器械和设备的改进，操作者技术的提高，对恶性盆腔包块手术也已开始。各种类型的卵巢非赘生性肿物及瘤样病变、一些良性卵巢肿瘤如粘液性囊腺瘤、浆液性囊腺瘤、卵巢巧克力囊肿，在腹腔镜检查后都可随后施行腹腔镜下手术治疗。通过腹腔镜，可作卵巢切除术或卵巢囊肿剔除术。这种手术目前已相当成熟，手术时间已与开腹手术相差无几甚至更快，而术后的恢复之快却是开腹手术无法可比的，有时甚至不需住院即可手术。卵巢成熟囊肿畸胎瘤中含有大量刺激性大的油脂及毛发，破裂后容易形成化学性腹膜炎，因此在腹腔镜运用的初期，它是作为手术禁忌证而被排除在外的。而近年来的经验表明，在腹腔镜下进行手术实际上是安全有效的。手术中的关键是要将畸胎瘤切一小口，然后用热水反复冲洗囊腔，吸出内容物后再切除囊肿。即使囊肿破裂，油脂外溢，经反复冲洗，也很少发生化学性腹膜炎。

对于卵巢良性囊肿破裂、黄体囊肿破裂、巧克力囊肿破裂，卵巢囊肿扭转等等，由于属于妇科急腹症，在以往几乎都是开腹手术。但现在认为，除非有休克或重要脏器功能障碍，也可采用腹腔镜手术。

用腹腔镜进行盆腔包块手术的一个重要问题是术前检查和对肿物良恶性的估价。术前应进行详细的病史询问、全身体格检查及盆腔检查、超声波扫描，必要时可取血作癌胚抗原 CA125、绒毛膜促性腺激素（HCG）等肿瘤标志物的检查。在术中可行囊肿穿刺，明确囊液性质；如果手术中可疑肿物为恶性，应取活体组织立即送冰冻病理切片进行检查，如果确定为恶性，应立即开腹手术。因此，任何腹腔镜手术都应做好开腹手术的准备，任何盆腔包块的腹腔镜手术都要做好恶性肿瘤处理的准备。

23. 妊娠合并卵巢肿瘤有哪些相互影响?

卵巢肿瘤，尤其是恶性卵巢肿瘤，很少与妊娠同时存在，这与妊娠对预防卵巢发生肿瘤有保护作用是相一致的。据统计，每 8000 ~ 20000 例妊娠中可见到 1 例卵巢恶性肿瘤，主要以无性细胞瘤及浆液性囊腺癌居多；而妊娠合并良性卵巢肿瘤则以成熟囊性畸胎瘤及浆液性（或粘液性）囊腺瘤最多，占妊娠合并卵巢肿瘤的 90%。虽然妊娠很少合并卵巢肿瘤，但妊娠合并卵巢肿瘤远较非孕期危害更大。

在妊娠的早、中、晚期，卵巢肿瘤都可对妊娠产生影响。早孕时，由于肿瘤有可能嵌入盆腔，使子宫位置异常，或刺激子宫收缩，从而引起自然流产；中期妊娠时，由于子宫增大，活动的卵巢肿瘤容易发生蒂扭转，扭转后的剧烈腹痛及必然要采取的手术操作，也可引起流产或早产；晚期妊娠时，如果肿瘤较大，挤压子宫，则可能引起胎位异常，使胎头不能进入盆腔；如果肿瘤位置低，则有可能阻塞产道，造成难产。

另一方面，妊娠时机体的生理变化也可影响卵巢肿瘤。妊娠时盆腔充血，卵巢血液供应增加，肿瘤可迅速长大；如果是恶性肿瘤，还可能促使其扩散；怀孕期间，子宫体积的增大和位置的改变，可使卵巢肿瘤发生蒂扭转；而分娩时的挤压则有可能造成肿瘤破裂。而且妊娠时的子宫增大，常使卵巢肿瘤不易被发现，延误肿瘤的诊治。

24. 妊娠期发现了卵巢肿瘤该怎么办?

妊娠给人们带来希望和欢乐，而癌瘤总是使人们恐惧和痛苦，特别是对于妊娠妇女。在处理妊娠和癌瘤时，常常处于进退两难的境地，既希望妊娠能够成功，又希望不延误肿瘤的治疗，因此医生和患者经常都需要面临和解决很多问题：妊娠是否需要终止？继续妊娠到胎儿可活期，是否会影响肿瘤的预后？肿瘤对胎儿的影响？治疗肿瘤将给胎儿带来哪些危害？本次妊娠终止后将来妊娠的可能性？何时手术最好？等等问题。这都需要医生与患者及家属共同协商，权衡利弊，决定处理方案。

在诊断方面，医生应对附件区域包块重视，不应延缓恶性肿瘤的诊断，原则如下：①对于妊娠期合并的卵巢包块，若逐渐缩小，可诊断生理性囊肿；②如果肿物超过 5 厘米，应在孕 16 周左右进行腹腔镜手术或剖腹探查，不论其是否有扭转等并发症。因为只有适时地实施手术，才能避免发生并发症，及时发现恶性肿瘤情况；③如果肿物是硬的，结节性的、固定或双侧的，则不论孕龄长短，均应剖腹手术。如并发有肿瘤扭转、破裂或感染等，或伴有急性腹痛、恶心呕吐，甚至休克，亦应立即手术。

手术时需要全面探查盆腔、腹腔情况，特别注意两侧卵巢、子宫、大网膜、腹膜及结肠、对切除的肿物要经大体及肉眼初步判断是否为恶性，必要时经冰冻切片，以确诊及断定手术范围。

在处理方面，从原则上说，妊娠期卵巢肿瘤，尤其是卵巢癌的处理与非妊娠时并无不同，但考虑到妊娠后果，以及日后生育问题，妊娠时卵巢肿瘤的处理又需要特别指出的地方，卵巢肿瘤的良、恶性，卵巢癌的期别及组织学类型是处理时考虑的基础。

如上所述，一旦确定卵巢肿瘤，或者怀疑恶性，即应尽早剖腹手术，而不应再顾及妊娠月份。为担心流产或早产，拖延手术是不明智的。除非能明确为良性卵巢肿瘤，方可等到妊娠中期，流产可能性小时手术。

医生在手术时的首先步骤是确定肿瘤的良恶性、确定卵巢癌的期别、全面探查，切除可疑组织立即送冰冻病理检查，确定初步诊断及组织学类别判定，这一步骤是选择手术范围的基础。下述几种情况，处理上有所不同。

1）如果病变局限于一侧卵巢、包膜完整，没有转移种植表现，即所谓的临床Ⅰa期；如病变属于低度恶性，可作单侧附件切除，对侧卵巢活检。妊娠可维持至足月。

2）如果病变是已超出Ⅰa期的上皮性癌，则应施行“肿瘤细胞减灭术”。这时对妊娠的考虑显然是第二位的。

3）对于恶性生殖细胞肿瘤，虽然病变超出卵巢，也可只切除病变卵巢及转移瘤，保留妊娠子宫及对侧卵巢。

4）转移性卵巢癌的原发灶主要来自肾、胃肠道、乳腺等，如何处理因人而异，母儿预后不佳。维持妊娠至足月，或可慰藉母亲余生。对肿瘤，除非有并发症，可不必处理。

25. 什么叫子宫内膜异位症?

正常的子宫内膜存在于子宫里面，如果一旦这些内膜组织生长在子宫以外的地方，就叫做子宫内膜异位症。

子宫内膜本来是妇女体内的正常组织，但却能像恶性肿瘤一样离开它所在的器官，向盆腔以及其他地方浸润、扩散甚至转移。为了解释这一奇特的病理生理现象，经过长时间的科学试验和临床观察，终于提出了一个经血倒流和内膜种植的学说，初步阐明了这种疾病发生的机制。在正常情况下，妇女的子宫内膜每个月要生长，脱落一次，脱落下来的内膜混同血液在一起，经过子宫颈口，从阴道排出来，这就是月经。但在某些妇女，或由于上述正常经血排出的渠道不够畅通，或由于其他尚不了解的原因，部分子宫腔内产生的经血经过两侧输卵管，倒流入盆腔，因为在经血当中混有子宫内膜碎片，这些内膜虽然已经脱落下来，但却没有失去生命力，因此在到达盆腔以后，就会像撒在土壤中的种子一样，在不同的组织器官上扎根，生长起来。这些异位的内膜组织和子宫里面的内膜一样受着卵巢内分泌的控制，周期性的生长、脱落和出血，但经血产生时却找不到排泄的出路，便在局部一点点地积聚起来，刺激周围的组织，引起广泛的粘连，并在结缔组织的包围下，形成一个个内膜异位结节或囊肿。这种病变可以波及所有的盆腔组织和器官，但最多见的是发生在卵巢上的内膜异位囊肿，有时可以长得很大。其次子宫和直肠之间的空隙叫做子宫直肠窝，也是异位子宫内膜最容易种植的地方，此外像子宫、输卵管、结肠、或膀胱的浆膜面上，腹膜表面，甚至整个腹腔里都可以发生内膜异位症，但比较少见(图 7–3)。在极少数情况下，子宫内膜异位症可以发生在盆腔、腹腔以外的部位，如胸腔、四肢等，就很难用倒流的理论解释。为此有人提出子宫内膜可以经过血流或淋巴系统转送和种植在身体的任何地方，但还有待进一步证实。

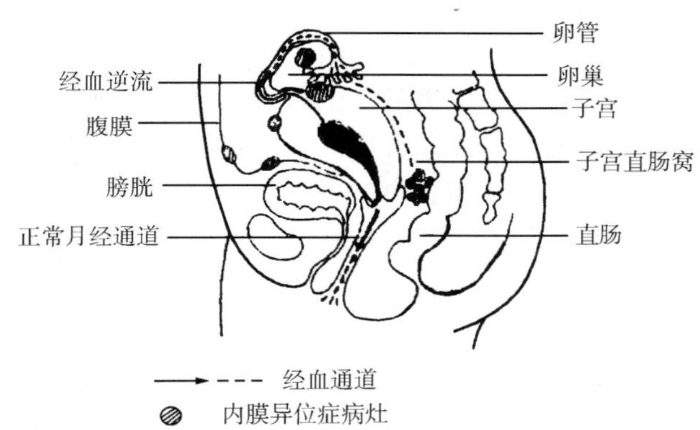

图 7–3　子宫内膜异位症示意图

子宫内膜异位症，过去曾被认为是一种好发于上层社会白种人的所谓“文明病”。近年来逐渐认识到有色人种如东方人、黑人也有相当高的发病率。从而说明这是一个不受地区、人种或经济条件限制的疾病。根据西方统计，因妇科疾病需要手术的患者中，大约每 5 名病人中，就有 1 例子宫内膜异位症。我国妇科临床对这一疾病注意较晚，但近年来发病率不断上升。初步估计，已和西方国家相当接近。一种过去的罕见病，已经发展为今天的多发病。

26．子宫内膜异位症主要有哪些症状？

子宫内膜异位症可以发生在初潮以后直至绝经前的任何年龄，但绝大多数发生在 30～45 岁之间。病人可以有多种多样的临床症状，但有两个症状是比较突出的：第一是痛经，第二是不育。根据统计材料，大约有 80%左右的患者都有不同程度的经期腹痛。痛经产生的原因，主要由于这些异位的内膜病变在行经前充血，行经时经血积聚在结节之内，压力骤然升高，就可以引起疼痛。这类痛经的特点是逐渐发病，进行性加重。疼痛从行经或经前几天开始，持续整个经期至经后数日逐渐消失。如内膜异位症只存在于卵巢，一般痛经较轻或甚至没有痛经；如发生在子宫直肠窝则往往伴有恶心、呕吐，甚至虚脱，是各类痛经病中最严重的一种。子宫内膜异位症的病人一般多伴有生育力下降甚至不育，50%的患者合并不育。其中有的从无生育，有的则过去虽曾生育过，但发病以后，即不再怀孕。子宫内膜异位症的其他症状还有性交困难、排便疼痛、耻骨上疼痛、排尿困难等等。

由于痛经或不育是许多妇女病共有的症状，一旦出现后，病者本人很难判断是否患有子宫内膜异位症，而必须借助医生的检查。如果在检查时发现盆腔内有粘连性的包块（巧克力囊肿）或在子宫直肠窝内摸到有明显触痛的结节，即应高度怀疑子宫内膜异位症的可能性，需要进行超声波、腹腔镜、子宫输卵管造影等一系列辅助检查，以明确诊断，及时治疗。

27．子宫内膜异位症与生育活动有关系吗？

子宫内膜异位症与生育活动的关系，长期以来是临床工作者关注和研究的热点，也提出不少观点，有的已经证实，有的尚属推测。

1）妊娠与异位症的关系：多产的人较少患异位症是妇科医师熟知的临床现象。妊娠期间月经停止来潮，无经血倒流，这时就没有子宫内膜的种植。同时，妊娠期间在大量的孕激素的持续作用下，异位的子宫内膜可发生蜕变以致坏死萎缩，这一现象已成为近代假孕疗法的理论基础。因此妊娠对异位症可能具有预防和治疗双重作用，但这里所说的妊娠主要是足月妊娠，而包括流产、中期引产在内的非全期妊娠则可能由于早孕持续时间短，不能有效地减少经血倒流而起不到保护作用，因此仅仅增加孕次并不能起到预防异位症的作用。

2）不孕与异位症：妊娠对异位症的保护作用很容易使人进一步推论出不孕是发生异位症的危险因素。长时间不怀孕，不间断的卵巢激素作用使异位子宫内膜有了生长机会，而且也提供了更多的经血倒流的机会。这只是问题的一个方面；另一方面，由于盆腔异位灶形成之后，常常会影响患者的受孕能力。重度的子宫内膜异位症患者不孕的原因可能主要与广泛粘连、输卵管闭锁或蠕动功能减弱以致影响卵子的排出、摄取或受精卵的运行有关，然而有时极轻度的子宫内膜异位症，也有可能导致不孕，显然，除了解剖因素外，可能还有内分泌或免疫方面的原因。因此，不孕与异位症互为因果，孰先孰后，还分不清楚。

3）人工流产、避孕方式与异位症：近年来，人工流产引起异位症的看法在国内外妇科学界相当广泛，并提出“医源性子宫内膜异位症”，告诫年轻妇女要加强避孕，而不要频繁人工流产。理论上，避孕使妊娠次数减少，在某种程度上对抗了生育活动，似乎可能会增加子宫内膜异位症的发生，但实际上，现有的避孕方式中，有的可以增加子宫内膜异位症的发生，有的则相反。口服避孕药能使子宫内膜变薄、经血减少、减少了经血倒流的机会，因此长期的口服避孕药可以预防异位症。宫内节育器的主要副作用是月经量增多或经期延长，因此有可能是子宫内膜异位症的一个危险因素。双侧输卵管结扎应该完全可以阻断经血倒流，但一般很少有人用此方法作为避孕措施，除非由于某些疾病不得已而为之。

28. 发生子宫内膜异位症的危险因素有哪些?

近年来，子宫内膜异位症的发病率不断上升，但现有的理论仍不能圆满解释异位症的真正病因。因此，很多研究利用现代流行病学的调查手段，探索和认识发生异位症的危险因素，目前认为，子宫内膜异位症的发生可能与下列因素有关：

1）月经周期：经过多年临床实践，经期月经血倒流入盆腔并生长的“种植学说”已为大多数人所接受。据统计，初潮年龄小于 12 岁者，发生异位症的危险增加；月经周期长对发病有保护作用。相反，行经时间长则是危险因素。

2）痛经：痛经不仅是异位症最重要的临床症状之一，而且近年来认为，痛经也可能是异位症的高危因素。通过仪器观察发现，痛经是由于月经期子宫收缩所致，子宫收缩增强，痛经程度增加，进一步的研究还发现，痛经患者经血和脱落的子宫内膜中含有高浓度的称为前列腺素的物质，它具有强烈收缩子宫肌肉的作用，这种作用一方面引起痛经，另一方面则可促使经血倒流而引起子宫内膜异位症。鉴于此，对于青春期少女出现的痛经，不应该一概的视为正常现象，而应积极治疗。

3）经期运动，特别是从事翻滚、跳跃或倒立等剧烈体位变化的运动，可以促使经血倒流而增加子宫内膜异位症的发病机会，所以月经期应避免剧烈运动。

4）妊娠、不孕、避孕方式、人工流产与异位症的关系在前一节已经讨论过。

5）个体因素：异位症好发于高经济收入、高知识阶层的妇女，在以往被认为是一种文明病，这可能与这类人群在社会、工作及家庭中承受较大的责任和压力，长期处于精神和心理紧张的应急状态中，后者可能通过内分泌调节，为异位症的形成提供了适宜的环境和条件。

近年的研究还表明，子宫内膜异位症患者有很多遗传方面的异常，有人认为它是一种遗传性疾病。

29. 子宫内膜异位症的治疗目的是什么？有哪些方法？

近 10 年来，在著名妇产科学家郎景和教授的领导下，北京协和医院经过对子宫内膜异位症进行深入的研究，提出对子宫内膜异位症的治疗目的为：减灭和去除病灶，缓解和消除疼痛，改善和促进生育，减少和避免复发。

子宫内膜异位症的治疗方案，因病情的轻重，患者的年龄和生育情况而有所不同。一般说来，如果发病时间不久，患者没有或仅有很轻的症状，妇科检查只发现很少的病变，可以定期到医生处复查，不必治疗。如果病人已婚而未育，可鼓励其受孕，经过一次足月妊娠，可能使病变缓解，甚至完全消失。如病情较重，或表现为重的痛经，或盆腔检查发现有肯定的内膜异位结节，就必须采取药物或手术治疗。现择要介绍如下：

1) 药物治疗：由于异位的子宫内膜在发病以后，需要有卵巢分泌的激素，主要包括雌激素和孕激素，周期性的刺激作用下才能存在和发展。因此妇女在月经初潮之前，卵巢功能尚未开始，或在绝经之后，卵巢功能已经停止，均不会得此病。妊娠期间，卵巢的周期性活动停止，而胎盘则持续大量地分泌孕激素，也可起到抑制病变发展的作用。根据上述观察，人们采用药物来对抗或抑制卵巢的周期性内分泌刺激。最初是用睾丸酮类的雄性激素，副作用较大，而且效力亦不够强，已逐渐摒弃不用。后来则逐渐发展成了假孕疗法及假绝经疗法。①假孕疗法：是用强力的孕激素避孕药物，以更大的剂量不间断地长期服用，使得月经停止来潮，子宫内膜及异位的子宫内膜在药物作用下发生类似妊娠的反应，所以又叫假孕疗法。用于这种疗法的药物很多，并且还在发展，口服的主要有安宫黄体酮、普维拉、内美通等，肌注的有已酸孕酮。这种疗法至少要持续半年，才可以使异位内膜停止活动，最后发生萎缩，从而产生疗效。②假绝经疗法：70～80 年代，国外主要是使用一种叫丹那唑的药物，它是一种雄激素的衍生物，效果较好，我国目前也正在使用，但它有比较大的副作用。从 80 年代开始，国际上广泛使用称为促性腺激素释放激素激动剂药物(目前市场上可得到药物有抑那通、诺雷德和达菲林等)，它能非常强烈地抑制卵巢的功能，使其几乎完全失去作用，从而达到治疗目的，而且由于这种药物是一种长效缓释制剂，只需 1 个月皮下注射 1 次，非常方便，但其价格目前也非常昂贵；国内还试用男性避孕药物——棉酚。这些药物都能使子宫内膜产生类似绝经妇女的萎缩现象，故称假绝经疗法。不论是假孕疗法还是假绝经疗法，一般都不易达到彻底根治的目的，停药后很快即会复发，而且对于比较大的子宫内膜异位结节，或囊肿的效果是比较差的。

2) 手术疗法：一般认为卵巢上发生的巧克力囊肿，病变体积往往较大，或发生在其他部位的子宫内膜异位结节，直径在 2 厘米以上者，即不易用药物控制，而需要手术治疗；或者经过半年甚至 1 年的药物治疗，病情仍不见好转，也应考虑手术切除。如果病人年轻，没有子女，手术时一般只将内膜异位的病变切除，而将子宫和正常卵巢组织保留下来。称为保守性手术。这种手术保留了生育的可能性，但复发机会较大。如已有子女且病人年龄较大（35 岁以上），可以在切除内膜异位病变的同时，切除子宫，但保留正常的卵巢组织。此法从长远看来，效果优于保守性手术，但不能绝对防止复发。如果病人年近绝经期，或内膜异位病变过于广泛，难于彻底根除，则在手术时应将子宫卵巢一同切除。术后因为卵巢的功能已不复存在，一切内膜异位病变均自行萎缩，从而永远断绝了复发的可能性。

以上一般性地介绍了主要方法的选择和应用。不同的医生可能持不同的看法，有人倾向于药物治疗，有人倾向于手术，有人则认为手术和药物结合起来可能效果更好，这些都有待进一步积累更多的经验。应强调手术的重要性，在有条件的医院，腹腔镜手术是第一选择。因为它可以明确诊断，明确病变程度、类型，并进行切除、破坏及减灭病变，分离粘连，恢复解剖，有助于妊娠；可以减轻症状，减少及预防复发。同时，药物治疗也是必要的，因为深部病灶、隐蔽的病变可能被遗留，况且还有显微镜下才能判断的病变或新生病变。

30. 子宫内膜异位症能预防吗?

一种疾病，如果病因不明，就无法预防。如果能对发病原因有某些了解，就可能做到部分预防。子宫内膜异位症应属于后者。近年来已经基本阐明，这一妇科常见病是经血倒流和内膜种植的结果。根据这一发现，子宫内膜异位症的直接病因有两种可能：第一是经血引流不畅，行经期子宫产生的经血部分经输卵管排入盆腔，这一理论足以解释一切发生在盆腔，甚至腹腔的内膜异位症。至于为什么会出现经血引流不畅，目前能够明确肯定的是有某些显而易见的生殖道梗阻，如先天畸形或创伤引起的子宫颈或阴道的闭锁或狭窄，部分或完全封闭了经血外流的通道。但这只存在于一小部分病例，而在大多数盆腔内膜异位症的患者中，并不能找到明显梗阻的原因。第二是某些人为的原因，把子宫内膜接种到其他地方去，如剖宫产或其他子宫切开的手术可能把内膜接种到手术伤口上。某些子宫颈的小手术所造成的创伤，可能为行经时内膜的种植提供了机会。另外一些宫腔内的手术，如刮宫、人工流产、输卵管通液或造影等均可能由于提高宫腔压力，把内膜从输卵管挤入盆腔，根据上述的原因，可以提出以下预防措施。

1）一切因先天畸形或创伤造成的生殖道部分或完全梗阻，必须及时进行手术纠正。

2）医生在实行子宫切开手术，如剖宫产时，必须小心保护子宫和腹部的切口，以防子宫内膜碎片的移植。

3）行经期间，应避免进行盆腔内诊、子宫碘油造影或输卵管通液等检查，以防将脱落的内膜经输卵管送入盆腔。

4）宫颈的手术如电烙、冷冻、锥切、修补等，均应在行经后短期内进行，争取使宫颈上的伤口能在下次行经前愈合，以防经血中的内膜在创面上种植。

5）行经期应尽量避免过度或过强的体育、舞蹈活动或其他体力劳动，以防止剧烈的体位和腹压变化可能引起经血倒流。

6）随经血倒流出去的子宫内膜，需要卵巢激素的周期性刺激，始能生存和增殖。因此提倡和推广口服药物避孕，抑制正常卵巢周期可能会对子宫内膜异位症起到一定的防止作用。因为子宫内膜异位症已经成为现代妇科的一种常见病，为此，预防问题必须提到日程上来。如果能够做到以上几点，虽然不能达到完全预防的目的，但防止部分患者得病，从而使发病率下降，却是很可能的。

31. 什么是卵巢“巧克力囊肿”？

卵巢是子宫内膜异位症最常见的部位。卵巢发生了子宫内膜种植后，除卵巢表面及其皮层中可出现紫褐色斑点和小泡外，在卵巢内的异位组织中还可因为在月经期中反复出血而又不能排出，从而形成单个或多个的囊肿，即子宫内膜异位囊肿。由于囊肿内含有暗褐色粘糊状陈旧血，酷似溶化的巧克力，故一般都将其称为“巧克力囊肿”。巧克力囊肿自小而大，最大直径可达 25 厘米。受卵巢激素的影响，囊肿中的异位子宫内膜组织也发生周期性的出血，如此反复，囊腔内的压力过高，囊壁可出现小裂隙并有微量的血液渗出，但裂隙随即被渗出物引起的腹膜局部炎症反应和组织纤维化所愈合，久之与周围的肠管、子宫及子宫旁组织紧密粘连，使囊肿固定在盆腔内，不能活动。因此与周围组织紧紧粘连在一起是巧克力囊肿的特点之一。

巧克力囊肿的这种致密粘连、可活动性差需与恶性卵巢肿瘤相区别。巧克力囊肿患者常有月经量多、痛经、肛门坠胀等症状，病程长、病人的一般情况好，妇科检查尤其是三合诊时，子宫骶骨韧带及子宫直肠窝内可触及痛性结节，检查时患者疼痛难忍；而卵巢癌患者的一般情况较差，病程短，子宫直肠窝也可触及不规则结节，但一般痛感不重，当然，两者之间有时仅靠盆腔检查确实不易区别，最后可能需要经过腹腔镜检查，并行囊肿穿刺才能确诊。

需强调的是，卵巢巧克力囊肿的巧克力样囊内液一般都比较浓稠，若是囊内液为较稀的巧克力样液，则要提高警惕，这种情况往往是卵巢肿瘤出血或巧克力囊肿恶变的表现。另外，由于囊肿与周围组织粘连，巧克力囊肿几乎不会发生蒂扭转，但它却容易发生另外一种并发症，这就是下面要谈到的“巧克力囊肿破裂”。

32. 卵巢巧克力囊肿破裂是怎么回事，有什么特点?

提起妇科急腹症，人们总是想到异位妊娠破裂和黄体囊肿破裂。但是，近 10 余年来一种新的妇科急腹症——卵巢巧克力囊肿破裂出现，并日益显示其重要性，当然这与子宫内膜异位症的发生率逐年升高是分不开的。

生长在卵巢的巧克力囊肿，囊壁常常很糟脆，在手术分离过程中，几乎没有不发生破裂的。这一特点提示巧克力囊肿可能具有一种自发破裂的倾向，实际情况也是如此。囊肿破裂后，小的破口可以很快自行愈合，并与周围组织形成粘连；如果破口较大，则无法自行愈合，其浓稠的巧克力样囊内液可流入腹腔，这种巧克力样液体的刺激性极强，可刺激周围的腹膜，引起剧烈的腹痛，如果处理不及时，还可能导致弥漫性腹膜炎，造成致命的后果。

卵巢巧克力囊肿破裂的诊断曾经是十分困难的，其原因是以前人们没有认识到巧克力囊肿有自发破裂的倾向，当然也不知道临床上存在这一类急腹症。事实上，巧克力囊肿破裂除了有一般急腹症的共有症状外，尚有其独具的特点：

1）患者多数为育龄妇女，发病时间多在经期或行经前期（即月经周期的后半期）。

2）一般没有闭经或阴道不规则出血（而异位妊娠常有）。

3）典型的表现为突发的剧烈下腹痛，逐渐延及全腹，可伴有低热或轻度白细胞升高，同时伴有明显的腹膜刺激征，即腹部肌肉紧张、压痛和反跳痛。

4）绝大多数患者不出现休克和血压下降。与此同时，如能追问出有子宫内膜异位症的病史，在子宫直肠窝内查到触痛的结节，即应考虑巧克力囊肿的可能。后穹隆穿刺是最具特异性的方法，当获得暗褐色咖啡样液体时，诊断就可基本明确了。

除了个别病例症状较轻、囊肿很小或病情已自动缓解者外，均应尽早施行手术治疗，以避免或减少异位内膜病变继发种植和因囊液刺激引起腹腔粘连。手术原则与一般子宫内膜异位症相同，术中应做到：彻底冲洗，清除溢入腹腔内的巧克力样液；尽可能清除腹腔内的一切异位内膜病灶，对年龄较大已有子女者，为避免复发，切除子宫为宜；对年轻未生育的患者，应尽力分离粘连，保留子宫及正常卵巢，为日后妊娠创造条件。

如果有条件，通过腹腔镜完成上述操作则更为理想，尤其是对年轻未生育的患者。

33. 卵巢巧克力囊肿有哪些治疗方法?

一般而言，如果巧克力囊肿的直径超过 2 厘米，完全依靠药物清除几乎已属不可能。药物最多仅能控制囊肿不进一步发展，或稍微缩小囊肿或缓解症状。因此，对于病灶直径较大，药物治疗无明显好转者，应及时进行手术治疗。

1）开腹手术：是经典的治疗方法。视病人的年龄、病灶大小、生育情况而作保守性手术或根治性手术。保守性手术保留了子宫及正常的卵巢，为患者保留了生育功能，但同时也留下了复发的隐患。如果行囊肿剔除，手术中应该先以粗针或电动穿刺吸引，吸尽囊内液，或者反复用生理盐水冲洗，以防止囊内容物广泛外溢污染盆腔而引起医源性的扩散种植，待囊内液基本吸尽，囊壁缩小后再行剔除。

2）腹腔镜手术：目前应用日益广泛，已越来越显示出它比开腹手术更有价值。随着腹腔镜设备和器械的改进、操作人员技术的提高，将来腹腔镜有可能完成现在开腹手术的各种操作，而且对患者的干扰小，术后恢复快。手术原则与开腹手术相同。为了使腹腔镜手术便于操作，有时也在术前用一段时间的药物(国外多推荐使用 3 个月的戈舍瑞林)，使囊肿缩小，囊壁变薄、盆腔粘连减轻后再行手术。

3）B 超引导下穿刺并注射药物：随着 B 超设备精度的提高，各种介入性治疗的发展，近年来也开展了在 B 超引导下，经腹部或经阴道行巧克力囊肿穿刺术，抽出其中的囊液，并用生理盐水反复冲洗，然后注入无水酒精或其他腐蚀剂，使囊壁细胞生长活性丧失、变性、坏死，失去分泌功能。由于囊内壁细胞萎缩、脱落和吸收，囊肿可以缩小，反复穿刺注药，甚至可使囊肿完全消失。北京协和医院采用了这种技术治疗卵巢巧克力囊肿，效果良好。

在进行手术治疗后，应该再用一段时间的药物，以巩固疗效。对有生育要求的患者，则先鼓励其尽快怀孕。

34. 腹腔镜对子宫内膜异位症的诊断和治疗有何价值?

虽然子宫内膜异位症是妇科多发病，但在腹腔镜应用之前，即使有经验的妇科医生，其术前诊断率也不超过 70%，而经验不足者仅有 20%。虽然子宫内膜异位症有典型的症状及体征，但有些症状与病情轻重并不完全平行，如肿瘤大者不一定有痛经，而痛经重者不一定有广泛的异位内膜种植。而巧克力囊肿更是变化多端，有些活动的巧克力囊肿常与卵巢成熟畸胎瘤相混淆，囊肿与子宫紧贴时又可能误认为是浆膜下子宫肌瘤；子宫直肠窝的结节与卵巢癌的结节有时也不易鉴别；内膜异位症所致的粘连和压痛常被误认为是盆腔结核和一般炎症。而腹腔镜的问世，使异位症的早期诊断发生了一个飞跃。

腹腔镜镜头与病灶之间的距离可改变实物的放大倍数。故检查时镜头贴近病灶，可以放大，便于发现细小的早期病变。临床上无典型子宫内膜异位症病史、症状和体征的早期病例，主要是通过腹腔镜检查来做出诊断和分期。通过腹腔镜检查，可以系统地观察各盆腔脏器及其浆膜面，了解病变范围，浸润深度，粘连程度，并根据这些结果进行分期，确定病情的轻重，指导治疗。现在通用的美国生育协会的子宫内膜异位症分期法就是以腹腔镜检查为依据的。另外，对怀疑巧克力囊肿又不能完全肯定的病例，可在腹腔镜下穿刺，分析囊液性质，或取活组织病理检查明确诊断。对伴有不孕的患者，还可同时做输卵管通畅试验，从宫颈注入染料，在腹腔镜下直接观察输卵管通畅与否。

另一方面，前面已经提到，由于腹腔镜损伤小、术后恢复快等优点，腹腔镜也越来越广泛地应用于子宫内膜异位症的治疗中。对小的或者多发性的异位灶，在腹腔镜下可用激光、电凝、微波等方法烧灼。对大的囊肿，则可行剔除或行卵巢甚至子宫切除。

目前在大多数医院，腹腔镜检查已经成为子宫内膜异位症常规的诊断治疗方法。进行腹腔镜检查并对病灶进行处理之后，再根据病变特点和分期以及是否有生育要求等，选择进一步治疗方案。

35. 子宫内膜异位症会癌变吗?

子宫内膜异位症能给患者造成痛苦，但并不威胁生命。它在临床表现上，某些方面很像肿瘤，在 20 世纪 20 年代甚至认为它就是肿瘤。但实际上子宫内膜异位症本身不是肿瘤，更不是癌。至于这种疾病如果没有治疗或未经彻底治疗，会不会有一天发展成为癌呢?这往往是患者最关心的问题。

根据现有资料，子宫内膜异位症虽非绝对不发展成癌，但癌变机会很低，一般文献报道子宫内膜异位症的恶变率为 0.7% ~ 1.0%。恶变以卵巢内膜异位症为主，卵巢外甚少。要证明肿瘤起源于卵巢的子宫内膜异位症必须符合下列 3 个要求：（1）在同一卵巢中内膜异位症和癌并存；（2）内膜异位症和癌组织学关系类似；（3）排除继发肿瘤的可能性，特别是子宫内膜癌转移而来。盆腔子宫内膜异位症是可以合并卵巢赘生性肿物的，一些卵巢透明细胞癌的病例有时会伴有子宫内膜异位症，但是否就是有子宫内膜异位症恶变而来并不能确定。

总结临床出现以下情况要警惕子宫内膜异位症恶变可能：卵巢内异症囊肿直径大于10厘米或有明显增大的趋势；绝经后又复发，疼痛节律改变，痛经进展或呈持续性腹痛；影像学检查发现卵巢囊肿内有实质性或乳头状结构，或病灶血流丰富；血清CA125过高（大于200国际单位/毫升）。

必须常规检查内膜异位症的标本，以防止漏诊，并强调对内膜异位症未诊断明确时，要慎用“试验性治疗”。早诊断、早治疗是防治子宫内膜异位症恶变的最好策略。

36. 得了子宫内膜异位症还能生育吗?

根据国内外统计，大约有半数左右子宫内膜异位症的病人同时患有不育症。随着本病发病率的上升，子宫内膜异位症已经成为引起不育的主要原因。因此得了子宫内膜异位症，还有没有可能生育，便成了多数患者急于了解的问题。子宫内膜异位症为什么会造成不育？到现在仍然是个谜。一般妇女不育主要有两方面的原因。其中较多见的是输卵管闭锁，阻塞了精子和卵子会合的通道；其次是由于内分泌失调而没有排卵功能。但这两方面的原因都解释不了子宫内膜异位症患者的不育。因为这类患者一般月经规律，有正常的排卵；且经过输卵管的检查，可见大多数卵管是通畅的，然而，在手术或腹腔镜检查的时候，往往可以看见输卵管周围包括伞端部分的粘连，因此人们趋向于把内膜异位症的不育，解释为粘连所引起的输卵管功能失常，而这些细微的功能改变可能影响到卵子的收集和运行，从而妨碍了受孕。此外，可能还有一些内分泌或免疫的因素。

为此对于年轻渴望生育的患者，当前治疗的目标，不仅在于消除散布在盆腔里的子宫内膜异位病变，同时还应尽可能恢复生育功能。应用激素类的药物和手术治疗内膜异位症，均可能改进患者的受孕能力。一般认为，经过假孕疗法，大约有30%病例经治疗后受孕。而经过一次前面提到的所谓保守性手术，术中尽可能切除内膜异位病变，同时将子宫、输卵管和卵巢周围的粘连一一松解，并仔细修复创面，以减少再次粘连，术后妊娠率可达50%。因此，对于这些年轻病例，如盆腔内有明显的囊肿或结节，多倾向于及时进行一次保守性的手术，给患者提供一个较高的受孕机会。虽然这种手术后的复发率都比较高，但对于一位迫切要求生育的妇女说来，还是值得尝试的。

实际上，鉴于子宫内膜异位症合并不孕的原因有多种，在有技术条件的医院和对于有经济能力的患者，目前推荐子宫内膜异位症合并不孕的治疗策略为，先进行腹腔镜手术纠正解剖异常，祛除病灶，必要时给予一定疗程的GnRHa治疗，再进行人工助孕，以达到最佳的治疗效果。

37. 什么是子宫肌腺症？

子宫是一个厚壁中空的器官，子宫壁的最里面覆盖着一层内膜，子宫表面是由腹膜构成的浆膜层，位于内膜和浆膜之间的是厚厚的肌肉层。正常的子宫内膜只在子宫腔的表面生长。如果超出这一范围向下方生长，侵入了肌层，就成为一种病态，叫做子宫肌腺病。过去认为这种离开正常位置的内膜，也属于一种异位的生长。故统称为子宫内膜异位症。近年来由于观察到这类异位的内膜生长无论从发病原因，临床表现以及治疗方法上均和前述子宫内膜异位症不同，因此已不再应用这一比较笼统的病名，而称之为子宫肌腺病。我们对子宫肌腺病发生的原因，尚不了解。但一般认为多次妊娠分娩和过度刮宫均可能促使子宫内膜碎片侵入肌层；此外由于生殖道梗阻，月经血引流不畅，行经期子宫腔内压力上升，也可能增加内膜向子宫肌层侵犯的机会。但在多数病例中却往往难以找到满意的病因解释。

当子宫内膜连同内膜上的腺体侵入肌层之后，即形成一个个小的病灶。这些病灶和正常子宫内膜一样，也可以发生周期性的增生、脱落和出血等变化，而流出的血液即聚集在子宫肌肉层内形成许多小的囊腔，并刺激四周的肌纤维和结缔组织增生，使整个子宫均匀的变大变硬。

子宫肌腺病是一种相当常见的妇科病，占妇科手术住院病人的10%左右。可见于20岁以上的各个年龄组，但一般多发生在40岁以上的妇女，其最主要的表现有三：即痛经、月经过多和子宫增大。痛经发生的原因主要为子宫肌层内的内膜腺体充血、出血，使得病变内的压力升高的结果。这种痛经多属于一种肌肉痉挛的性征，持续整个月经期后逐渐减退。由于子宫充血和子宫腔变大，患者往往伴有月经过多，行经时间延长。医生检查则往往发现病人子宫增大，和子宫肌瘤有相似之处，但子宫肌腺病的子宫和肌瘤相比，一般增大比较均匀，质地较硬，因此在多数情况下，区别两者并不难。

子宫肌腺症，不属于肿瘤类疾病，不威胁患者生命。一般子宫增大不明显，临床没有症状或症状不重，可以定期到医生处复查而不必治疗，有时服用睾丸酮类

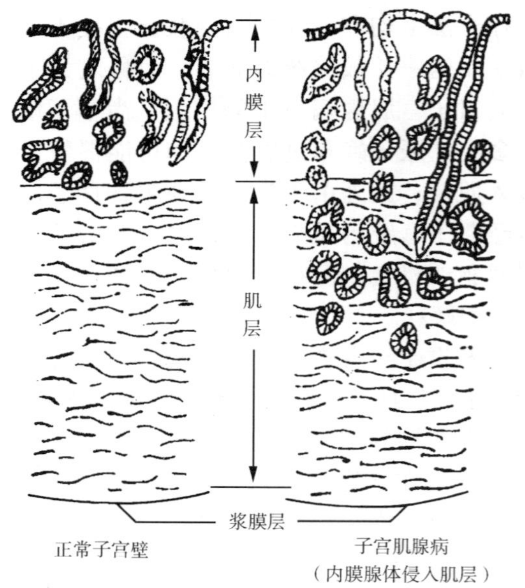

图 7－4　子宫肌腺病

的激素可以减轻痛经和月经过多的症状。如子宫明显增大，或有严重的痛经和出血，则一般多采取手术治疗，切除子宫即可根治。由于患者一般年龄较大，且多数已有子女，故实施这类手术并不会造成严重的影响。个别年轻未育的病人，如子宫上的肌腺病比较局限，可试行病灶挖除而保留子宫，但由于手术后难于恢复生育功能，复发机会又大，其效果远不如子宫肌瘤剔除术。

38. 常见的卵巢恶性肿瘤有哪些？

卵巢恶性肿瘤种类繁多，但有些类型终究比较罕见，恐怕有些妇科医师也未必知道，常见的大概不过十数种，现择要介绍如下：

1）上皮性癌：占卵巢恶性肿瘤的 60%～70%，最为多见。肿瘤起源于卵巢的上皮组织，进一步又可分为：①浆液性囊腺癌：为卵巢恶性肿瘤中最常见者，肿瘤多为双侧，早期即可发生腹腔内转移，预后较差；②卵巢子宫内膜样癌：具有子宫内膜的组织学特点，发病率仅次于浆液性囊癌，肿瘤多为单侧，预后比一般的卵巢肿瘤好；③粘液性囊腺癌：其发病率和恶性程度都不如浆液性囊腺癌；④透明细胞癌：较少见，大多数在绝经后发病，恶性程度高。

2）恶性生殖细胞肿瘤：主要有四种，各具特点：①卵巢内胚窦瘤（卵黄囊瘤）：是卵巢恶性生殖细胞肿瘤中最常见的一种类型，占后者的一半以上，它是卵巢生殖细胞肿瘤中恶性程度最高的类型，血清甲胎蛋白是肿瘤最特异的肿瘤标志物；②卵巢未成熟畸胎瘤：较常见，常可发生早期转移，术后很快复发，但北京协和医院经过长期观察，发现肿瘤有向成熟类型转化，恶性程度亦递减的规律，但需要时间，采取反复手术以延长患者生命，争取时间让肿瘤转化，以使恶性程度大为改观；③无性细胞瘤：较少见，其恶性程度较低，但该瘤常混合有其他成分，对放射治疗敏感，对化疗亦敏感；④卵巢原发绒癌：很少见。

3）性腺间质肿瘤：其中有些类型能分泌雌激素、孕激素或雄激素，故又称为功能性肿瘤，总的说来，这类肿瘤属于低度恶性的肿瘤。

4）转移性肿瘤：约占卵巢恶性肿瘤的1.5%，其原发部位常常是乳腺、胃肠道、子宫、输卵管。因系晚期肿瘤，预后不良，其中有一种特殊类型的胃肠道癌，称为库肯勃瘤，预后极差。

39. 卵巢癌有哪些症状，有哪些早期信号？

卵巢癌早期多无自觉症状，待症状出现时往往已经是晚期。由于肿瘤生长迅速，短期内可有腹胀，腹部包块及腹水，卵巢癌患者的症状轻重取决于：①肿瘤的大小、位置、侵及邻近器官的程度；②肿瘤的组织学类型；③是否存在并发症。肿瘤如向周围组织浸润或压迫神经，可引起腹痛、腰痛或下肢疼痛；若压迫盆腔静脉，可出现下肢水肿；若为功能性肿瘤，可产生相应的雌激素或雄激素过多的症状；晚期病人则表现明显消瘦，严重贫血等恶病质现象。

卵巢癌的早期发现被认为是一种机会，因为早期癌和晚期癌的预后差别是非常大的。在多数情况下，盆腔包块的发现几乎可以认为是最有价值的或幸运的事。有 50% ~ 70% 的病人是自己摸到的，但这时肿瘤至少也有 10 ~ 15 厘米大了。只有定期的妇科检查才可能查到较小的包块。偶尔的疼痛和不适通常不会引起患者足够的重视，只有当发生了并发症，如肿瘤扭转、破裂等，才会使问题激化。腹水，特别是瘤细胞阳性的腹水是卵巢癌晚期的征象；初潮前的幼女阴道出血或绝经后出血应引起足够的重视。

谈到早期信号，所谓的“卵巢癌三联症”或许可作为早期诊断的警号：①年龄 40 ~ 60 岁是卵巢癌的高危年龄组，因此，这个年龄组的妇女定期的妇科检查是必要的；②卵巢功能失调的历史，可能有一个较长时间的卵巢功能平衡失调的过程，比如经前紧张综合征、月经过多、乳房胀痛、屡次自然流产、不育以及过早绝经，这似乎意味着卵巢像一个偏离了中心的凸轮，随时可能发生各种障碍。③说不清楚的腹部不适和某种持续存在的消化道症状，如食欲不振、腹胀，特别是在进食之后。注意这些早期信号，定期检查是癌症早期发现的关键。

40. 已经绝经的妇女还会得卵巢癌吗?

这是一个颇有意思的问题。妇女绝经即意味着卵巢功能的丧失，已经失去功能的卵巢还会发生肿瘤吗?答案是肯定的。有人曾说过，卵巢可以因为年龄过大而失去功能，但却不会因为年龄过大而不得肿瘤。实际上，随着年龄的增长，卵巢发生肿瘤的机会也相应增加了。究其原因，可能与下列因素有关：①肿瘤都有一个潜伏期，绝大多数肿瘤是一个逐渐发展的过程，要到一定时候才发展成为有症状的肿瘤；②机体免疫力问题。肿瘤是由自身细胞恶变而来的，正常人身体内偶尔也出现异常细胞，但机体的免疫系统可将之捕获并将其扼杀在摇篮中。绝经后的老年妇女机体免疫力逐渐衰退，对身体内偶尔出现的非正常细胞缺乏免疫监视和消灭作用，这样异常细胞即可无限制地生长；③长期的不良因素的刺激，每次排卵，都对卵巢上皮造成不同程度的损伤，而每次的反复修复过程中，有可能出现异常细胞，积累到一定程度，加上机体免疫力的下降，就有可能发展成为癌。事实上，虽然任何年龄的妇女都可罹患卵巢癌，但多数卵巢癌都发生于40~60岁的妇女，即绝经期前后，这一年龄段被认为是卵巢上皮癌的高危年龄组。而且，绝经后妇女患卵巢癌后，其预后往往不如年轻患者，对手术和化疗的耐受性也较差。因此，虽然年龄已大，已经绝经，也应该定期进行妇科检查，切不可掉以轻心。

41. 还没有过月经初潮的女童也会得卵巢癌吗，治疗时应注意哪些问题?

还没有过月经的女童虽然卵巢功能尚未完善，但已经具备了发生肿瘤的条件，所幸发生于儿童的卵巢肿瘤毕竟较少，大概只占整个卵巢肿瘤的4%。虽然幼童及少女卵巢肿瘤的发病率低，但恶性比例在50%左右，而且因为他们正处于生长发育时期，因此危害性更大。与绝经后妇女中上皮性癌多见不同，幼童和少女的卵巢肿瘤以生殖细胞肿瘤多见，恶性比例较高，主要有内胚窦瘤、未成熟畸胎瘤、无性细胞瘤、卵巢原发绒癌等。儿童期恶性肿瘤有一个共同特点，即恶性程度高，发展快，不易早期诊断。

儿童期卵巢肿瘤的处理有其特殊问题，因为任何一种治疗方式都可能对尚未发育成熟的儿童产生永久性影响。儿童的不成熟组织对放射性损伤很敏感，对放射治疗的耐受性较差，因此放射治疗的剂量必须减少；而且，由于对生殖细胞肿瘤已经有强有力的化疗方案，放疗已逐渐被化疗取代。在采用手术方式治疗时，应考虑到保留生育功能问题，即切除原发肿瘤及转移肿瘤而保留子宫和正常卵巢。由于对恶性生殖细胞肿瘤认识的发展（如认识到未成熟畸胎瘤恶性程度的逆转）、强有力化疗方案的出现，卵巢恶性生殖细胞肿瘤有望成为最先被克治的卵巢恶性肿瘤。北京协和医院的资料也证明，对恶性生殖细胞肿瘤保留生育功能的治疗是安全有效的。

42. 卵巢癌的发生与哪些因素有关?

癌的病因学的确定便会阻止癌的发生，遗憾的是，与其他癌瘤一样，卵巢癌的病因迄今未明，根据大量的统计资料，可能有如下因素：

1）生活环境和种族：卵巢恶性肿瘤各国各地区的发病率不一，北欧及北美发病率最高，我国的发病率较低。城市妇女的发病率高于农村妇女，经济条件好的妇女人群的发病率高于经济条件差者。就种族而言，白色人种的发病率高于其他有色人种。

2）内分泌紊乱：卵巢肿瘤好发于独身、不育、生育较少的妇女，月经初潮推迟，过早绝经者发病率增高，重度经前紧张综合征、痛经、屡次流产、不寻常的乳房胀痛、有乳腺癌历史、子宫内膜异位症史，卵巢癌的发病率也升高。这些内分泌的紊乱，可能使卵巢潜伏着发生恶性肿瘤的倾向。

3）排卵次数和频率：卵巢周期性排卵对卵巢表面的间质是一种不良刺激，反复的损伤修复可能是诱发卵巢癌的高危因素。北京协和医院的资料统计，卵巢排卵次数增加，卵巢癌的发病率易增加，足月产及较长时间的哺乳、口服避孕药都可降低卵巢癌的发生，其原因就在于减少了排卵次数。

4）遗传因素：约20%的卵巢恶性肿瘤病人有家族史。有三种遗传性卵巢癌综合征，主要是上皮性的，可使有些妇女有极高的患病危险。没有卵巢癌家族史的妇女，其一生的患病危险为1.70，若有1名一级亲属患病，危险增加至5%；若有2名一级亲属患病，危险为7%；若有遗传性卵巢癌综合征的一级亲属，则危险高达50%，并随年龄增长而危险增加。根据这些危险因素，对独身、不育、乳腺癌、结肠癌或子宫内膜癌的个人史、及卵巢癌家族史者应视为高危对象，应早期警戒。

43. 卵巢癌的筛查手段有哪些?

众所周知，目前宫颈癌的普查普治已卓有成效。子宫颈癌早期即可有症状（接触性出血），而且检查时容易暴露，宫颈防癌检查容易进行，故容易早期发现、早期治疗。而卵巢癌则不然，卵巢深居盆腔，不能直接观察，且自身体积很小，可发展的空间很大，早期多无症状，同时由于检查的敏感性、特异性及费用等问题，目前卵巢癌尚缺乏像宫颈癌那么简单有效的筛查手段。

但临床仍有一些普遍使用的方法，其价值也是肯定的：①双合诊（阴道、腹部检查）和三合诊（阴道、直肠、腹部检查）：是重要的妇科检查，虽然作为筛查的敏感性和特异性尚嫌不足，不同的医生的结果有时差别很大，但该法简便，费用低廉，应该作为最基本的筛查手段；②B超：有经腹部和经阴道两种，后者对卵巢肿瘤的敏感性更高一些。B超已成为盆腔包块的常规检查，其优点是无损伤性。有经验的B超医生可达到90%以上的诊断符合率。但有时对良恶性的判断还是有困难，而且对直径小于2厘米的实性肿瘤不易测出。现在还可做彩色多普勒扫描，测定卵巢肿物的血流以助诊断。计算机体层扫描，核磁共振的检查，作为筛查手段还太昂贵；③肿瘤标志物：CA125，80%的上皮性癌可升高。绒毛膜促性腺激素和甲胎蛋白是生殖细胞肿瘤特异性很高的肿瘤标记物；④对长期有胃肠道症状，内科检查查不出什么病，而又有卵巢癌的危险因素者，腹腔镜检查是很有价值的。

卵巢癌对妇女生命的威胁自不待言，而随着社会的发展，妇女对自身的关注和经济能力也在提高，因此即使是费用昂贵的筛查，可能也是值得的。关键在于妇女要重视定期妇科检查，彻底改变“有病才上医院”这一传统观念，这样才可能在发现蛛丝马迹时即做有针对性的检查，早期发现，及早治疗。

44. B超检查对早期诊断卵巢恶性肿瘤有价值吗？

B超诊断是利用声学的反射原理，向体内发射脉冲超声波，声波在身体内传播时，遇到不同的组织界面，则发生程度不同的反射，然后接受其回声信号，经仪器处理后形成图像。不同质地的组织形成的图像不同，借此做出形态学的诊断。这项技术在妇产科的应用日益广泛，对卵巢癌的诊断也越来越具有价值。

超声诊断是应用界面反射，通过物理特性反应器官或组织的内部结构，因此不能对肿瘤做出组织病理诊断，但根据超声图像可以了解组织内部的大体病理变化。卵巢良性肿瘤界面单一，质地均匀，其回声也规则均匀；而恶性肿瘤因生长快，有时会伴有出血、变性坏死，癌组织的回声复杂不均，表现为不规则的回声图像。B 超声检查能较灵敏地反映出恶性肿瘤组织内部的结构变化。有些早期的卵巢癌，因包膜完整光滑，肿瘤活动，盆腔检查甚至腹腔镜检查都不易发现内部的恶变，而 B 超则有时可以观察到。

超声检查操作简便，没有损伤，无痛苦，患者易于接受，所以可反复多次检查，观察肿瘤的动态变化，随诊其发展，因此，B 超已经成为临床上应用最广的诊断卵巢肿瘤的辅助检查手段。

虽然 B 超检查能大致区分卵巢肿瘤的良恶性，但有时也甚为困难，故需结合病史、临床表现，盆腔检查综合分析，有条件时可作彩色多普勒超声检查（简称彩超）。彩超能通过测定卵巢及其新生组织中的血液变化诊断早期肿瘤。肿瘤组织生长快，需要更多的血液供应，故在这些组织中会出现新生血管现象，在恶性肿瘤时尤为明显，通过彩超即可检测出来。

因此，B 超的确可以检出相当一部分早期卵巢癌，即使是良性肿瘤及交界性肿瘤的检出也同样很有意义，因为这些肿瘤有可能发展成为恶性，筛查出来对卵巢癌有重要的预防意义。

45. 什么叫淋巴造影，它在卵巢癌的诊断中有何价值？

人体内存在血液循环系统，这是人们非常熟悉的。但除了血液循环外，人体还有另一个循环系统，这就是淋巴系统，它是组织细胞间的液体向血液回流的一个重要辅助系统。动脉血液在流过组织以后，大部分的血液都通过毛细血管静脉端汇入静脉，再回流入心脏，另有少部分则进入毛细淋巴管。毛细淋巴管以盲端起始于组织细胞间的间隙，彼此吻合成网，并逐渐汇入大的淋巴管，然后在颈部通过胸导管进入静脉。淋巴管在引流过程中要经过若干呈串珠状的淋巴结，生理情况下淋巴结具有防御屏障作用。目前已经很清楚，卵巢癌的转移途径除了直接扩散和腹腔种植外，盆腔淋巴结转移也是重要的途径，然而一般的检查不能明确是否有淋巴转移。

在患者足背的皮下注射某些染料后，染料可被淋巴管吸收，使淋巴管显形，然后将一些在放射线下可显影的造影剂注入，让其沿着淋巴管回流。这些造影剂是不能透过 X 线的，若行 X 线的检查，即可显现淋巴管及淋巴结的形状、大小，从而知道淋巴结有无肿瘤转移，这就是淋巴造影术。淋巴造影原先较多的用于外阴癌、子宫颈癌和子宫内膜癌，但对卵巢癌则运用较少，这可能与对卵巢癌淋巴转移的重要性认识不足有关。事实上，卵巢癌的淋巴转移率高达 50%以上，甚至在原发肿瘤尚局限于卵巢的早期病例中，已经有五分之一患者发生了腹膜后淋巴结转移。而淋巴结转移与否直接关系到临床期别的判断、治疗方案的选择及预后。不管卵巢原发的肿瘤有多小，只要有淋巴结转移，即属于临床Ⅲ期以上，自然也应该做腹膜后淋巴结清扫术，医师也应该有足够的思想和技术准备。因此，若有条件，卵巢癌患者在术前应行淋巴造影检查。

46. 腹腔镜在卵巢癌的诊断中有什么价值？

腹腔镜检查作为一项损伤性较小的技术，日益广泛地运用于妇科领域，在卵巢癌的诊断中尤其具有价值：

1）有助于卵巢癌的早期诊断：有些卵巢癌病例，原发癌癌灶体积并不大时即可发生广泛转移，故一旦发现卵巢肿物，即使体积不大，仍应高度警惕，特别是对绝经前后的患者，更应重视。但对肥胖的妇女，鉴别小型卵巢肿物与浆膜下子宫肌瘤有一定困难，以往是靠随诊观察或剖腹探查，在随诊过程中出现盆腔转移、结节或腹水，方能确诊，这已贻误了早期诊断。同时，若都做剖腹探查，又似乎太过分了些。而腹腔镜检查则可清楚地鉴别。因此对于小型卵巢癌的早期诊断腹腔镜检查可起重要作用。

2）与良性疾病作鉴别诊断：有些良性疾患，如盆腔结核及子宫内膜异位症亦可有盆腔包块及后穹隆结节等体征，有时难与卵巢癌鉴别，特别是盆腔腹膜结核合并腹水时更易与卵巢癌混淆。有些病例曾在内科按结核治疗 1 个月至半年无效后，经腹腔镜检查诊断为卵巢癌。而有些病例，临床怀疑为卵巢癌，经腹腔镜检查明确为盆腔结核或子宫内膜异位症等而否定了癌的诊断，其中有些病例曾考虑剖腹探查，行腹腔镜检查确诊而免去了开腹手术。

3）鉴别卵巢原发癌和继发癌：卵巢原发癌与继发癌，有时不易区分，特别当原发癌灶小、症状不明显时更难鉴别。通过腹腔镜检查并取活检，根据病理形态，可获得较明确的诊断。这样即可避免贸然开腹手术中的措手不及。

47. 腹腔镜手术在卵巢恶性肿瘤的诊治中有哪些进展?

对于卵巢肿瘤进行检查是妇科腹腔镜外科学中的最重要内容之一。既往腹腔镜在卵巢癌诊治中的应用有两个方面：①对于不适合剖腹探查的患者进行治疗前评估；②用于患者肿瘤细胞减灭术及化疗后剖腹二探术的替代。随着腹腔镜技术的进步，它在卵巢肿瘤中的应用亦越来越广泛。而目前主要指征为对已经怀疑或已明确诊断为卵巢恶性肿瘤患者进行：①附件包块性质的评估；②早期病变的分期；③腹腔镜二探术。

1）尽管仅有不足3%的附件包块患者经腹腔镜诊断为恶性，但术时应时刻不能忘记恶性存在的可能性，且术中应有作冰冻病理切片的条件。若诊断为卵巢癌或交界性卵巢肿瘤，应立即行腹腔镜下或剖腹卵巢癌手术分期。采用腹腔镜手术时，交界性或早期卵巢恶性肿瘤术中破裂是另一引人关注的问题。对开腹手术而言，目前认为肿瘤术中破裂尽管期别有上升，但对预后无影响。腹腔镜手术是否也有同样的结论，则还需要观察研究。但有一点可以肯定，术中一旦发现为恶性，应立即处理。如果处理不及时，则有引起肿瘤腹腔内播散的危险。如果高度怀疑为卵巢恶性肿瘤时，应尽量避免术中使肿瘤破裂，取出标本应用标本袋。

2）早期卵巢癌的腹腔镜分期：近年来一些妇科肿瘤学家开始尝试用腹腔镜对早期卵巢癌进行分期手术，初步结果令人满意。尽管手术操作比较困难，需要较长的学习曲线，但根据所在医院的条件和技术水平，腹腔镜下分期手术不失为一种可供选择的术式。

3）腹腔镜下肿瘤细胞减灭术：尽管有报道晚期卵巢癌应用腹腔镜进行肿瘤细胞减灭术，但目前大多数学者认为开腹行肿瘤细胞减灭术为首选，不主张进行腹腔镜下肿瘤细胞减灭术。

4）腹腔镜二探术：二探术的主要目的是了解临床完全缓解的卵巢癌患者是否还有残余病灶或肿瘤复发。理论上，由于应用腹腔镜手术缺乏触觉，故行腹腔镜二探手术易出现较高的假阴性率。但实际上研究结果显示，如果手术大夫有经验，腹腔镜二探手术的效果与开腹手术相当，假阴性率也与开腹手术相当。同时，腹腔镜二探术失血少，手术时间短，住院时间短，住院费用低，而且有恢复快以及并发症少等优点，患者易于接受，由于微创手术的优点以及技术的普及和提高，设备的改善，腹腔镜很有可能会成为卵巢癌患者行“二探”的首选方法。

48. 对卵巢恶性肿瘤进行腹腔镜手术会引起肿瘤向腹腔和腹壁转移吗?

随着腹腔镜在卵巢恶性肿瘤的诊治中的应用日益广泛，其安全性也越来越多地引起了重视，其中突出问题之一是腹腔镜术中的肿瘤穿刺是否会引起肿瘤播散，另外就是腹壁穿刺部位是否会发生肿瘤转移的问题。

在用腹腔镜对卵巢肿瘤进行手术时，往往需要对肿瘤进行穿刺后切除肿瘤，这样会造成肿瘤破裂，其内容物外溢，使临床分期上升。资料表明，剖腹手术时如果将肿瘤完全迅速切除，Ⅰ～Ⅱ期卵巢癌肿瘤穿刺与否对其预后无影响，而腹腔将下穿刺对临床预后的影响仍为推测性。因此，如果术前评估包括影像学检查以及肿瘤标记物测定提示肿瘤恶性可能时，术中应尽量避免行肿瘤穿刺，尽量完整剥除肿瘤，并将其放于专用的小囊中包裹，再从切口中取出，防止肿瘤破裂扩散；一旦肿瘤破裂，应迅速彻底切除。如肿瘤太大，必须进行肿瘤穿刺，则应采取严密性保护措施。

腹腔镜腹壁穿刺部位肿瘤种植转移也是临床中可见到的问题。由于腹水外渗，气腹减小过程中穿刺部位气体浓缩溢出或由于二氧化碳气体或器械本身携带，增加了腹壁穿刺部位恶性肿瘤细胞种植生长的几率。腹腔镜腹壁穿刺部位肿瘤转移的发生原因可能有多种，包括：穿刺部位肿瘤细胞种植；小的皮肤切口促进了肿瘤细胞的生长；还与原发肿瘤的生物学行为有关，由于卵巢癌肿瘤细胞易发生腹腔内脱落种植，故腹腔镜腹壁穿刺部位转移率较高。在手术中，手术医师可以通过将穿刺针与腹壁固定，以避免气体释放速度过快，减少器械的更换次数，通过不与腹壁切口接触的吸引器吸走，取出穿刺套管后冲洗穿刺部位，术后及时予以适当的化疗和放疗。

所幸的是，资料表明有上述两个问题通常不影响患者的生存率及预后。

49. 为什么已经初步诊断为卵巢癌，医生还要建议做腹腔镜检查?

虽然有时已初步诊断为卵巢癌，但究竟是哪一种类型的卵巢癌？病情已发展到哪一步？手术应该做到何种程度？这都是医生和患者都比较关心的问题，而腹腔镜恰恰在这些方面也颇具价值。首先，通过腹腔镜检查，能够鉴别肿瘤是原发于卵巢还是由其他部位的肿瘤转移来的；其次通过腹腔镜下活检能明确肿瘤具体属于哪一种类型；最后也最为重要的是腹腔镜检查可以了解肿瘤的范围和粘连程度，浸润范围，比较准确的分期，这对治疗方案的选择及预后的估计都有重要价值。已经清楚，卵巢癌最主要的转移途径是腹腔内表面种植，而这种方式很适合用腹腔镜检查和分期。事实上，腹腔镜对肿瘤的分期较剖腹手术在某些方面更具优越性：①腹腔镜下冲洗时，由于切口小而出血少，冲洗液不致被切口流下的血液污染，而且由于腹腔镜检查是在腹腔被充入大量气体后进行的，这样冲洗范围可以更广，并且可通过调整病人体位而使回收的液体更多，因此更容易查到癌细胞；②对某些部位，如横膈、肝脏表面、大部分肠管、阑尾的观察甚至比剖腹探查更为清楚，手术剖腹探查很难看到上述部位，全面用手触摸又有一定困难，而且小的转移灶不易用手摸到。

50. 卵巢癌的放免显像是怎么回事，对卵巢癌有什么价值?

放免显像的全称是放射免疫淋巴扫描显像。这种诊断技术是用放射性的核素标记肿瘤抗体后，将其在足背部皮下注射，由于大分子的抗体不能直接进入毛细血管，而只能通过细胞之间的间隙进入淋巴管，自下而上引流，通过各组淋巴结，最后通过胸部的一条被称为胸导管的总淋巴管汇入静脉，然后再经体循环到达全身。故标记抗体首先是在淋巴系统内流动，然后再进入血循环。因此，标记抗体到达不同部位的显像时间是不同的，标记抗体在任何部位遇到具有癌抗原的肿瘤组织时，就与之结合，从而使放射性核素浓集而显像。在皮下注射标记抗体后 6 ~ 8 小时作第一次扫描，使有转移的淋巴结有清楚的显像。72 小时左右作第二次扫描，这时标记抗体已从淋巴管进入血循环并到达肿瘤组织，这样即可使肿瘤包块清楚显像。

由于卵巢癌淋巴结转移灶一般都较小，直径很少超过 2～3 厘米，所以不容易被计算机体层扫描（CT）或 B 型超声检出。由于病灶小，释放到血循环内的抗原量也很少，故如果患者只有淋巴结转移或复发，血清癌胚抗原（如 CA125）很少为阳性，淋巴结又位于腹膜后，作腹腔镜检查也不易查出；与前面提到的淋巴造影比较，虽然后者较为敏感，但操作时间长，而且又需要一定的技巧，所以放免显像更为简便有效。

51. 得了卵巢癌该怎么办?

卵巢癌固然复杂、死亡率高，但还是可知、可治的，悲观失望自然无济于事，放弃治疗更是加速死亡。事实上不少病人能够治好或是带癌生存，所以一定要树立信心、积极治疗。在卵巢癌的治疗中，手术是主要的。不论早期或晚期，都要考虑积极的手术治疗。通过手术切除并作病理切片检查，才能最后明确诊断和正确分期，这是和宫颈癌、绒癌等在治疗上的不同之处。早期的病人可能通过一次手术就达到治愈，晚期的病人通过手术也可以缩小肿瘤体积，因而提高术后的化疗或放疗的效果，并且能延长生命。临床资料已证明，手术越彻底，预后越好。近代麻醉和手术技术操作，以及肠道与静脉高营养各方面的进展，为扩大手术范围创造了条件。积极的手术对某些肿瘤还有特殊的意义，例如交界性瘤，手术以后可能复发，但复发的还是交界性瘤，可以再做手术，有时数次手术后终于将其征服。但若不做手术，虽然瘤子不太凶恶，也会因转移而影响器官功能，造成严重后果。又如一种未成熟畸胎瘤，切除以后也很容易复发，但经过几次手术，瘤子的分化程度会越来越好，从一开始凶残得到处侵略，到慢慢能与人“和平共处”了。

有时转移太广泛，手术无法进行，可以通过化疗后，肿瘤缩小，且较活动，使手术切除成为可能。有的卵巢癌，手术以后应用化疗，可以预防复发。还有许多晚期卵巢癌，手术难以切除干净，就要辅以化疗来消灭残存的癌细胞。所以化疗在卵巢癌治疗中也是必不可少的措施，化疗贵在坚持不懈，有时需要持续好几年。

放疗也是卵巢癌的辅助治疗方法之一。一种是外照射，适用于手术未切净的小瘤子，或是转移的淋巴结。近年来外照射技术有了改进，疗效也有提高。另一种是把放射性胶体注射到腹腔里去，使之均匀地分布到腹腔各部分的腹膜表面，对于细小的癌灶疗效很好。

卵巢癌的免疫治疗也是大有希望的，目前还处在探索研究阶段，但是发展非常迅速，也日益受到重视。

总之，得了卵巢癌首先要树立信心，积极配合医生治疗。手术以后，辅以化疗或放疗来消灭腹腔内的“残渣余孽”。既不可道听途说自行乱用抗癌药，也不能由于化疗反应而“因噎废食”拒绝治疗。同时加强营养，作适当的体育锻炼增强机体的抵抗力和免疫力，都是必要的。更重要的是坚持随诊。卵巢癌的复发率很高，而且其复发与初发时一样，一开始自己没有感觉，等感觉不妙已经“大势已去”了，所以必须保持警惕，定期随诊。

52. 卵巢癌的病理分类为什么很重要?

卵巢癌是一个极其概略的提法，它是指发生于卵巢的一切恶性肿瘤的总称。而事实上，卵巢在胚胎发生方面有其特殊性，因而它的组织结构成分较为复杂，发生的肿瘤有数十种之多，因此需要一个全面细致的正确的病理分类，使在卵巢肿瘤领域工作的病理科、妇科、放射科及肿瘤放疗科的工作者有共同语言，以便研究各种不同病理类型卵巢肿瘤的治疗，而从患者角度来讲，这种分类的意义自然也是不言而喻的。

1）不同病理分类的卵巢肿瘤的预后相差悬殊：上皮性癌恶性程度较高，对化学治疗只是中度敏感，同时目前还没有具有特效的化疗方案，容易复发及造成并发症，故预后差一些，患者多半也不可能保留生育功能。而恶性生殖细胞肿瘤则较为乐观，它虽然恶性程度极高，但幸运的是目前已有强有力的、对此类肿瘤特别有效的化疗方案，加上对其中的未成熟畸胎瘤的恶性程度有可能逆转的认识，目前的预后已比较满意，而且还可以保留生育功能；性腺间质肿瘤多半属于低度恶性，预后一般较好；而转移性卵巢癌，由于是由其他部位肿瘤转移而来，属于很晚期，预后主要取决于原发肿瘤，但一般都很差。上面提到的是几个大类，而每一类中可分为若干小类，它们之间恶性程度和预后也是有差别的，而且，不同病理类型的卵巢癌其组织来源不同，转移扩散的规律也是有区别的。

2）不同病理分类的卵巢癌治疗方案不同：对上皮性卵巢癌应采用肿瘤细胞减灭术，尽量切除一切肿瘤，对生育功能的保留很少或者几乎不考虑。由于还没有特效的化疗方案，目前的化疗是多种方案交替或者联合使用，以防止肿瘤逐渐对某些药物不敏感（耐药）；而恶性生殖细胞肿瘤，由于有非常有效的化疗方案，手术时虽然也强调要尽量切除肿瘤，但更应考虑保留生育功能。性腺间质细胞肿瘤手术后虽然也要化疗，但疗程要比上皮性癌短得多。而转移性卵巢癌，广泛性手术已无价值，有时甚至是否需要手术也值得权衡。

53. 何谓上皮性卵巢癌，主要有哪些？

卵巢表面无腹膜，有单层立方形上皮细胞覆盖，称为生发上皮，其内侧还有一层纤维组织，称白膜，再往里才是卵巢的实质，后者中含有大量卵泡。上皮性卵巢癌是指发生于卵巢生发上皮的一类恶性肿瘤。卵巢的生发上皮具有向不同方向分化的潜在能力，如向输卵管上皮分化，形成的肿瘤称为浆液性肿瘤；向宫颈内膜分化，形成粘液性肿瘤；向子宫内膜分化，则形成子宫内膜样肿瘤。

主要的上皮性卵巢癌有：①浆液性囊腺癌：是恶性卵巢肿瘤中最常见者，差不多占一半。多发生于40~60岁，肿瘤多为双侧，部分囊性，部分实性。肿瘤囊腔内有乳头状突起，常有坏死、出血。肿瘤生长快，腹腔转移发生早，就诊时半数以上已届晚期，预后不良；②粘液性囊腺癌：约占恶性卵巢肿瘤的10%，单侧居多，与浆液性囊腺癌不同，绝大多数就诊时肿瘤还局限于一侧卵巢，为临床早期，故预后较好；③子宫内膜样癌：发病仅次于浆液性囊腺癌，预后比一般性上皮性卵巢癌好，肿瘤具有子宫内膜肿瘤的组织学特点；④透明细胞癌：较少见，多发于绝经后妇女，恶性程度较高，常常合并子宫内膜异位症；⑤卵巢肉瘤及中胚叶混合瘤，极为罕见，恶性程度极高；⑥未分化癌，约占恶性卵巢肿瘤的10%，肿瘤为实性，双侧居多，肿瘤细胞分化很差，无法分型，预后最差。

54. 何谓恶性生殖细胞肿瘤，主要有哪些？

在胚胎早期，原始生殖细胞经过移动，约在胚胎第6周形成性腺中的生殖细胞。在形态学上，这些细胞是全能的，由于分化的方向不一致，因而产生一组形态较为复杂的肿瘤。肿瘤有良性的，也有恶性的。与卵巢上皮性癌多发于绝经后的老年妇女不同，恶性的生殖细胞肿瘤多发于年轻妇女，具有与上皮性癌完全不同的自然病程。总体上而言，恶性程度较后者高，所选用化疗方案以及预后也大不一样。

恶性生殖细胞肿瘤主要有：①内胚窦瘤：又称为卵黄囊瘤，它是由原始的生殖细胞向胚外结构分化而成，而如果是正常的受精卵，向胚外结构分化则应该形成胎盘。它是卵巢恶性生殖细胞肿瘤中最常见的一种类型，占后者的一半以上，常有血性腹水。此瘤生长迅速，恶性程度极高，其转移以直接浸润和种植播散为主，可发生淋巴转移，血行转移较少见。血清甲胎蛋白（AFP）是该瘤特异性的肿瘤标记物，可作为诊断及观察疗效的指标；②未成熟畸胎瘤：是原始生殖细胞向胚内结构分化而成，如果为正常受精卵，则分化为胎儿。肿瘤由内、中、外三个胚层的不同组织混合而成，有分化很好的各种组织，也有未分化的胚性癌细胞。胚性癌细胞比例的多少，决定肿瘤的恶性程度。目前已经观察到，这种肿瘤的恶性程度有向良性转化的规律，采取反复手术、化疗及支持治疗，使患者存活时间超过 1 年，肿瘤即有可能逆转为成熟型，而变为良性肿瘤；③无性细胞瘤：发生于原始的生殖细胞，它还没有向胚外和胚内结构分化，是恶性生殖细胞肿瘤中恶性程度最低的，有少部分患者可合并两性畸型。此瘤对放疗及化疗均敏感；④卵巢原发绒癌，很罕见，其恶性程度比子宫绒癌高，对化疗也敏感。

55. 卵巢癌是如何进行分期的?

在卵巢癌的诊断和治疗过程中，肿瘤期别的早晚是至为关键的。期别早、预后好，期别晚、预后差，在很长一段时间内，这仍然是一个难以改变的事实。与宫颈癌及子宫内膜癌的首先局部浸润，继而远处转移扩散不同，卵巢癌很早就可发生盆腔或大腹腔的扩散种植，甚至淋巴转移。这些部位的转移，在早期并无症状及体征，仅凭临床检查很难发现，其转移部位及累及范围，也不易确定，因而卵巢癌的准确全面分期需要靠手术中的探查所见，并结合组织病理检查才能确定。通常，将卵巢癌分为Ⅰ、Ⅱ、Ⅲ、Ⅳ四期，每一期中又各细分为 a、b、c 三个亚期。国际妇产科联盟为了取得一个卵巢癌完善的分期，曾对不同分期的定义反复修改，目前采用的是国际妇产科联盟 1985 年修订的标准。如下表。

附表　卵巢癌的国际妇产科联盟分期

Ⅰ期　病变局限于卵巢

Ⅰa　病变局限于一侧卵巢，包膜完整，表面无肿瘤、无腹水

Ⅰb　病变局限于双侧卵巢，包膜完整，表面无肿瘤、无腹水

Ⅰc　Ⅰa 或Ⅰb 期肿瘤已穿出卵巢表面；或包膜破裂；或在腹水或腹腔冲洗液中找到恶性细胞

Ⅱ期　病变累及一侧或双侧卵巢，伴盆腔转移

Ⅱa　病变扩展或转移至子宫或输卵管

Ⅱb　病变扩展至其他盆腔组织

Ⅱc　Ⅱa 或Ⅱb 期肿瘤已穿出卵巢表面；或包膜破裂；或在腹水或腹腔冲洗液中找到恶性细胞

Ⅲ期　病变累及一侧或双侧卵巢，伴盆腔以外种植或腹膜后淋巴结或腹股沟淋巴结转移，肝浅表转移属于Ⅲ期

Ⅲa　病变大体所见局限于盆腔，淋巴结阴性，但腹腔腹膜面有显微镜下种植

Ⅲb　腹腔腹膜种植瘤直径 <2 厘米，淋巴结阴性

Ⅲc　腹腔腹膜种植瘤直径 >2 厘米，或伴有腹膜后或腹股沟淋巴结转移

Ⅳ期　远处转移，胸水存在时需找到瘤细胞，肝实质转移为Ⅳ期

56. 卵巢癌有哪些转移途径?

卵巢恶性肿瘤的转移特点是：往往外观局限的肿瘤，在腹膜、大网膜、横膈、肝脏表面及腹膜后淋巴结已转移。早期这些转移灶并无临床症状，故又称为亚临床转移，但晚期常常是由于这些转移灶，尤其是肠道的转移而使患者致命。卵巢恶性肿瘤的转移途径有以下几种：

1）直接种植：脱落的卵巢癌细胞可植根于腹腔各个部位继续生长。最常见的转移部位为腹膜，即腹腔壁层腹膜及覆盖于腹腔各种脏器表面的脏层腹膜，后者包括横膈、大网膜、小肠系膜、直肠、子宫直肠窝、结肠及输卵管的子宫的浆膜层。以上转移部位中又以子宫与直肠之间的间隙即子宫直肠窝的转移最为常见，其原因可能是该处是腹腔最低的部位，因重力原因，早期的卵巢癌即可有脱落的细胞沉积于此，并在此生长。卵巢癌的这种广泛的腹腔种植转移方式，是后面要提到的腹腔化疗的基础之一。

2）局部蔓延生长：卵巢原发癌灶逐渐长大、延伸，累及邻近的子宫、输卵管及阴道。但研究表明，这些器官的转移常常是表面浅表的种植，向其内部的转移并不多见。

3）随淋巴引流扩散：由于卵巢癌的腹腔内种植和局部浸润在临床上表现过于突出，长期以来，人们忽略了卵巢癌一个重要转移途径——淋巴转移。以前认为，卵巢的淋巴引流是向上至位于腹主动脉旁的淋巴结，而现在发现，卵巢的淋巴液还可向下引流至盆腔的淋巴结。北京协和医院经过长期的研究后，基本上弄清了卵巢癌淋巴转移的规律，发现卵巢癌向上述两个部位的转移机会几乎相等，同时发现，卵巢癌的淋巴转移并不少见，即使是临床Ⅰ期的卵巢癌，也有10%的可能发生淋巴转移。在此基础上坚持不懈地开展腹膜后淋巴清扫术，已使部分患者的预后有所改观。

4）血行播散：比较少见，仅有少数极晚期的患者可转移至肝脏和肺。

57. 医生已初步诊断为卵巢癌，为什么还要做那么多检查?

众多的迹象表明，卵巢恶性肿瘤的诊断已毫无疑问，因此患者总是焦急地要求立即手术，越快越好，但医生却总还是要做很多检查，其目的有以下几个：

1）了解患者能否耐受手术及化疗。卵巢癌的手术范围非常广泛，而术后的化疗又需要长期反复进行，这就要求医生对患者的基础情况有比较详细的了解，做到心中有数。因此需要做血尿常规，了解白细胞、血小板、红细胞是否正常；需查血型，因为手术中有可能要大量输血，化疗过程中由于骨髓抑制也有可能要少量多次的输血；还要检查心功能（心电图、或者还要做超声心动图）、肝肾功能（一般是取血检查肝肾的一些生化指标）、肺功能（胸X线片、或做肺功能检查）及凝血功能检查。

2）进一步确诊肿瘤及初步分期。卵巢癌种类繁多，而不同类型的预后及治疗方案相差很大。而另一方面，临床期别也是关键的因素，故有时需做腹腔镜检查，抽取腹水或取活组织检查，明确肿瘤类型及初步分期；鉴于卵巢癌淋巴转移的隐蔽性及重要性，有条件时还应该做淋巴造影；为了了解肿瘤对肾脏及输尿管有无浸润及压迫，有时还要做静脉肾盂造影。有些卵巢癌有遗传倾向，故有时可能要做染色体检查。

3）确定肿瘤是原发的还是转移性的。卵巢癌可由胃肠道、乳腺等部位的癌瘤转移而来。而原发癌与继发癌的治疗方案大不相同，故需做胃肠造影，包括钡灌肠、钡餐，必要时还应做胃镜或纤维结肠镜对胃肠道进行全面检查。乳腺照像是必要的。

因此，初步诊断为卵巢癌后，必须做以上检查，不可贸然手术或化疗。当然，这些检查不是每项都要做的，医生会有选择性地、尽快地完成。

58. 卵巢癌的治疗原则是什么?

卵巢癌仍是妇科医生面临的最严重挑战之一。由于卵巢位置深居盆腔，而且肿瘤又有很大的发展空间，故患者就诊时，70%已属晚期，采用某种单一方法治疗卵巢癌已难以奏效，需要多种方案综合运用。因此，卵巢癌的治疗方针应该是：积极的、根治性的手术；强有力的、持续的化疗；以及选择合适的放疗，辅以免疫治疗等。

1）手术治疗：对上皮性癌而言，是主要的治疗手段。卵巢癌，尤其是原发瘤，往往可以长得很大，有的肿瘤直径可达数十厘米。对于如此大的瘤体如果不及时予以切除，则其他治疗方法，包括化疗和放疗显然难于收到好的效果；而对于已经转移的卵巢癌，通过一次彻底的手术，仍有一定治愈可能。对卵巢癌手术，已经逐步形成了随后将要提到的“肿瘤细胞减灭术”及腹膜后淋巴结清扫术的观点及手术方式，以求最大限度地切除肿瘤。

2）化学治疗：是卵巢恶性肿瘤最常用的辅助治疗方法。广泛性的手术虽然可以切除肿瘤，但对于晚期广泛转移灶终难清除殆尽，所以现在不称根治术，而一般称为肿瘤细胞减灭术。为了消灭残存肿瘤和预防复发，化学治疗是不可缺少的。对那些由于各种条件不能施行手术的患者，化学治疗更是主要的治疗手段。对恶性生殖细胞肿瘤，目前已有非常有效的方案。对于上皮性癌，近年来已有多种化疗方案，但还没有特效的方案，还有待于进一步探索。

3）放射治疗：对卵巢恶性肿瘤一般处于比较辅助的地位。无性细胞瘤对放疗比较敏感，无论是局部复发或远处转移，经放疗后大都可达到根治，至于其他类型的肿瘤，则一般不敏感。但对于一些手术未切净的小瘤子，或是转移的淋巴结，也有一定疗效。一般是用体外照射，有时也可将放射性胶体注射到腹腔里去，使之均匀地分布到腹腔各部分的腹膜表面，对于细小的癌灶有一定效果。

4）免疫治疗：近年发展较快，有人将抗肿瘤细胞的抗体标记上同位素或化疗药物，利用抗原抗体特异性结合的作用，将抗肿瘤物质集中携带到肿瘤细胞内，从而加大肿瘤局部的药物浓度，避免或减少对正常组织的损害。这种所谓的导向治疗正逐渐运用于临床。此外其他免疫制剂，如白细胞介素2、肿瘤坏死因子也有一定作用。目前还有将某些基因转入肿瘤细胞内部，使肿瘤细胞生物学行为发生改变，从而达到抑制肿瘤细胞而生长的目的。

5）对症支持治疗：手术和化疗都需要强有力的支持治疗，以保证手术和化疗的完成，而对于极晚期的卵巢癌，手术和化疗均不可能进行的患者，为提高病人的生活质量，对症支持治疗几乎是惟一可选的方法。

59．卵巢癌治疗的疗效评定标准是什么？

在卵巢癌的治疗过程中，治疗到底有无效果是患者很关心的问题。同时由于卵巢癌的治疗方案很多，化疗方案具有很大的选择性。为了比较各种药物和方案的效果，就需要一个通用的疗效评定标准。通常，对实体瘤的疗效评定标准如下。

1）完全缓解（或有效）：所有疾病表现完全消失。

2）部分缓解（部分有效）：肿瘤缩小≥50%，没有疾病进展表现。

3）无缓解（无效）：大小无变化或缩小<50%。

4）进展：肿瘤增大>50%。

治愈是指无肿瘤，或无肿瘤有关症状，与正常人一样。后来，又有另外一种更量化的评分。即：

100分：正常，无主述、无疾病征象；

90分：能正常活动，很轻微的症状、体征；

80分：正常活动稍受限，有某些症状与体征；

70分：不能正常活动或工作，尚可自理；

60分：偶尔需要人帮助，但大部分个人需要可自理；

50分：需要相当的帮助和经常的医疗照顾；

40分：不能自理，需要特别的照顾和帮助；

30分：严重丧失生命能力，住院，但尚不会近期死亡；

20分：非常孱弱，危笃、住院，支持疗法；

10分：濒临死亡；

0分：死亡。

60. 卵巢癌的手术方式有哪些？

虽然手术是卵巢癌最主要的治疗手段，但在不同病情、疾病的不同阶段及不同的技术条件下，可选择的手术方式还是有讲究的。

1）满意的或成功的肿瘤细胞减灭术：充分而完全的手术是卵巢癌首选的基本治疗，这样才能有准确的分期和正确的诊断。不论肿瘤为何种期别，只要手术，在尽可能的情况下，都要尽最大努力切除原发灶及一切转移瘤，使残余瘤灶小于 2 厘米直径，以待化疗消灭。肿瘤细胞减灭术的彻底性是影响其预后的关键因素之一。

2）全面的、确定分期的剖腹手术：对早期卵巢癌而言，原发瘤的切除一般不成问题，但重要的是要进行腹膜多点活检，仔细探查，盆腔及腹主动脉旁淋巴结的切除和活检，这是完成治疗、准确分期及决定辅助治疗的基础。

3）中间性肿瘤细胞减灭术：对于某些晚期卵巢癌病例估计难以切净或基本切净，先用 1～2 个疗程的化疗，再行肿瘤细胞减灭术。这种手术能使肿瘤细胞减灭术的成功率提高，但对术后化疗不利，以少用为宜，仍应力争第一种手术。

4）再次肿瘤细胞减灭术：是指对残余肿瘤或复发瘤的手术，如果没有更有效的二线化疗药物，这种手术的价值是很有限的。

5）二次探查术：是指经过满意的成功的肿瘤细胞减灭术一年内，又施行了至少 6 个疗程的化疗，通过临床物理检查及辅助或实验室检测（包括 CA125 等肿瘤标记物）均无肿瘤复发迹象而施行的再次剖腹探查术。其目的在于了解腹腔内有无复发，以作为日后治疗之依据：停止化疗，或少数疗程巩固；更改化疗方案或治疗方案；切除所见癌灶。

61．何谓“卵巢癌肿瘤细胞减灭术”？

对身体很多部位的肿瘤，多有根治手术之说。在早期，彻底的卵巢癌手术也称为卵巢癌根治术，但由于卵巢癌在诊断时 70% 已为晚期，肿瘤已广泛转移，仅凭手术以求根治，谈何容易！因此，现在对卵巢癌的手术一般称之为肿瘤细胞减灭术，也有的人称为大块缩减术。其基本观点是：妇科医生必须抛开恶性肿瘤一旦转移即应放弃手术的传统观念，无论如何都应该给患者一次手术机会。在手术时，应尽一切可能切除少数大瘤，去除大部瘤体，留下无法一一切除的、直径不超过 2 厘米的小瘤或小片瘤组织，然后依靠化学药物来收拾残余肿瘤，以期取得完全缓解甚至根治。通过实践，逐渐形成了一种治疗卵巢癌的特有的手术方法。现代妇瘤学认为，肿瘤细胞减灭术几乎没有任何禁忌证，只要患者一般情况能够耐受手术，都可施行。

因为这种手术范围很广，因此切口必须要足够大，这样才有利于手术野的显露。绝大多数情况下是取腹部正中切口，下起耻骨联合，上达脐与剑突之间，或者直达剑突，可谓“顶天立地”。

肿瘤细胞减灭术有很多手术步骤，最初是全面的探查，这是关键环节。因为全面的探查可了解肿瘤的浸润范围和各器官受累的程度，全面估价手术切除的难度和可能付出的代价，并制定计划切除的内容及切除的顺序。

在大多数情况下，原发肿瘤的切除是整个手术过程中难度最大、出血最多、时间最长的一部分。除此之外，切除的内容还包括：子宫、双附件（恶性生殖细胞肿瘤保留生育功能时则不切除子宫及对侧的正常卵巢）、大网膜、阑尾切除，以及横膈、肝脾表面及小肠表面的转移瘤的切除。有时甚至对侵犯肠道较深的肿瘤，还需要做部分肠道切除，对肝脏或脾脏实质内有肿瘤转移者，有时还需要做脾切除和部分肝切除。同时，腹膜后淋巴结清扫术也是应该做的，在北京协和医院，它几乎已成为卵巢肿瘤细胞减灭术的常规步骤之一。

肿瘤细胞减灭术中切除的标本，应分开标记部位，送病理检查，确定肿瘤类型及分期。

62. 评价卵巢癌肿瘤细胞减灭术彻底性的标准是什么?

在肿瘤细胞减灭术过程中，尽管医生以“锲而不舍”的精神尽可能切除一切肉眼可见的肿瘤，但事实上，在很多情况下要完全切除肿瘤是很困难的，尤其是对Ⅲ～Ⅳ期卵巢癌，完全的切除肿瘤几乎是不可能的。另一方面，不同条件的医院及不同技术水平的医生，对肿瘤切除的彻底性的把握也是不同的。这就要求在每一例肿瘤细胞减灭术结束时，应对手术切除的彻底性、残余肿瘤的部位及数量进行评估，以便制定进一步的治疗方案，或在向上级医院转诊时提供参考。目前对肿瘤细胞减灭术彻底性的评价标准分为五级：

1）切除干净：肉眼可见的癌灶全部切除干净。这是每一例手术都尽可能要争取的结果。

2）基本切净：残余癌灶直径小于2厘米；或切除的部分占整个肿瘤的90%以上，残余的肿瘤有望通过化疗来消灭。

3）大部切除：残余癌灶直径大于2厘米，或切除部分不及肿瘤的90%。

4）部分切除：切除部分不及肿瘤的70%。

5）剖腹探查及活检：没有切除肿瘤，仅作了探查和活检。

卵巢癌手术时，尤其是初次手术时的彻底性是影响预后的重要因素，在可能的情况下，都应力求切除干净，至少基本切净，这样才能使术后化疗发挥更好的作用。

63. 卵巢癌已经发生了腹腔及盆腔的转移，手术还有意义吗?

对于很多恶性肿瘤，一旦已经发生广泛转移，手术就基本上放弃了，而对于卵巢癌，这一传统观念却需要改变。由于卵巢癌最主要的转移途径就是通过种植向整个腹腔扩散和向邻近器官和组织浸润，因此很多晚期卵巢癌患者都有腹腔及盆腔转移，而卵巢癌患者就诊时70%已经属于晚期，如果对这些患者都放弃手术，其后果可想而知。面对这一挑战，妇科肿瘤医生必须放弃恶性肿瘤一旦转移即应放弃彻底手术的传统外科教条，而形成自己的一套原则和观点。经验表明，即使已经有腹腔广泛转移的晚期患者，通过一次彻底手术，仍有一定治愈可能。因此，现代妇科肿瘤学认为，卵巢癌手术几乎不受任何期别的限制，绝大多数病例，特别是初治病例，都应得到一次手术切除的机会。

至于晚期卵巢癌腹腔内的弥漫性扩散转移结节是否可以基本切净，在50年代和60年代初期一直认为是不可能的，自从1975年开始，首次有人报道了对这些盆腹腔转移瘤彻底或比较彻底的手术切除后，逐渐发现在手术操作技术方面进行一些改进后，切除这些肿瘤是可行的，并随着科学技术的进步及手术操作经验的积累，可行性不断提高。北京协和医院最近数年，对广泛盆腹腔转移的卵巢癌进行手术的可行性已增加到72%。事实上，只要手术者对卵巢癌的临床规律和转移特点有深刻理解，手术中能够以“锲而不舍”的精神，将可切除的肿瘤尽量切除，大多数情况下仍可能做到满意的或基本满意的肿瘤细胞减灭术。有时为了达到这一目的，甚至切除部分肠道也在所不惜。

只有将盆腹腔内残余肿瘤量减少到一定程度，化疗才可能发挥满意作用，因此对那些已经有盆腹腔转移的卵巢癌患者，手术不但是有意义的，而且是可行的。

64. 未成熟畸胎瘤复发了还能做手术吗?

卵巢未成熟畸胎瘤是一种较常见的恶性生殖细胞肿瘤，在过去是一种死亡率很高的肿瘤，大多数均在手术后很快复发死亡。但北京协和医院经过多年的观察总结，发现卵巢未成熟畸胎瘤可以由未成熟型转变为成熟型，即由恶性转变为良性。根据这一重要特点，采取了相应的治疗方案，已使这种肿瘤的预后大为改观。

卵巢未成熟畸胎瘤是由内、中、外三种胚层成分组成，有分化很好的各种组织细胞，亦有未分化的胚性癌细胞。胚性癌细胞量的多少，决定肿瘤的恶性程度。未成熟成分多者，恶性程度高，转移发生早而广泛，手术切除肿瘤后，常常短期内又复发，如不及时再行手术治疗，多数患者短期内即死亡；而未成熟成分少者，则恶性程度低，很少复发，存活率较高，故病理分级是影响预后的关键因素。

北京协和医院经过长期的实践，认识到随着时间的推移，未成熟畸胎瘤有向成熟转化的倾向。转化的机制尚不清楚，但推测可能是由于这种肿瘤既然来源于多能性的胚胎性细胞，那么可能就具有与正常胚胎分化成熟为胎儿类似的、由未成熟向成熟转化的自然倾向。但这种向成熟的转化过程，与胎儿发育需要时间一样，也需要一定的时间过程，大致需要 1 年。因此，采取一定的措施，使患者存活时间达到 1 年或 1 年以上，肿瘤即可能有机会转化为成熟型。

认识到这个特点后，在治疗上就有了足够的信心和根据。虽然未成熟畸胎瘤恶性程度高，复发转移发生早，而且反复复发，但再进行手术切除是可以缓解病情的。如此反复手术并配合化疗，经过 1 年左右的时间，肿瘤即有可能转变为良性。未成熟畸胎瘤虽有复发或转移，但大多数为腹腔脏器的表面种植，手术切除并不很困难。因此，对于复发转移的未成熟畸胎瘤患者，手术不但是有意义的和可行的，而且是必须的。

65. 为什么卵巢癌的手术要做淋巴结清扫？

卵巢恶性肿瘤尤其是上皮性癌的疗效是当前妇科肿瘤中疗效最不能令人满意的一种，几十年来，虽经不断改进治疗方法，但起色仍不大，这固然主要由于早期诊断的困难和广泛存在的腹腔内转移而使之难于彻底根治，但不可否认，隐蔽的淋巴转移对患者生命的威胁。而事实上，北京协和医院的结果表明，卵巢癌的淋巴转移是比较常见的，即使很早期（临床Ⅰ期）的卵巢癌，也有 10%～20%可能发生淋巴转移。因此，如果不切除这些受肿瘤侵犯的淋巴结和淋巴通路，就不可能减少机体内的肿瘤负荷。由于卵巢癌腹腔内转移瘤及原发灶的切除的难度很大，在早期除国外少数研究机构作过一些淋巴结活检研究外，对于在手术中同时切除腹膜后淋巴结，一直无人问津。80 年代初期，北京协和医院和奥地利、意大利癌症中心的一些同道，几乎同时开始了卵巢癌系统腹膜后淋巴结清扫手术。手术中除了将全部盆腔淋巴结整片切除外，还要同时切除一部分腹主动脉旁淋巴结组织。手术结果证明，这一附加手术是可行的。因此北京协和医院认为，在患者情况和医生技术条件许可的情况下，对于一切恶性卵巢肿瘤的患者，均应在手术时，争取行腹膜后淋巴结清扫术。

腹膜后淋巴结清扫可达到诊断和治疗两方面的目的。首先，根据国际妇产科联盟现行的卵巢癌分期标准，凡是腹膜后淋巴结有转移者均应列为临床Ⅲ期。如果不做淋巴结清扫，就不能获得淋巴结的材料进行病理检查，一些临床Ⅰ或Ⅱ期的患者势必会被当作比较早期的病例对待，在治疗方面掉以轻心，在预后上采取盲目乐观的态度。因此淋巴结切除及病理检查，无论对辅助临床期别的诊断，还是与此有关的预后估计和处理方案均有重大意义。第二，对于卵巢恶性肿瘤的手术治疗，如果只是尽一切可能将腹腔内的原发灶和转移瘤切除，而忽略了那些已被肿瘤侵犯并随时有可能向全身输送癌细胞的淋巴结的存在（据统计，对所有卵巢癌而言，腹膜后淋巴结转移的发生率在50%左右），单纯着眼于腹腔内手术的彻底性，要想达到进一步提高治愈率的目的是有一定困难的。经过一次腹膜后淋巴结清扫，如果发现仅有盆腔淋巴结转移，则手术本身即可能解决问题；如果腹主动脉旁淋巴结为阳性，则还应对腹主动脉旁淋巴结以至纵隔进行术后放射治疗，从而可能消灭尚未切净的癌细胞，并防止肿瘤进一步向上蔓延。

66. 卵巢癌患者为什么有可能切除肠道，肠道手术的方式有哪几种?

在卵巢癌众多的转移部位中，肠道转移具有突出的重要性，理由有二：首先是卵巢癌肠道转移的高发率。在Ⅲ期以上的病例中小肠转移率为30%左右，大肠转移率接近40%。肿瘤细胞减灭术的价值已经很肯定，一次彻底或比较彻底的转移癌切除可以显著改善患者的生存率。考虑到肠转移的高发率，如果这些转移得不到彻底解决，要求比较彻底地切除肠腔内的转移癌几乎是不可能的。其次是肠转移的致命性。在卵巢癌的各类转移灶中，对患者威胁最大的是肠转移。一个大的肠道转移癌，如果在术中不予以处理或仅行部分切除，最终必将发展成为致命的肠梗阻，然而多数妇科医生由于对肠道手术不熟悉或担心并发症，经常放弃了尽可能切除肠转移的努力。

卵巢癌肠道转移有三种类型。第一种类型为多发性小结节，这是小肠转移的主要形式，这些结节很容易从肠壁上剥除，但如果数目过多无法一一切净，可以留待化疗来解决。第二种类型表现为整个肠道广泛癌细胞浸润，肠道僵直变形，对这类病变显然无法手术切除，所幸这种情况并不多见。第三种类型，也是最重要的一种，表现为大面积肠壁受累，在切除之前，通常很难确切估计肠壁受累的深度，因此，首选的手术方式是尽量将肿瘤切除，并同时保留肠道的完整性。前已提到，小肠的转移多属种植性质，比较表浅，容易切除。个别情况下，病变浸润较深，切除时可能损伤肠壁肌层甚至穿透肠腔，需要修补。如有多处损伤形成，则切除一段小肠然后将两端接起来，即端端吻合，这样既可使肿瘤切除更为彻底，愈合起来也比较容易。大肠，特别是直肠和乙状结肠往往是盆腔巨大原发肿瘤直接侵犯的器官，这一部分肠管的处理，实为卵巢癌手术的一个重要组成部分。此时医生会对肠壁受累的范围和深度，做出正确的估计。如侵犯表浅，仅肠管表面浆膜，则可尽量将肿瘤完整片出，仍可保持肠管的完整；如受累较深，应该将受累的肠管切除，如切除后的直肠仍有 8～10 厘米的一段，而且断端组织健康，应尽可能行结肠－直肠端端吻合术，反之，如估计吻合后愈合的可能甚微，则应毅然施行结肠造瘘术，也就是所谓的在腹部造“假肛”。

以上的分析，已说明肠道手术的意义和可行性，妇科肿瘤医师应有充分的认识。同时，患者及家属在术前也应有足够的思想准备，并予以配合。

67. 卵巢恶性生殖细胞肿瘤为什么还可以保留生育功能？

卵巢恶性生殖细胞肿瘤，主要包括内胚窦瘤、未成熟畸胎瘤、胚胎性癌、卵巢原发绒癌及无性细胞瘤。其中除无性细胞瘤预后比较好以外，其余均属高度恶性肿瘤。在 70 年代以前，70% ~ 80% 的患者在手术后短期内死亡。这类肿瘤为一种青年人的疾病，2/3 的患者年龄不到 20 岁，并且经常侵犯未成年之幼童。传统的手术方法是切除子宫及双侧输卵管卵巢，患者即使痊愈，也将永远丧失生育功能。但考虑到这类肿瘤对生命的威胁，很少有人对这一手术方式提出质疑。但是自 70 年代有效的联合化疗方案问世以来，治愈率不断提高，死亡率稳定下降，人们开始尝试为患者保留子宫和正常卵巢组织，使大多数渴望生育的妇女经过治疗后获得了妊娠。

实际上，北京协和医院自 60 年代起，即对恶性程度较低的无性细胞瘤患者进行了保留子宫和对侧卵巢的手术治疗，70 年代，又对未成熟畸胎瘤施行这一手术。由于有效的联合化疗方案的出现和改进，自 80 年代开始对所有未婚未育的年轻患者和幼童，包括高度恶性的内胚窦瘤和胚胎性癌，全面推行这一保留生育功能的手术治疗。

这一手术方案主要是基于以下依据：①恶性生殖细胞肿瘤的单侧性，绝大多数仅侵犯一侧卵巢组织；

②子宫和对侧卵巢复发相对罕见。如果复发，也大都在上腹腔，因此预防性切除健侧输卵管、卵巢和子宫，显然对减少日后复发起不到多少保护作用；③化学治疗上的突破，病人有了根治希望，从而必须考虑到其未来的家庭和幸福；④有敏感的肿瘤标记物，并且与病情平行，如甲胎蛋白，绒毛膜促性腺激素等。保留一侧卵巢，手术后可定期检测血清肿瘤标记物以严密监测病情。

至于手术适应证的选择，临床期别并不能完全作为盆腔器官去留的依据，对年轻需要生育的患者，除非对侧卵巢和子宫已受累及外，均可作为保留生育功能手术的对象。手术方式应采取一侧附件切除，而不宜行单纯肿瘤剔除。对于临床Ⅱ期以上的病例，在切除一侧附件的同时，需要行包括大网膜切除和腹膜后淋巴结清扫术在内的肿瘤细胞减灭术，以求尽可能将转移瘤切净，为术后化疗提供有利条件。同时，根据北京协和医院长期的随访表明，保留生育功能并经化疗后治愈的患者，所生育的第二代的发育情况正常。因此对卵巢恶性生殖细胞肿瘤而言，保留生育功能的治疗是安全可行的。

68. 早期上皮性卵巢癌如果要保留生育功能必须要具备哪些条件?

对卵巢恶性生殖细胞肿瘤，目前已全面推行保留生育功能的治疗，而且表明是安全可行的。然而对于另一大类卵巢恶性肿瘤，即上皮性卵巢癌，保留生育功能的手术应该是非常谨慎和严格选择的。对于晚期的上皮性卵巢癌，首选的是彻底的手术，几乎不考虑生育功能的去留问题。对于早期的上皮性卵巢癌，也只有在全部满足下列条件时方可考虑保留生育功能，这些必须具备的条件为：

1）患者年轻，尚未生育并且渴望生育。

2）Ⅰa期肿瘤：即肿瘤局限于一侧卵巢内，包膜完整，卵巢表面无肿瘤，无腹水。不论肿瘤多小，若已破裂，则已不在考虑之列。

3）细胞分化程度好，即高分化，或者是交界性肿瘤。只有偏良性或恶性程度较低者，方可考虑。

4）肿瘤光滑活动。若与周围组织有粘连，则很难保证没有直接浸润。

5）对侧卵巢外观正常，活组织检查癌细胞阴性。

6）腹腔细胞学阴性：即在手术中冲洗腹腔后收集的液体中未发现癌细胞。

7）“高危区域”的探查活检，肉眼观及切除组织病理检查均无肿瘤浸润。这些高危区域包括：子宫直肠窝、结肠侧沟、肠系膜、横膈、大网膜、腹膜后淋巴结。

8）有良好随诊条件，便于保留生育功能手术后严密观察，早期发现问题。

显然，要满足上述全部条件是很困难的，因此对上皮性卵巢癌，对生育功能的考虑是次要的，只有极少数病例可以施行，但随着化疗的发展及对肿瘤认识的提高，保留生育功能的范围将肯定会越来越宽。

69. 什么是卵巢癌的“二次探查术”，它有什么意义？

在世界很多癌瘤中心，对上皮性癌的治疗计划中，都有“二次探查术”这一内容。顾名思义，就是对卵巢癌患者进行第二次手术探查。但并不是只要对卵巢癌进行第二次手术就是二次探查术，目前妇科肿瘤专家认为较为精确的二次探查术定义为：在肿瘤细胞减灭术以后，经过化疗，患者已表现为临床完全缓解，为了了解腹腔内癌瘤是否取得根治以及药物的效果而进行的二次剖腹探查手术，简称“二探”。

这里的临床完全缓解是指经过手术和化疗后，患者的临床症状及体征已经全部消失，经定期追随 B 超、X 线或 CT 等检查，没有发现有肿瘤迹象，并且血清中的肿瘤标记物已降至正常范围。在此基础上进行的探查才能称为真正的二探。由于大多数卵巢癌患者在肿瘤细胞减灭术后，腹腔内仍会留有一些小于 2 厘米的癌灶。二探的目的是为了了解腹腔内的残留癌灶经过化疗后是否持续存在，或有所发展，或已经完全消失，或者消失后又有复发。

二探的结果可作为应用化疗的依据。如果探查结果发现癌瘤已经达到病理完全缓解，即二探术中的多点活检组织中没有发现癌细胞，可及早停止化疗，或再给少数疗程化疗以巩固疗效。如果探查结果发现腹腔内仍有癌灶，说明原化疗方案并不敏感，应改用其他化疗方案。并且，对探查所见的癌灶，可同时予以切除。因此，二探一方面可避免不必要的过多的化疗所造成的毒副作用，另一方面也有可能使患者获得较为有效的化疗方案。

“二探”的内容主要是进行全面的、细致的探查和活检；腹腔冲洗液细胞学检查；盆底、双侧盆壁结肠侧沟、膀胱窝、直肠窝、大网膜及骨盆漏斗韧带根部、肠系膜、肠浆膜、大网膜之可疑结节及可疑之腹膜后淋巴结等活检；组织的雌、孕激素受体及癌基因、抑癌基因检测（有条件者）。手术时间多选择在第一次肿瘤细胞减灭术之后，化疗 6 个疗程，即第一次手术后 6 ~8 个月进行。

70. 卵巢癌患者为什么需要化疗，如何看待手术与化疗的关系?

这个问题需要将上皮性卵巢癌与恶性生殖细胞肿瘤分开来说。就上皮性卵巢癌而言，尽管有一些医生对是否要施行超广泛切除术持有异议，但普遍认为，在手术后辅加化疗仍有十分重要的意义，这是因为：①多数上皮性卵巢癌对化疗比较敏感，至少有 50% 的病人对化疗有良好反应；②卵巢上皮性癌常常在盆腹腔广泛种植转移，特别是细小颗粒状癌灶，很难在手术中切除殆尽。况且还有肉眼未能发现的转移，更需要化疗杀灭；③有时肿瘤巨大、固定，术前化疗可使其缩小、松动，以利于手术完成；④由于病人一般情况很差、年龄大，或心肺功能不佳及其他手术、麻醉禁忌证，难以胜任或不能施行手术，则化疗几乎是惟一的治疗方法。

在考虑卵巢上皮性癌手术与化疗的关系时应强调以手术为主的治疗原则，即无论何种类型、何种期别的卵巢上皮性癌，都应该给予患者一次手术的机会，并在手术中力求切除肉眼所见的一切转移瘤，或使之残留在 1.5 厘米直径以下。这是化疗的基础，不可奢望单纯靠化疗解决问题。如果在手术前进行化疗，即所谓的先期化疗，化疗的时间不宜过长、疗程不宜太多（一般不超过 3 个疗程），以免其副反应不得缓解，贻误手术时机。术后化疗应该建立在满意或基本满意的基础上，并且要尽快进行，才能发挥较好作用。

而对恶性生殖细胞肿瘤，由于它多发于年轻的妇女甚至幼童，这些患者大都没有生育过。如果进行彻底的手术，患者将永远丧失生育功能。更重要的是，由于这类肿瘤对化疗十分敏感，而且又已经有疗效确切的化疗方案。因此目前已广泛推行保留生育功能的手术，在手术中，切除一切原发瘤及转移瘤，但保留子宫及对侧的卵巢。术后再让化疗发挥作用，通过化疗达到根治的目的。因此，化疗对于恶性生殖细胞肿瘤至关重要。

71. 什么是卵巢癌的先期化疗?

目前对于卵巢癌的治疗，国际上公认的治疗手段是首先给予患者进行肿瘤细胞减灭术，然后给予正规足量的化疗。大量资料表明，肿瘤细胞减灭术的满意程度，也就是肿瘤的残留程度和预后密切相关。然而，由于卵巢癌特殊的生长方式，使得多数卵巢癌患者就诊时已经是晚期，相当部分患者由于各种因素（如肿瘤累及重要脏器、肿瘤固定于盆底、患者状态较差无法耐受手术等）的制约无法得到满意的肿瘤细胞减灭术，因此如何创造条件提高手术质量成为目前的焦点问题之一。

先期化疗的问世似乎给这一问题的解决带来了一线曙光。先期化疗是指在进行针对肿瘤的主要治疗手段（手术或放疗）施行之前即给予一定疗程的化疗。这种化疗最早应用于子宫颈癌和子宫内膜癌，又称为新辅助化疗。通过这种化疗，使原本没有手术机会的病人获得了手术机会和更好的治疗。近年来，先期化疗也开始应用于卵巢癌的治疗中，其目的是为了使肿瘤缩小，减少肿瘤负荷量，改善患者的一般状况，提高肿瘤的切净程度，提高手术彻底性，减少手术所致并发症的发生机会，进而为以后的进一步治疗创造条件。

在卵巢癌中，先期化疗的适应证主要包括：①大块的肿瘤；②大量腹水；③盆腔肿瘤固定于盆壁；④

肿瘤累及重要器官；⑤转移瘤负荷超过1000克；⑥转移瘤为弥散粟粒结节 > 100个；⑦超过10克的腹膜转移灶；⑧生活状态评分较差，世界卫生组织（WHO）评分法Ⅱ或Ⅲ；⑨合并有严重内科疾病；⑩Ⅳ期卵巢癌患者，尤其是有胸水；⑪营养状况差。

目前国际上最常用的治疗计划为3个疗程的先期化疗，化疗后如果有效，则行肿瘤细胞减灭术，术后继续给予6个疗程化疗。如果先期化疗无效，则说明化疗开始即耐药，应给予综合治疗，也应避免过度治疗，反而影响生活质量。更多疗程的先期化疗可能会诱导肿瘤细胞产生耐药性，不利于肿瘤细胞减灭术后的常规化疗。

就目前资料而言，先期化疗的可以肯定的价值是可以明显改善卵巢癌肿瘤细胞减灭术的手术质量，另外它可能会延长无瘤间期，推迟肿瘤的复发，改善晚期卵巢癌患者的预后，延长生存时间和提高生存率，但还需要更多的临床结果证实。

72. 卵巢癌化疗的原则是什么？

卵巢癌的化疗正是所谓的“以毒攻毒”，所用的药物都具有很大的毒性作用，所用的治疗剂量基本上已接近中毒剂量。在杀灭肿瘤细胞同时，药物对体内正常的细胞也会有损伤，只是程度不同而已。如果不加控制，很容易造成致命的危险，因此不可以不加选择地滥用化疗，必须遵循以下原则：

1）化疗必须建立在肿瘤基本切除的基础上。化疗药物对于大的肿瘤基本上无效或者疗效甚微；但对于小的癌组织，特别是直径小于2厘米的结节，却可控制其发展，甚至彻底消灭。因此对上皮性卵巢癌，满意的或基本满意的手术是化疗的基础，不可奢望单纯靠化疗彻底解决肿瘤。即使是在恶性生殖细胞肿瘤要保留生育功能时，除了保留正常的卵巢及子宫外，其余部位的肿瘤都应该尽一切可能切除干净。这样术后化疗才能发挥最佳作用。

2）根据肿瘤的组织类型和不同的临床期别选择化疗方案。上皮性卵巢癌与恶性生殖细胞肿瘤化疗时，所选用的药物是不同的。而上皮性卵巢癌中，不同类型的肿瘤对同一种药物的敏感性也有一定差别。上皮性癌的化疗方案较多，主要药物有顺铂、环磷酰胺、阿霉素、5－氟尿嘧啶、博来霉素等，可组合成数种方案使用，现在还出现了紫杉醇（泰素）、拓扑霉素等新药，遗憾的是目前还没有一种特效的药物及化疗方案。而生殖细胞肿瘤所选用的方案不多，但却具有特效，甚至有根治作用，主要有顺铂（代号为P）、博来霉素（代号为B）、长春新碱（代号为V），鬼臼毒素（代号为E），组合成PVB或PEB方案。

3）血尿常规、肝肾功能正常，心电图、胸片检查无异常。化疗药物对心肝肺肾及骨髓等有一定的毒性作用，而且反复使用，还有累积效应。一些药物有终生剂量，达到此剂量后即不能再使用。因此，每次化疗前都应该做相关检查，以免患者因毒性反应而发生致命的危险。

4）化疗必须正规、足量、及时。化疗不能随意，切忌左冲右突，应有正规的治疗计划，并有处理毒副反应的相应条件。化疗剂量必须足够，甚至要接近中毒剂量，这样才能起到杀灭肿瘤细胞的作用，否则，不但起不到作用，反可能因为剂量太小，像注射预防针一样诱发肿瘤细胞的耐药。同时化疗必须及时，不给肿瘤细胞以喘息之机，连续出击，才能战胜癌细胞。

73. 早期卵巢癌是否都需要化疗?

早期卵巢癌是指国际妇产科联盟（FIGO）分期Ⅰ、Ⅱ期卵巢癌，由于通常可达到满意的手术质量，因此术后是否需要化疗是一个争论较多的问题。大量的临床资料表明，“预后好”的早期卵巢癌患者，90%以上可以长期无瘤存活，而且不需要辅助化疗。但是有高危因素的患者，30%～40%有复发的危险，25%～30%在首次手术治疗后5年内死亡。“预后好”的早期卵巢癌是指FIGOⅠa期，高分化的卵巢癌。与复发有关的高危因素包括：①包膜破裂；②肿瘤表面生长；③低分化（G3）；④与周围组织粘连；⑤透明细胞癌；⑥腹腔冲洗液阳性；⑦卵巢外转移。因此，目前将早期卵巢癌分为两大类，一类为低度危险的早期卵巢癌（Ⅰa、Ⅰb，高、中度分化），另一类高度危险的早期卵巢癌（Ⅰa2、Ⅰb2、Ⅰc和Ⅱ期，低度分化、透明细胞癌）。

目前国际上有关早期卵巢癌化疗进行了多项研究，得到了以下初步结论：①全面分期探查术是早期卵巢癌首选的基本治疗，以此来确定哪些患者需要化疗，哪些患者不需要化疗。美国的研究认为，对预后好的早期卵巢癌，经过全面分期探查术后，可不用辅助化疗；但对高危患者，则应进行化疗；②尽管放疗、磷32腹腔灌注、烷化剂等均可以用作早期卵巢癌的术后化疗，但目前认为以铂类为主的联合化疗是首选的辅助治疗；③联合化疗是否比单独使用顺铂或卡铂好以及泰素与卡铂的联合化疗与传统的顺铂+环磷酰胺方案治疗早期癌的价值等等，目前还正在研究之中。

74. 卵巢癌化疗患者应该注意哪些问题?

卵巢癌的化疗是一场持久战，通常在术后第1年内要接受8~9个疗程，每月1次。每一次化疗对病人都是严峻的考验，其毒副作用有时令患者难以忍受。为了战胜肿瘤，卵巢癌化疗患者的确需要足够的信心、耐心和恒心。

1）要有信心：虽然卵巢癌的化疗不如恶性滋养细胞肿瘤那样令人满意，而且彻底的手术是卵巢癌的首选治疗，但化疗的作用已经证明。大量资料表明，化疗可以延长患者的存活时间。卵巢癌的化疗药物种类繁多，联合化疗的方案也有不少变化，看似随意搭配，实则是妇科肿瘤专家经过多年实践后精心筛选而成。只要选择恰当，这些药物都会起到杀灭或抑制肿瘤细胞生长的作用。以前，卵巢恶性生殖细胞肿瘤是一类恶性程度非常高的肿瘤，而且大都发生于年轻女性，即使经过了彻底的手术，也大多在术后短期内死亡。后来由于化疗的发展，这类肿瘤的预后已大为改观，不仅达到了几乎可以根治的程度，而且还可保留生育功能，使患者获得成功的妊娠。卵巢上皮性癌的化疗近年来也发展较快，出现了很多新药和新的方案，都有一定效果。

2）要按时自觉配合化疗：化疗的副作用使人谈虎色变，化疗后身体状态的恢复也非常艰难，有些患者因而逃避化疗，“因噎废食”，这是很有危害的。前面已经说过，只有及时、正规、足量的化疗，对肿瘤细胞连续出击，才能战胜肿瘤，稍一松懈即可能前功尽弃。因此，卵巢癌患者应放下对化疗的恐惧，正视现实，忍受暂时的苦痛，而且应该相信，医生在给患者化疗的同时，会尽各种努力消除化疗的副作用。

3）正确对待化疗副作用：化学治疗是“以毒攻毒”，故其毒副反应就不足为奇了。这些副作用有些是长期的，有些则是临时的。对长期的毒性，如对心肝肺肾等的毒性，经过动物试验，都确定了一个终生剂量，妇科肿瘤医生也相当清楚，在接近或达到这一剂量时即会停药或更换药物。对一些暂时的副作用，如脱发、皮肤色素沉着等，化疗结束后就会恢复，化疗过程中曾经秃顶的姑娘，化疗结束后再长出来的满头青丝可能比常人还要瞩目，不足为虑。

75. 卵巢癌化疗方法和给药途径主要有哪些？

卵巢癌的常规化疗方法大体上分为两种：全身性化疗（经静脉或口服）和区域性化疗。此外，超大剂量化疗和外周血干细胞移植也开始用于卵巢癌的化疗中。

1）全身性化疗：通过静脉直接给药，或者口服经胃肠道吸收入血。药物经血液循环到达肿瘤部位。全身性化疗是基本的给药途径，优点之一是简单方便，很多医院都能开展，口服抗肿瘤药物者甚至不需住院。二是药物可到达全身各个器官。对一些已有远处转移的患者，必须全身化疗才能奏效。然而，正是由于药物分布全身，其毒副反应也较大。近年来，为了提高化疗药物的疗效，减轻其副作用，同时结合卵巢癌的转移特点，发展了一些区域性化疗。

2）区域性化疗，主要有以下途径：

(1) 腹腔化疗：对卵巢癌采用腹腔内给药应该是合理的，因为卵巢癌容易在盆腹腔腹膜及脏器表面广泛种植转移，有时尽管做了肿瘤细胞减灭术，但细小颗粒癌灶仍有可能有较多的残留。直接的化学药物腹腔内灌注，可达到杀灭作用。腹腔化疗可使腹腔局部获得药物浓度是静脉用药的 10 ~ 1000 倍。腹腔用药可减轻腹水，全身反应较轻，故对于一般状况较差，难以耐受全身用药以及有明显腹水者更为合适。同时，现在还发展了腹腔和静脉双途径的联合化疗，一些药物通过腹腔灌注，另一部分药物则通过静脉输入，并且还可静脉用一些药物对抗腹腔中药物的全身毒性，北京协和医院的资料表明，这种双途径的联合方案可在增大剂量的同时又减轻了其副作用。

(2) 动脉灌注化疗：静脉或口服药物后，药物都要先通过静脉回流如心脏，再从心脏射入动脉，然后再到达肿瘤部位，绕了一大圈，有效药物浓度自然也降低了，而且药物到达了其他我们并不希望的部位，并产生相应副作用。而动脉灌注化疗，则是通过在给肿瘤供血的动脉上直接插管并注射药物。插管可在手术时直接插入，也可于术前或术后通过放射学技术（血管造影）做动脉插管。对卵巢癌肝转移的患者，效果较好。

(3) 淋巴化疗：是指通过淋巴管灌注化疗药物。卵巢癌有很高的腹膜后淋巴结转移率。淋巴转移对于全身化疗，甚至腹腔化疗，都无明显的反应。淋巴化疗期望能对此发挥作用，但目前还有很多问题需要解决，大规模运用于临床尚需时日。

3）超大剂量化疗和外周血干细胞移植：为了克服卵巢癌耐药，提高卵巢癌的化疗效果，近年来，人们开始研究超大剂量化疗（HDC）加上外周血干细胞移植（PBSCT）治疗卵巢癌。初步的研究结果表明，这种化疗对卵巢癌还是十分有效的，可将 5 年存活率提高至 60%，无瘤生存率达 24% ~ 51%。选择病人十分重要，对化疗敏感，手术基本切净肿瘤，初治患者，是较好的适应证。对“二探”阳性者，也可以试用本方法进一步治疗。由于 HDC + PBSTC 技术先进，设备要求很高，费用也很昂贵，尚不能取代常规化疗。

76. 为什么卵巢癌患者每次化疗前都要做那么多化验检查?

卵巢癌的化疗应该是正规的、有计划性的，绝不是杂乱无章的左冲右突。每次化疗前都需要作一系列化验检查，主要是基于两个方面的原因：

1）患者能否接受下次化疗：经验表明，有些卵巢癌患者并非因为肿瘤发展，而是因为化疗毒副反应丧命，在化疗越是不正规的单位，这种情况越明显。因此，每次化疗前应对患者的心肺肝肾功能及骨髓造血功能进行评估，只有全部正常和基本正常者才能化疗。这些检查包括：①骨髓造血功能是否正常：主要是查血常规，一般白细胞总数应大于 4×10^9/升，血小板计数应大于 80×10^9/升，才能化疗；②肾功能：尿常规(应没有尿蛋白)；血肌酐（应低于 1.5 毫克/分升）及尿素氮（应低于 20 毫克/分升)；肌酐清除率、同位素肾图正常；③心功能：心电图正常或大致正常，心肌酶谱正常；有时还需做彩色超声心动图；④肺功能：胸 X 线片无肺纤维化改变，肺功能试验正常；⑤肝功能：血清转氨酶及胆红素正常。

2）患者是否需要更换方案：由于不同患者、不同类型的肿瘤对同一化疗方案的敏感性不同，因此每次化疗结束后，也就是下次化疗之前都应初步评价其疗效，每三个疗程后则应全面评价疗效。显然这种评价仅仅通过临床检查很难达到目的，因此，也需要做一些检查：①肿瘤标志物：如癌胚抗原 125（CA125)、人绒毛膜促性腺激素（HCG)、甲胎球蛋白（AFP）等，可将每次的结果绘成曲线，直观的反应效果。通常每次化疗前都应做这些检查。②影像学检查：B超、电子计算机断层扫描检查（CT）等可以较准确地反映盆腔内和身体其他部位有无肿瘤复发或转移，肿瘤是增大还是缩小，一般可在每3个疗程做1次检查。如果肿瘤标志物下降不够满意、或肿瘤不缩小或反而增大、或出现新的转移灶，则再用相同的化疗方案弊多利少，需要更换方案。

77. 接受顺铂化疗的卵巢癌患者为什么要大量输液?

顺铂是一种含有金属铂的化学药物，在临床应用已有二十余年。大量的临床实践已证明它是一种广谱的抗癌药物，效果显著，尤其是在卵巢癌的化疗中，是否使用顺铂已成为影响预后的重要因素。在目前的卵巢癌治疗规范中，在首次手术后的化疗，都推荐用以顺铂为主的联合用药。然而，顺铂也有较明显的毒副作用，剂量越大，毒副作用越明显，常见的副作用有肾脏毒性、神经毒性、胃肠道反应、骨髓抑制等等。

顺铂最具威胁和最主要的副作用是对肾脏的损害，药物可在肾脏内蓄积，而且对肾功能的损害是不可逆的。肾功能是否正常是决定患者能否继续化疗的关键。已有很多方法用来减轻顺铂的肾毒性，但其中最重要的莫过于大量输液和利尿。顺铂对肾脏的毒性可导致肾血流降低。用药前、用药时和用药后大量输液（妇科肿瘤医生一般称之为“水化”），可增加肾血流量，稀释肾血流中的顺铂及其降解产物，阻止大量的铂作用于肾小管，以减少急性肾功能衰竭及慢性肾脏损害的发生。

在用较大剂量（每天100毫克以上）的顺铂化疗时，每天必须静脉输液3000毫升左右，才能保证用药的安全。这些液体应保持持续的输入，输入时间应至少大于20小时。这样才能保证在整个用药期间，肾血流量足够。同时也防止了快速大量输液的危险，如心力衰竭，肺水肿等。

在大量输液的同时，还应该加强利尿。“只进不出”显然是很危险的，必须保持出入量平衡。应保证每小时尿量大于100毫升，24小时尿量应在2500～3000毫升。

大量输液及利尿主要是对抗顺铂的肾毒性。除此之外，由于顺铂还有明显的消化道反应，恶心、呕吐的发生率相当高，很多患者在化疗当天几乎不能进食和进水，因此除了使用一些高效的止呕吐剂外，也必须补充所丢失的液体。

有了以上的知识后，卵巢癌患者应对顺铂化疗中大量输液能够理解和配合，而且，化疗后的一两天也应大量输液，即使出院，也还要尽量多饮水，因为顺铂在体内的排泄是比较慢的。

78. 卵巢癌的腹腔化疗有哪些优点?

可以说，腹腔化疗是卵巢癌化疗的特色之一。它是将化学药物灌注入腹腔，直接对肿瘤细胞发挥杀灭作用。相对于全身性化疗（静脉用药或口服）而言，腹腔化疗具有以下优点：

1）增加了药物与肿瘤细胞的广泛接触，有利于药物渗透入肿瘤细胞。卵巢癌主要的转移方式就是广泛的盆腹腔腹膜种植。化学药物的作用比较表浅，对于大的肿瘤或许无效，但对于小的，腹腔内的多发性小种植结节却能发挥作用。手术有时不可能将这些细小结节完全切除干净，而腹腔化疗时，这些肿瘤结节将持续浸泡于化疗药物中，有利于药物发挥最佳作用。

2）可增加局部的药物浓度：腹腔化疗可使腹腔局部获得的药物浓度高于静脉给药的 10～1000 倍。抗癌药物的抗癌能力是与其浓度成正相关的，腹腔中化疗药物浓度的增加，其对种植的肿瘤细胞的杀灭作用也越强。

3）可减少化疗的副作用：腹腔给药时，血中的药物浓度相对较低，药物在其他组织器官中的浓度也相对较低，这样药物对心肝肾肺等的毒副作用也相应地减少了。

4）可同时通过静脉解毒：在通过腹腔灌注保持局部高浓度的同时，对吸收入血的那部分药物则通过静脉用相应的解毒药物进行解毒。如在用顺铂进行腹腔化疗时，除了大量输液外，还同时静脉用硫代硫酸钠对抗顺铂的肾毒性。这样可在减弱化疗药物的副作用，而并不影响其疗效。

腹腔化疗有这么多优点，但并不是所有的卵巢癌都适合腹腔化疗，原则上，腹腔化疗仅局限于下列情况：①种植于腹腔脏器表面或腹膜表面微小病灶，对于较大的肿物，首选的仍是彻底的肿瘤细胞减灭术；②第二次探查术中发现盆腹腔有肿瘤复发者；③全身化疗失败，对化疗耐药或复发的卵巢癌；④用于控制恶性、顽固性腹水的生长。如果患者有严重的腹腔粘连、有全腹部放射治疗的历史（放射治疗可形成腹腔粘连）、病变已超出腹腔范围者，则不适于腹腔化疗。

79. 身体其他部位的癌瘤能转移到卵巢吗，转移性卵巢癌有什么特点？

曾经有位病理学家发表过一个著名的观点，认为凡是本身具有产生肿瘤的巨大能力的器官，都不易成为转移癌的好发部位。而卵巢是一个可以生长多种肿瘤的器官，曾一度认为发生在卵巢上的转移癌是比较罕见的。然而根据大量临床资料的统计，逐渐发现卵巢的特点为恶性肿瘤的转移提供了繁殖的土壤，由于卵巢有丰富的淋巴和血运，使之成为一个很容易生长转移瘤的器官。

转移性卵巢癌占卵巢肿瘤的 5% ~ 10%。不少原发于胃肠道、乳腺的癌瘤常常首先转移至卵巢。此外，子宫、肝、胆囊、肺、肾、甲状腺及黑色素瘤也可以转移到卵巢。自原发病灶转移到卵巢的主要途径有：①直接蔓延：子宫内膜癌或输卵管癌，以及乙状结肠、回盲部、膀胱肿瘤均可通过直接蔓延转移到卵巢；②通过腹水表面种植：上腹腔的肿瘤可通过这种方式转移；③淋巴转移：乳腺癌可能是通过淋巴循环向卵巢转移；④血行转移。

转移性卵巢癌有以下特点，可供诊断时参考：①患者有乳腺癌、胃肠道、膀胱等部位肿瘤的病史及相应症状和体征；②肿瘤多为中等大小（直径 10 厘米左右）；③肿瘤多为实性，可活动；④双侧居多。由于其他部位的肿瘤转移到卵巢，对原发肿瘤来说，已属于晚期，因此，转移性卵巢癌的预后不如原发性卵巢癌，实施彻底的肿瘤细胞减灭术没有多少意义。

80. 卵巢癌患者为什么会有大量腹水？

正常腹腔内有少量液体，一般不超过 200 毫升。当腹腔内积聚过量的游离液体时，称为腹水。腹腔内的液体要在 1500 毫升以上，才能经一般的腹部检查被发现。腹水可由不同性质的疾病引起，一些卵巢肿瘤也可产生腹水，尤其是恶性者。

卵巢发生肿瘤后，体积增大，表面的腹膜面积增加，同时，肿瘤组织水肿，而肿瘤包膜又很薄，细胞之间的液体容易透过腹膜渗透到腹腔中形成腹水；而恶性卵巢肿瘤除自身体积增大外，还向盆腹腔腹膜广泛种植。腹膜被肿瘤浸润后，可刺激其毛细血管，使其通透性增加，从而使大量液体及蛋白质渗透入腹腔；还有，巨大肿瘤可压迫静脉，使血液回流受阻；此外，由于肿瘤的消耗，恶性卵巢肿瘤患者的营养状态下降，血中的蛋白质浓度降低，使血浆胶体渗透压下降，也是腹水形成的原因之一。

腹腔中有腹水以后，腹部自然会膨胀。如果腹水产生很快，腹部可呈对称性膨隆，腹壁紧张度增加，外貌如球形，严重时肚脐向外膨（脐疝）。如果腹水形成较慢，腹壁有充分的适应过程，当有大量腹水时，在仰卧位时腹水流向两侧肋腹，形状像青蛙的肚子一样，称为蛙腹。而直立时，腹水流向下使腹部膨出。

腹水是卵巢肿瘤的一个重要体征。除少数良性肿瘤（如纤维瘤、单纯囊肿）外，腹水多半是恶性的征兆，尤其是腹水为血性时。

81. 卵巢癌患者为什么容易发生肠梗阻，如何预防及治疗？

如果卵巢肿瘤仅仅是局部长大而不转移，腹腔有其广阔的发展空间，即使长到很大（有报道重达 163 公斤），也未必会威胁患者生命。然而，卵巢癌有一种特殊的转移方式，即广泛的盆腔及腹腔腹膜种植。这些转移癌在各处的腹膜不断生长，逐渐累及肠道，影响肠道的蠕动功能甚至阻塞肠腔，使肠内容物不能通过，最终形成肠梗阻。因此，肠梗阻是卵巢癌最常见和最致命的并发症，是卵巢癌致死的首要原因。据统计，可能有 15% ~ 35% 的卵巢癌会发生肠梗阻。除了少数病人是由于以往的治疗如手术操作、腹腔化疗、放射治疗引起之外，绝大多数则代表肿瘤的进展。

卵巢癌肠梗阻的发生主要和肿瘤分期的早晚、手术中肿瘤是否残留、是否有弥漫性肠转移尤其是小肠受累有关，它们是肠梗阻的高危因素。大肠的转移虽较常见，但一般不会发展成为肠梗阻；小肠受累相对少见，但常会发展成致命的肠梗阻。

为了预防肠梗阻的发生，在给卵巢癌进行手术时，如果发现肠道被肿瘤浸润，无论是孤立的还是多发的，在可能的情况下，都应该采取较为彻底的手术，甚至切除大段肠道也在所不惜，因此积极而彻底的手术是预防和减少肠梗阻的根本。术后及时、正规、足量的化疗也是减少复发、预防肠梗阻的重要措施，一般在手术后一年内至少应完成 8 个疗程的化疗。如果不采取任何治疗，肠梗阻患者平均生存时间一般不超过 15 天，因此积极的治疗是必须的。治疗方法可分为保守治疗和手术治疗。保守疗法即是禁食、胃肠减压（下胃管），使肠道休息，然后利用一些通泄药物使肠道通畅。这种方法有时能起一定作用，但效果常常是暂时性的，很多患者短时间就会复发。手术治疗则是通过手术解除肠梗阻，切除病变的那一段病变的肠道，并将两端的健康肠道接起来（肠切除吻合术）。对于反复复发，病变范围广的患者，也可行单纯减压，肠道造瘘（即假肛），以缓解症状。

82. 口服避孕药对预防卵巢癌的发生有好处吗，有哪些优缺点？

妊娠对卵巢癌发生的保护作用是比较公认的事实。但以妊娠防病，不仅与我国现行的计划生育政策背道而驰，而且也和世界范围内控制人口的潮流格格不入，显然是不现实的。多次妊娠之所以能预防卵巢癌，主要在于它能大幅地减少妇女一生中的排卵次数。而口服避孕药能够通过有效地抑制排卵而达到避孕的目的，因此有人建议用口服避孕药作为卵巢癌的预防措施。据美国的一项资料统计，单靠口服避孕药的应用，每年即可使美国的卵巢癌减少1700例，而我国口服避孕药的应用还不普遍，而且我国自上世纪六十年代起，即开始对口服避孕药试行减量，长期以来使用的剂量只有全量的四分之一，这种微量药丸的避孕作用可能是由于对宫颈粘液通透性的抑制进而阻碍精子通过，而并非阻断排卵的发生，这种药丸不能减少排卵次数，因此对卵巢癌发生的保护作用并没有体现出来。必须指出，用于预防卵巢癌，应该是全量地口服避孕药。

口服避孕药服用方便简单，并且同时起到避孕及预防卵巢癌及乳腺癌的作用，可谓一举三得，是为优点。但口服避孕药也有一些缺点：如有类早孕反应(头晕、乏力恶心及食欲不振等)，不规则阴道出血，体重增加，色素沉着，心血管病的危险增加等等。此外，若患有急慢性肝炎、肾炎、血栓性疾病、糖尿病的妇女，也不宜用此法避孕及预防卵巢癌。

83. 切除卵巢后会有性别改变吗?

卵巢是妇女的性腺，它能产卵和分泌性激素。女性激素不仅促进女性生殖器官成熟，产生女性的特征，如乳房隆起、骨盆宽大等，而且有了性激素的作用，才来月经，才有生育功能。卵巢对女性的价值可想而知。大家都听说过，古时候宫廷里的太监童年就要做一种“去势”手术，这是一种割去睾丸的残忍手术。被阉割的男人，嗓音尖细，面上无须，皮下脂肪积聚，一副“娘娘腔”。那么，妇女因为卵巢肿瘤或其他疾病切了卵巢后，会不会向男性转变，声音变粗或长出胡须来呢？

这个问题还得从“人之初”说起。人的性别取决于性细胞中的Y染色体。含有Y染色体的胚胎在大约7周时就分化出睾丸。这一步极其关键！因为睾丸一出现，就能分泌雄激素；雄激素既决定了内外生殖都向男性分化，而不能发育成女性内外生殖器，又诱导了下丘脑向男性分化，持续地分泌激素，而不是周期性地分泌以造成女性有盈亏的波动周期。在这一点上，雌激素未免逊色。因为女性内外生殖器的发育，不需要雌激素的作用，只要没有雄激素，不论有没有卵巢和雌激素，它们都自动向女性分化。也就是：“人之初，性本女，”完全依赖睾丸产生的雄激素才有了男孩。到了青春期，又在雄激素刺激下，使第二性征发育成熟，男孩长成了堂堂男子汉。女孩则在卵巢雌激素刺激下，发育成曲线优美的女郎。

太监是在青春期以前就受宰割，因此决无膀大腰圆的气魄，去势愈早，非男非女的相貌就愈明显。如果是在成年以后丧失睾丸，男子副性征仍然存在，虽有缓慢削弱的趋势，并不会完全消失，也绝不会长出乳房来。

有一种“女性阉人症”，自幼患有原发性卵巢功能低下，因此身材细长，乳房不发育，子宫小，不来月经。如果是在青春期以后切除卵巢，女子第二性征已经成熟，加上肾上腺皮质继续产生小量雌激素，那就仍能保持丰满的轮廓和匀称的曲线。由于卵巢的去留与雄激素无关，切了卵巢也长不出睾丸来，亦无雄激素产生，所以妇女是不会声音变粗或出现喉结的。仅仅是不来月经、不能生育而已，诚然，多年以后，生殖器逐渐萎缩，乳房扁平下垂，就和绝经后的变化一样。但这是个缓慢长久的过程，尤其是丰腴的妇女，末梢组织里还有小量的雌激素产生来补偿卵巢分泌的停止。若是四十岁因病要切除卵巢，更不必疑虑丛生，因为这时的卵巢本身已经日暮西山了。

切除卵巢的真正问题不在于变性，而是人为地早绝经，可能一时使人难以适应，因而产生一些更年期症状，所以对年龄较轻的妇女需要在手术后补充一点雌激素。当然，如果只切除了一侧卵巢，那么一切担心都是多余的了。

84. 卵巢癌能遗传吗?

迄今为止，肿瘤的病因仍不十分清楚，有遗传的因素，也有环境的因素。由于现在认为肿瘤是由身体内正常的细胞突变而来，故遗传因素越来越受到重视。卵巢癌能不能遗传？现在看来是可能的，但又不像其他一些遗传病（如白化病、血友病）那么明显。

大量的资料表明，卵巢癌家族史是卵巢癌发病最重要的危险因素。没有卵巢癌家族史的妇女一生患病危险为1.7%；若有1名一级亲属患病，危险增至5%；有2名一级亲属患病，危险为7%。而其他部位的肿瘤（如乳腺癌、直肠癌、子宫内膜癌）也可能合并卵巢癌而构成家族中整体的肿瘤模式。为了正确地估计卵巢癌的高危人群，有人从遗传流行病学的角度将卵巢癌分为三类：①散发性卵巢癌：指卵巢癌家族中二代血亲（包括兄弟姐妹、子女及其双方祖父母）中，没有发现卵巢癌或与其相关的其他肿瘤；②家族性卵巢癌：指家族中有两个或两个以上一代或二代血亲中有患卵巢癌的成员；③遗传性卵巢癌：特指表现为常染色体显性遗传的聚集性卵巢癌家族，同时可能还有其他种类的癌症。这种类型通常称为遗传性卵巢癌综合征。

遗传性卵巢癌综合征的特点是发病年龄早。一般的卵巢癌的平均发病年龄为59岁，而这种遗传性卵巢癌的平均发病年龄为52岁。它是由于体内某种主要基因异常引起的、表现为卵巢癌的遗传性疾病。涉及的基因很多，具体为哪种基因，目前还没有完全确定。

实际上，遗传性卵巢癌是比较罕见的。大约7%的卵巢癌患者家族史阳性，而真正属于遗传性卵巢癌者尚不足卵巢癌患者总数的1%。但有卵巢癌家族史，毕竟是一种高危因素，加强警惕是完全必要的。

85. 对遗传性卵巢癌综合征的高危人群应如何处理？

前面提到，遗传性卵巢癌综合征是一种有遗传特性的、聚集性卵巢癌家族。它还可以细分为三类，其中一种是卵巢癌合并结肠癌或直肠癌，或者合并子宫内膜癌；另一种则是合并乳腺癌。这种家族虽然罕见，但属于这种家族的妇女患卵巢癌的机会相当高，因此有必要接受终生的癌症监测。从25岁起，这些高危人群应接受下列检查或措施：

1）每年进行一次盆腔检查及阴道超声检查；取血做血清CA125检测；有条件时还应该用彩色多普勒超声观测卵巢血流变化。

2）对于有卵巢癌合并结肠直肠癌或子宫内膜癌家族史的高危人群，还应该每年做1次纤维结肠镜检查和子宫内膜活检。

3）对于有卵巢癌合并乳腺癌家族史的高危人群，还应每月1次乳房自我检查，每年1次乳腺摄片检查。

4）当已经生育，或者35~40岁后，可以做预防性卵巢切除。在已完成生育任务，并且卵巢还没有来得及癌变之前将其切除，是目前最有效的预防方案，它可将卵巢癌的风险降低到零。而且切除卵巢之后再补充雌激素，可使患者的生活质量几乎不受影响。在多数情况下，切除卵巢的同时还要切除子宫及双侧输卵管，这样在术后补充雌激素时，就不必担心子宫内膜增生或癌变。

5）除预防性卵巢切除外，口服避孕药也是一种有效的预防措施。口服避孕药可使卵巢癌的风险降低40%～50%，而且在停药后这种预防作用还可以维持10～15年。因此，对不愿行预防性卵巢切除的高危妇女，口服避孕药则为最佳选择。

86. 卵巢癌能预防吗？

卵巢癌占妇女因癌死亡的第四位（依次是结肠癌、乳腺癌、肺癌、卵巢癌），而作为妇科癌的死亡原因，它已超过子宫颈癌而跃居首位。而且，四十年来，卵巢癌的治愈率还没有取得突破。但是发现的早、治疗的早，效果就好得多。据统计，早期（临床Ⅰ、Ⅱ期）的5年存活率在50%以上，而晚期（Ⅲ、Ⅳ期）只有10%左右。卵巢癌一般是实性的肿瘤，有70%在双侧卵巢生长。肿瘤表面形状不规则，不像良性肿瘤那么光滑规整，但又不像良性肿瘤长到很大，因为肿瘤还不太大的时候就已经出现了恶性的表现而促使病人就医了。比如出现了腹水，短期之内腹大如鼓而骨瘦如柴；或是因为胸水而咳嗽、憋气；还有的肠管受恶性浸润性压迫，引起肠梗阻症状。如果检查时发现肿瘤不能活动，在后穹隆摸到转移的结节或是有了淋巴结转移，则是卵巢癌无疑了。

然而以上种种现象，实际上已是卵巢癌的晚期现象。在早期，卵巢癌没有什么症状。不过有下列情况时应有所警惕，那就是年龄在45～65岁，长期有卵巢功能失调，如月经不调、不育等，最近又出现反复的胃肠道功能紊乱，有些腹胀、消化不良、大便习惯改变、甚至说不清楚的肚子不舒服，但又查不出消化道有什么病，就应该到妇科去检查一下。

卵巢癌的病因不明，早期症状不明显，所以就诊时大约3/4的病人已是晚期，但可以肯定的是，30岁以上的妇女每年1次盆腔检查是完全必要的，检查中如发现卵巢增大而又不能肯定是肿瘤，必须按期随访。如经随访，卵巢继续增大超过5～6厘米则以手术为宜。妊娠期发现有囊肿，如果到妊娠16周以后还不消失，也应该手术。青春期前、绝经以后。卵巢囊肿不论大小都要手术。双侧的或是实质性的肿物，有恶性的可能；即使是非赘生性的囊肿，一旦发生扭转，也应该手术。该做手术的不及时做手术，有可能使本来可以保留的卵巢由于坏死而不得不切除，本来是良性的也可以转变成恶性，本来是早期的卵巢癌迅速发展到晚期。那时，后悔莫及了。

一言以蔽之，定期检查、早期发现、及时处理，对预防卵巢癌有重大意义。

87. 影响上皮性卵巢癌预后的因素有哪些?

同样是上皮性卵巢癌，有的患者可以长期存活，有的却会很快发展而致命。很多因素都可以影响上皮性卵巢癌预后，主要有：

1）临床分期：肿瘤分期的早晚是最重要的因素，临床Ⅰ期的5年存活率>90%，而临床Ⅲ、Ⅳ期的5年存活率仅约为30%。这再一次说明早期诊断和早期治疗是提高存活率的关键因素。

2）初次手术时肿瘤切除的彻底性：虽然分期为最重要的因素，但目前要做到早期诊断并不容易，大多数患者就诊时已属晚期，即属于临床Ⅲ期及Ⅳ期。因此对于晚期卵巢癌，第一次手术是否能够彻底或比较彻底地切除肿瘤至为重要。手术切除彻底，可使机体内肿瘤负荷量降低到最低水平，使术后化疗发挥更好的作用，因此对卵巢癌的治疗应有这样一种观点，即无论肿瘤的转移如何广泛，都应该给患者一次手术机会，在手术中应尽可能地切除肉眼可见的一切肿瘤，达到满意的肿瘤细胞减灭术。

3）病理分级：肿瘤细胞的分化是指肿瘤细胞与正常细胞在形态学上的相似程度，越接近正常细胞者，说明分化程度越高，恶性程度越低；相反越接近于原始细胞者，分化程度越低，而恶性程度越高。肿瘤细胞分化好者（即高分化者），预后明显较好，分化不良者（中、低分化）预后很差。

4）肿瘤的组织类型：在各种上皮性卵巢癌中，浆液性囊腺癌与透明细胞癌的 5 年存活率明显低于粘液性囊腺癌及内膜样癌。

5）年龄：年轻患者肿瘤期别常常偏低，病理分化亦较好，故预后多比老年患者好，但年龄的影响不如前面提到的几种大。如果患者属于上述情况中预后不好的一类，在手术后就应该用化疗时间长一些，并且更要加强病情监测。

88. 为什么对卵巢恶性肿瘤患者要进行长期的病情监测?

卵巢恶性肿瘤在女性生殖器癌瘤中的发生率占第三位，但其死亡率却居第一位。多年来经过国内外妇科肿瘤专家的不懈努力，改进了外科手术技术操作，进行了肿瘤细胞减灭术，对肿瘤切除较为彻底，同时也增加了不少化疗方案。在卵巢恶性肿瘤中，生殖细胞恶性肿瘤的预后已经有了很大的改善。但是对于常见的卵巢上皮性癌的治疗，虽然在2～3年的近期存活率方面有较大提高，但在提高远期存活率方面却不太满意，这主要是因为上皮性癌的手术及化疗后的复发率很高。而且，复发癌灶多局限在腹腔脏器的表面，故早期无症状。复发灶不达到一定体积时，一般临床检查不易发现，故常被误认为病情已经完全缓解，很多资料报告，对临床完全缓解的病例进行剖腹探查，发现50%以上的患者腹腔内仍有病灶，因此依靠一般的临床检查来监测病情是很不可靠的，如果以临床症状完全缓解作为依据而停止治疗，忽视随诊，一旦残存灶或复发灶增大而有症状及体征出现时，治疗更为棘手，预后亦更差。同时也存在另一极端，即认为既然没有把握癌瘤是否完全控制，乃长期无限制地进行治疗。卵巢癌对化疗虽然比较敏感，但不同类型的肿瘤亦各有选择性，规律性也还不是很强。不但个体之间有差异性，而同一患者在不同时间也有不同的反应，而一般临床检查又很难反映化疗过程中病情的真实改变。所采用的化疗方案是否有效一时难以判断，故化疗的选择常常是很盲目的，不易获得很好的效果。由于上述原因，必须加强治疗过程中的病情监测，以了解体内残存灶是否经化疗后基本消除。对有无早期复发、癌瘤对所选择的化疗方案是否敏感或耐药、是否还要继续应用等，都需要一个较为敏感的监测指标，故对卵巢癌的病情监测是很重要的。

89. 哪些指标可以用来监测卵巢癌的病情变化？

已经提到，在卵巢癌的治疗过程中，仅仅通过临床检查来监测病情是很不理想的，因此需要通过一些特殊检查来判断病情变化，主要是对一些肿瘤标记物的监测和影像学检查。

1）肿瘤标记物的检测：①与上皮性癌有关的CA125等标记物：有关卵巢上皮性癌的监测，有多种肿瘤标记物可供检测，并已有检测用商品药盒，其中以CA125检测的敏感性最高。血清CA125值与病情的符合率为93%，它是卵巢癌治疗过程中很好的监测指标，一般将其正常值定在35U/毫升。如果在二探术前血清CA125值大于35U/毫升者，几乎所有病例腹腔内都有病灶。但小于35U/毫升也不一定说明腹腔内没有病灶，如果复发的肿瘤还不大，总的肿瘤量不多，CA125值并不一定升高，因此现在也有人将病情随诊中CA125值定在20以下；②与卵巢恶性生殖细胞肿瘤有关的标记物：甲胎蛋白（AFP）是由胚胎的卵黄囊及不成熟的肝细胞产生的一种特异性的蛋白，卵巢内胚窦瘤的组织来源是卵黄囊，所以可产生大量的AFP，故内胚窦瘤患者血清中的AFP含量极高。目前的放射免疫检测方法非常敏感，血清内20~50纳克/毫升即可测出。血清AFP的动态变化与癌瘤病情好转或恶化是很符合的，临床完全缓解的患者，其血清AFP值轻度的升高也预示着癌瘤的残存或复发。绒毛膜促性腺激素（HCG）是卵巢原发绒癌的特异性标记物；③与性索间质瘤有关的标记物：一些性索间质肿瘤能分泌雌激素、孕激素或雄激素，这些指标也可以作为病情监测指标，但敏感性较差；④专有性不强的恶性肿瘤标记物：血清乳酸脱氢酶，在恶性肿瘤组织中，糖发酵分解比正常组织高，而乳酸脱氢酶是糖酵解过程中一个很重要的酶，因此恶性肿瘤患者血清肿瘤的该酶的含量明显升高，在肿瘤治疗前后，其动态变化与病情是一致的。

2）影像检查：①计算机体层扫描（CT）：CT的检出率主要与癌灶的体积大小有关，对于小于1厘米直

径的肿瘤，检出率仅 10%左右，故在临床完全缓解的病例中，其监测意义有限的；②肿瘤的放射免疫显像：它是一种以放射性核素标记的抗肿瘤及其相关抗原的抗体为肿瘤的显像剂，做肿瘤的定位诊断。标记抗体进入人体后，由于肿瘤抗体的免疫亲和性，标记抗体乃浓集在肿瘤部位，从而通过彩色扫描或 γ 闪烁照像机获得清晰的图像，敏感性很高，对很小的肿瘤也可检出；③核磁共振显像：其价值可能稍强于 CT。

有人比较了上述监测项目后指出，放射免疫显像检测技术的敏感性最高，一般临床检查方法及 CT 扫描的敏感性最低，同时又由于 CT 及核磁共振价格昂贵，故较少用于卵巢癌病情监测。在有条件的医院，血清肿瘤标记物的检测是必须开展的。

90. 输卵管可以发生哪些肿瘤?

在女性生殖器官中，输卵管可能是最少发生肿瘤的部位，不论是良性还是恶性肿瘤，都并不多见。发生在输卵管的良性肿瘤主要有输卵管腺样瘤和输卵管平滑肌瘤。输卵管腺样瘤又名腺瘤、血管肌瘤、淋巴管瘤或间皮瘤，名称不同，实为同一种疾病。它是位于输卵管肌壁间或浆膜下的一种局限性小肿瘤，小的只有显微镜下才能看见，大的也不超过 3 厘米直径，肉眼观察为浆膜下局限性隆起，将肿瘤切开，切面为粉红色或白色的实性组织，偶尔可有小的钙化点。腺样瘤可发生于任何年龄，但多见于 30 ~ 50 岁的妇女，由于肿瘤极小，且为良性，故临床上并无任何症状，因此不但手术前，就是手术中也不一定能确诊，大多数是在手术切除标本或尸体检查时偶然发现。另一种良性输卵管肿瘤为平滑肌瘤。在胚胎发生过程中，输卵管与子宫的来源是相同的，虽然子宫肌瘤的发病率极高，但输卵管肌瘤却极为罕见。这种肿瘤大小不等，但以小的居多，其形状和质地均与子宫肌瘤相似，也可发生并发症。一般临床上并无特殊症状。一般均在妇科检查时偶然发现，但很少能在术前确诊。如肌瘤较大或有症状时可手术切除患侧输卵管。

发生于输卵管的恶性肿瘤有原发性输卵管癌、继发性输卵管癌、输卵管中胚叶混合瘤、输卵管肉瘤等。原发输卵管癌虽然是女性生殖器罕见的恶性肿瘤之一，但较输卵管良性肿瘤多见，一般多发生在 40 ~ 50 岁的妇女，有下面将要谈到的比较典型的临床症状。继发性输卵管癌常来源于子宫内膜癌及卵巢癌，胃肠道的恶性肿瘤也可转移至输卵管，因此，相对于原发性输卵管癌而言，继发性癌远为多见，其治疗方案及预后取决于原发癌瘤。其他恶性肿瘤极为罕见，在此不作介绍。

91. 原发性输卵管癌有哪些症状？

1）阴道排液：阴道流水是输卵管癌患者最具特殊性的症状，排出的液体为淡黄色或血水样稀薄的液体，量多少不一，量少者只有在阴道检查时才可发现，量多者可如产妇羊膜破裂以后一样，浸湿内裤，有的甚至一天的排液量可以达到 1 升。排出的液体一般没有臭味，但个别也有恶臭。液体可能是由于输卵管上皮在癌组织的刺激下产生的渗液，由于输卵管伞端常常闭锁或被癌组织阻塞而通过宫腔自阴道流出。如肿瘤坏死出血，则液体呈血水样。阴道排液的发生率一般较高，如果注意询问病史，多可问出排液症状。

2）阴道出血：阴道不规则出血也是常见的症状之一，其发生率为 30% ~ 50%，出血与排液可能为同一来源，当肿瘤坏死侵犯血管，血液可流入子宫经阴道排出。出血量一般不会很多。

3）腹痛：大约半数患者有下腹疼痛，一般不重，常表现为一侧下腹部钝痛或绞痛。钝痛可能是由于肿瘤发展，分泌物聚集，使输卵管壁承受压力有关；绞痛可能是由于输卵管企图排出其内容物而增加输卵管蠕动所致；如果出现剧烈腹痛，则可能是由于肿瘤并发感染造成盆腔脓肿或腹膜炎所致。

4）下腹或盆腔包块：仅有部分患者自己能在下腹部摸到包块，肿块可能为肿瘤本身，也可能为并发输卵管积水或广泛盆腔粘连所致。

92. 原发性输卵管癌如何治疗？

由于输卵管癌和卵巢癌的临床过程和播散途径都十分相似，通常是局限于盆腹腔的播散和通过淋巴转移播散。故输卵管癌的治疗与卵巢癌基本相同，手术治疗是主要的治疗手段，术后可辅以化疗或放疗。

1）手术治疗：输卵管癌最根本的治疗方法为手术切除，手术原则相同于卵巢癌的肿瘤细胞减灭术，手术切除范围包括全子宫、双附件、大网膜及阑尾等，对于盆腔内一切转移和种植的病灶尽可能全部切除，也包括被肿瘤侵犯的盆腔腹膜，直肠乙状结肠转移瘤的剥除；如病变侵及肠壁深层或一段肠管有较多病灶，则可行部分肠切除吻合术；如果病变位置太低或范围太广使肠管切除后无法吻合者，则行结肠造瘘术，即假肛。

2）放射治疗：由于原发性输卵管癌术前诊断率极低，故放射治疗主要用于术后的辅助治疗，一般多采用体外照射。也可于手术后往腹腔注入放射性同位素，后者尚属试验阶段。

3）化学抗癌药物治疗：输卵管癌和卵巢浆液性癌

的形态学和生物学的特点十分相似，病变发展也在腹腔内播散及通过腹膜后淋巴结转移。化学治疗多作为术后辅助治疗，所用化疗药物与卵巢上皮性癌基本相同。

4）激素治疗：输卵管上皮在胚胎学和组织发生学上与子宫内膜相似，对卵巢的雌孕激素有周期性的反应。由于输卵管癌有时孕激素受体的滴度是高的，故也有人试用长效孕激素治疗。

第八部分

乳腺及乳腺疾病

1. 乳腺的结构是怎样的?

乳房位于胸前两侧，附着于胸大肌及肋间肌的上面，约在第二至第六肋骨水平之间。整个乳房呈球形，乳头位于其中央部，周围有环形的色素沉着，称乳晕。乳头表面高低不平，如果用放大镜就可以看到乳头上有许多细孔，即乳管的开口。乳晕的颜色在少女为淡红色，孕妇和经产妇则呈暗红色，乳晕表面光滑无毛，散在着许多粗大隆起的皮脂腺，称乳晕腺，用来分泌油脂，保护娇嫩的乳头和乳晕。

乳房主要由乳腺、脂肪及结缔组织所组成。乳腺大约由15~25个乳腺小叶组成，乳腺小叶彼此之间由间质分开。每一个乳腺小叶又像是一颗埋在脂肪中的树，树梢的“叶子”就是乳腺的腺泡，产后就在这里产生乳汁，然后乳汁从“叶茎”（小乳管）流到“树干”（输乳管）里，一直伸向乳头表面。每一乳腺小叶都有一根输乳管，这样就有15~25根输乳管，以乳头为中心，向外呈放射状排列（图8-1）。乳房间质即由脂肪及纤维结缔组织构成。整个乳腺组织约有一层脂肪包绕，乳房大小与脂肪层的厚薄有关。纤维结缔组织伸入乳腺组织之间，形成许多间隔，对乳房起固定作用，使人站立时不致下垂，故又称乳房悬韧带。得

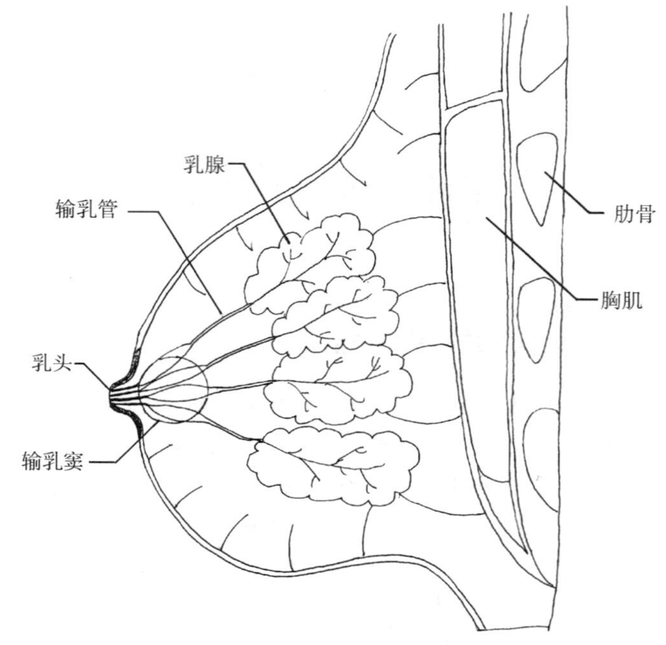

图 8－1　乳腺的解剖结构

乳腺炎的时候，肿瘤可侵犯此韧带使之收缩，牵引皮肤向内凹陷，使局部皮肤呈现出橘皮样改变。

乳房动脉主要来自胸廓内动脉的分支胸肩峰动脉的胸支和胸外侧动脉的分支。静脉分浅、深两组，浅组在乳房下形成网状，在乳晕部静脉互相交错，形成乳头周围的吻合环；深组静脉有乳房动脉伴行支及进入腋静脉的分支。乳房静脉直接入肋间静脉。

乳房的淋巴结引流很重要。在乳管和腺泡的周围都有淋巴管网，然后收集到乳晕下的淋巴管网，再向外侧引流到同侧的腋窝淋巴结。从腋窝又可以进一步引向锁骨上淋巴结。乳腺癌的转移途径主要是通过淋

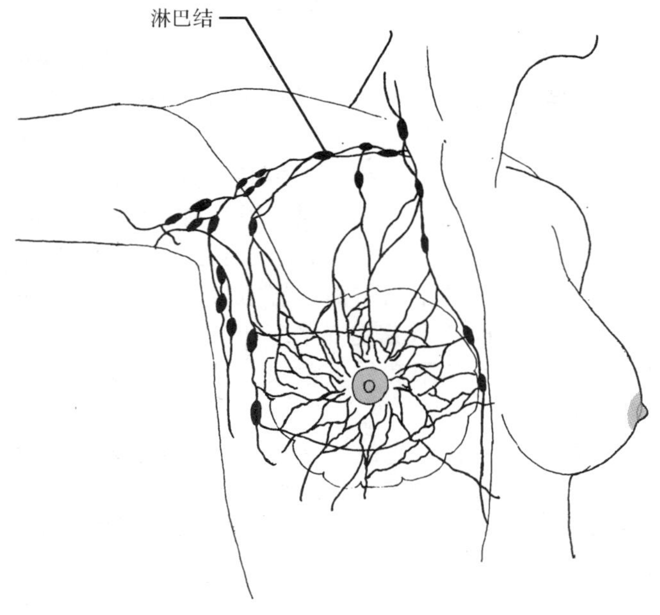

图 8－2　乳腺的淋巴引流

巴扩散，腋窝淋巴结就是第一站，随着病情发展，则可转移到锁骨上淋巴结。

人一生中乳腺发育可分为以下四个时期：①婴幼儿期：此期乳腺仅含有短的分支形的导管，它随着全身的生长发育而生成；②青春期：由于雌激素的刺激，加速了乳腺的发育，脂肪及结缔组织增生，乳房逐渐丰满、隆起，乳头及乳晕增大而着色：③妊娠期及哺乳期：导管进一步增长，其末端形成一些腺泡，妊娠末期，腺泡逐渐膨大，准备授乳，产后在生乳素的作用下，腺泡继续增生，胀大，分泌活动增加；④至更年期及老年期，乳房开始萎缩，绝经时乳腺小叶及末端输乳管缩小直至消失。

2. 怎样进行乳房病的自我检查?

乳房的自我检查是定期自己触摸乳房有无肿块或其他病变，是早期发现乳房疾病的有效手段之一。虽然多数肿块并非乳腺癌，但一经发现，应立即请医师进一步检查，以使乳癌能得到早期发现和及时治疗。

由于月经前或月经期乳腺组织充血、增厚会影响检查结果，故乳房的自我检查应在月经干净之后进行。检查时应以并拢的手指掌面轻轻触摸，不可重按或挤捏。一般检查时将乳房分为四个区，即：内上象限、内下象限、外上象限和外下象限，另外一个重要部分为腋窝部。

自我检查时，首先最好站在镜子面前，将衣服脱至腰部，双臂自然放下，观察自己的乳房大小、外形有无异常，乳头、乳晕、乳房皮肤的结构有无异常变化等。然后取仰卧位，依次触摸乳房的四个区及腋窝部分，用对侧的示指、中指及无名指平放在乳房上检查，检查乳房内侧时，将同侧手臂上举放在头后，检查手自上而下进行触摸，直到乳房下缘；内侧检查完毕后把同侧手臂放下位于身旁，然后检查乳房外侧，外上象限发生肿瘤的机会较多，检查时应特别注意。最后还应检查腋窝内有无肿大的淋巴结。一侧乳房检查完毕后，用同样的方法检查对侧乳房（图 8－2)。

除定期触摸外，平时也应注意内衣上有无浆液性或血性分泌物污渍，定期自我检查乳头有无溢液，如有异常都应立即去医院检查。总之，乳房的自我检查，最好每月进行 1 次，每半年至 1 年由医生检查 1 次，这样可以早期发现乳房肿块，对防治乳腺癌有重要意义。

3. 乳房内发现肿块都是恶性的吗?

乳房肿块是女性多发性疾病之一。正常乳腺组织

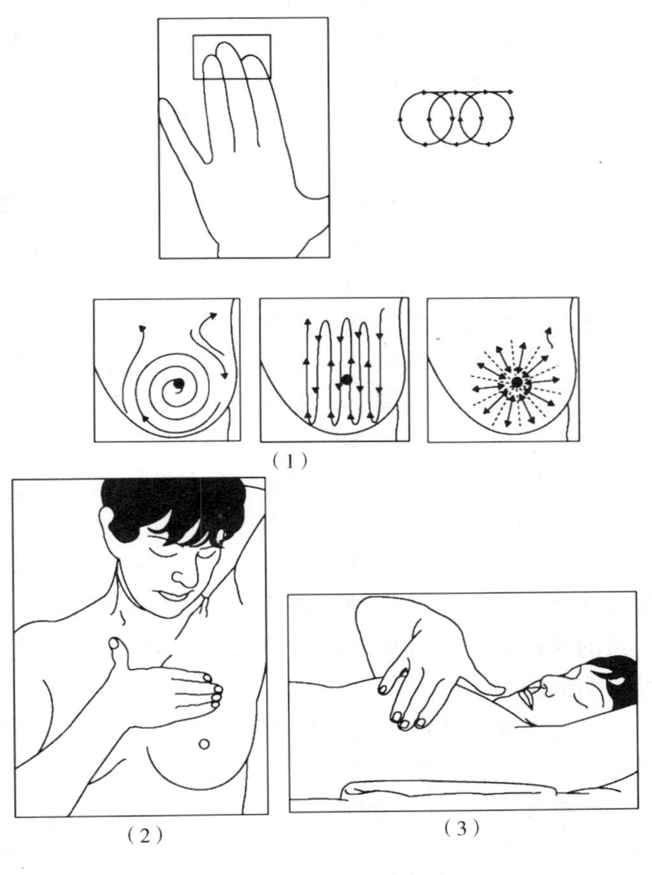

图 8－2　乳房自检方法

柔软、均匀，富有弹性。正常乳房的充血，摸起来可能有结节感，但这是生理变化的结果。乳房的良、恶性疾患，大多以出现肿块为首发症状，故一旦发现乳房肿块，不论其大小性质如何，均应及时就医。

乳房内出现肿块的原因较多，但绝大部分仍属于良性病变，所以发现有肿块，不必过于惊惶。乳房的良性肿块中最常见的有乳腺增生，乳房纤维腺瘤，乳管内乳头状瘤及乳房结核等。乳腺增生多发生于中年妇女，常在两侧乳房内有多个大小不等而较硬的不规则结节，与周围组织分界不很清楚，患者常感乳房疼痛，月经前症状加重。当乳腺小叶、小管高度扩张出现囊肿性改变时，则称乳腺囊性增生症，这一病理改变有4%的恶变可能，故应高度重视。乳房纤维腺瘤是乳腺小叶内的纤维组织和腺上皮同时增生而形成的，是最常见的乳房良性肿瘤，多发生于年轻妇女，其特点为乳房内无痛性肿块，一般为单发性，多见于乳房外上象限。肿块多为圆形，表面光滑，与周围组织分界清楚，活动无粘连，该病恶变可能性小，约为1%。乳房结核以中年妇女多见，很少有结核病变的全身症状，主要表现为乳房肿块，病程缓慢，初起多为孤立结节，后逐渐形成数个肿块，触痛不明显，数月后，肿块软化而形成寒性脓肿。破溃后可发生溃疡和经久不愈的溢液，并排有豆渣样稀薄脓液，同侧腋窝淋巴结常明显肿大。

乳房内肿块亦应考虑到乳腺恶性肿瘤的可能，而乳腺癌是发生在乳房内最多见的恶性肿瘤。早期多为无痛性单发小肿块，质硬，表面不光滑，不易推动，早期多无自觉症状，多数为无意中发现。如病变继续发展，肿块增大，局部皮肤凹陷而出现橘皮样改变，当肿瘤侵及乳管时，多使乳头回缩，此时患者多有腋窝或锁骨上淋巴结肿大。

总之，当患者出现乳房肿块时，根据其临床表现及临床检查，一般能诊断明确，但必要时仍需做乳房病变的活组织病理检查，以最后确定诊断。

4. 什么是急性乳腺炎？该如何治疗？

急性乳腺炎是外科女性患者中较为常见的化脓性疾患，绝大部分发生于产后哺乳期妇女，特别是初产妇更为多见。发病多在产后2周至1个月左右。

急性乳腺炎的病因是细菌感染，以金黄色葡萄球菌最多见，其次是链球菌，由于乳头皲裂或乳头擦伤，细菌经破损处而入，经过乳房的淋巴管，扩散成疏松结缔组织炎；病原菌也可以直接从输乳管的开口进入乳汁，如排乳不畅，积滞的乳汁很容易分解，而有利于细菌的生长繁殖，造成感染并化脓，可见本病的主要诱发因素是乳头破裂和排乳不畅。

急性乳腺炎患者的临床表现多以乳房胀痛开始，接着在乳房的外下象限、乳晕下或乳房后等处出现有明显压痛的肿块。乳房显著肿胀、疼痛，皮肤发红，局部皮温升高。若治疗不及时，患者可出现高热、寒战等全身感染症状，乳房内肿块可在短期内软化，形成脓肿，浅表的脓肿还可穿破皮肤形成溃疡，深部的脓肿可穿向胸大肌间的脂肪垫中，形成乳房后脓肿。

急性乳腺炎的治疗应做到尽早及时，首先应注意尽量排空乳汁，可多饮水或汤以使乳汁变稀，交替使用按摩、吸乳和挤乳的方法促使乳房排空。常用中药清热解毒、疏肝清热、通乳消肿及排脓托毒治疗。如未早期得以控制，炎性肿块软化，便可以形成乳房脓肿。一旦脓肿形成，则应及早切开排脓；切口应足够长以免引流不够通畅而再次形成脓肿；切口方向应循乳腺小叶方向作放射状切口，以免损伤乳络、乳晕及乳头。对乳房脓肿小而浅者，也可用穿刺抽脓冲洗的方法进行治疗，如脓肿不止一个，则要先后抽脓冲洗，否则病情仍不能好转。

一般来说，急性乳腺炎的预后较好。关键还在预防为主，早期发现与及时治疗。正确的预防，从妊娠期就应开始，妊娠后期要经常用温水擦洗乳房，保持乳头的卫生；哺乳期开始后应养成良好的哺乳习惯，一般每3～4小时喂奶1次，每次不超过15分钟，保证每次排空乳汁。如喂奶时间太长，容易使乳头破裂，使细菌易于入侵。如果乳房胀痛、有硬块，已有乳汁郁滞表现时，可用湿毛巾热敷，同时用手轻轻从乳房周围向乳头方向按摩，以促进乳汁的排出，尽量减少或避免急性乳腺炎的发生。

5. 什么是乳头皲裂？怎样预防与治疗？

乳头和乳晕部皮肤发生大小不等的裂伤，称为乳头皲裂，该病多发于初产哺乳期妇女，多表现为乳头表面及乳晕部大小不等的裂口和溃疡，或皮肤糜烂，甚至沿着乳头基部发生裂痕很深的环状裂口，喂奶时痛如刀割。裂口中分泌物干燥则结成黄色痂皮，故发生干燥性疼痛，严重时乳头可部分断裂，如乳头皲裂未得以及时处理，细菌极易由皲裂处进入乳房组织内，引起急性乳腺炎等疾病。

许多因素可诱发乳头皲裂的发生，主要原因有：①喂奶不当，时间过长；②哺乳期乳头皮肤柔嫩，婴儿吮乳时易咬破乳头；③乳头内陷、扁平等造成吸吮困难；④乳汁分泌过多，乳头皮肤长期浸渍亦可引起乳头湿疹溃烂。由于乳头皲裂易诱发急性乳腺炎及乳房疏松结缔组织炎等疾病，所以首先应积极预防乳头皲裂的发生。妊娠期应注意保持乳头的清洁卫生，经常清洗乳头乳晕，定期做乳头按摩以增强乳头皮肤的耐磨力。对有乳头内陷或扁平者，应积极给予纠正，哺乳期要养成良好习惯，定时哺乳。如一旦发生乳头皲裂，则应给予积极治疗。首先应保持乳头局部卫生，哺乳前用温开水清洗乳头，哺乳后随即用10%鱼肝油铋剂或10%复方安息香酸酊软膏涂抹乳头局部。对乳头皲裂严重者，应暂时停止哺乳，每次将乳汁挤出从而促使皲裂愈合，对久治不愈的伤口，局部可涂擦少许25%硝酸银，然后用生理盐水清洗，可促进伤口愈合。

6. 什么是乳房囊性增生症？该如何治疗？

乳房囊性增生症是一种乳腺组织异常增生性疾病。其病理特点为乳腺小叶、小管和末梢导管高度扩张，呈囊肿样改变。该病多发生在40岁左右的妇女，主要以乳房肿块为特点。肿块常为双侧性，多与周围乳腺组织没有清楚的界限，但与皮肤及筋膜无粘连，囊肿小者质地较硬，如囊肿较大者，则质较软，可有波动感。患者主诉乳房胀痛的程度不一，多数乳房疼痛程度与月经周期有密切的关系，多在经前症状明显。患者病程较长，肿块生长缓慢，部分患者可见乳头溢液，但乳头无内陷及偏斜现象，该病癌变率约为3%左右，故应予重视。

一般认为，乳房囊性增生症的发生多因卵巢功能失调，雌激素相对增高而导致乳腺组织增生，末梢导管不规则出芽，上皮增生，而引起小管扩张和囊肿形成。根据病史和查体，一般容易诊断，但某些病例为进一步明确诊断，还可进行乳腺X线摄片检查或细针穿刺活组织病理检查。

对乳房囊肿增生症的治疗首先应进行保守治疗。疼痛症状明显者，可服用甲基睾丸素片5毫克，每日3次，或肌注丙酸睾丸酮25毫克，每日1次。对年龄大于40岁，病变范围局限于乳房的一部分，特别是药物治疗不满意者，也可考虑行乳腺小叶切除术。乳房囊性增生症采用中药活血止痛、消肿散结也可获得满意的治疗效果。

7．乳房纤维腺瘤是怎么回事？

乳房纤维腺瘤是乳腺小叶内的纤维组织和腺上皮同时增生所形成的，是最多见的乳房良性肿瘤。本病多发于青年妇女，常见于 20～30 岁女性。一般认为，乳房纤维腺瘤的形成，与卵巢功能旺盛，乳房局部受雌激素过度刺激有关。如雌素水平太高，可导致乳腺上皮和纤维组织增生，而形成具有完整包膜的纤维上皮性腺瘤。其临床特征为乳房内出现无痛性肿块，多为单侧性，少数可为多发性，多好发于乳房的外上象限，大小多在 2 厘米左右，肿块质地坚韧，表面光滑，边界清楚，易活动，与皮肤无粘连，肿块表面皮肤色泽正常，肿块生长缓慢，腋窝淋巴结不肿大，在妊娠或哺乳期增长速度较快。

从病理组织学分类上，可将乳房纤维腺病分为三型：①管内型：主要表现为间质增生，乳腺腺管周围的纤维组织呈乳头状或息肉样增生突起，压迫腺管腔。在病理切面上，增生的纤维组织好像位于管腔内，故称管内型纤维腺瘤；②管周型：主要表现为腺体增生，是由乳腺导管弹力纤维层外的纤维组织和小腺管及管泡增生所构成。本型特点是乳腺管有显著增生，其周围有大量纤维组织包绕；③腺瘤型：本型特点是腺管增生明显，腺体形态仍保持管泡状结构，而腺体间纤维组织量极少。乳房纤维腺瘤恶变可能性极小，约为1%。但对更年期妇女出现的纤维腺瘤及增长较快的腺瘤，均应给予高度重视，警惕肉瘤变的可能。

乳房纤维腺瘤目前尚无保守治疗的有效方法，故一经诊断，建议采用手术切除为宜。手术范围只需完整切除肿块或一叶乳腺即可，一般来说，肿块切除后即可获得治愈，但少数患者术后可于同侧或对侧乳房内再长出同样的肿瘤，如有多次反复复发者，应考虑进行乳房单纯切除，以免发生恶变。

8. 乳腺癌的诱发因素有哪些？怎样早期发现乳腺癌？

乳腺癌是妇女常见的一种恶性肿瘤，发生率约为成年妇女的 1%，是仅次于宫颈癌的女性第二位癌瘤。乳腺癌的发病率在不同的国家或不同的种族各不一样。北欧国家乳腺癌的发病率比亚洲和非洲高 5 倍，乳癌的死亡率在美国占第一位，而我国的调查表明，女性乳癌的死亡率占女性癌症死亡的第七位。

乳腺癌的诱发因素比较复杂，其确切病因也未完全明确。但一般认为与卵巢功能、遗传因素、婚育及哺乳等因素有关。此病多发生于 35～55 岁的妇女，该年龄组的妇女卵巢内分泌比较旺盛，乳腺受雌激素作用的时间比较长久，成为乳癌的重要致病因素。研究表面，妇女婚后没有生育的，乳癌的发病率比已生育的为高，病毒感染也是乳癌的致病因素之一，可能与病毒感染后免疫机制破坏有关。另外遗传因素在乳癌的发病中有重要意义，乳癌发生有家族史倾向已为人们所注意，凡乳癌患者，其姐妹或女性亲属患乳癌的机会要比一般人群为高。

乳腺癌的早期患者几乎无症状，但如癌肿一旦发生，很快就可能出现转移，所以积极宣传乳房的自我检查法，病对 35 岁以上妇女进行定期普查，对乳癌的早期诊断十分重要。自我检查乳房时，如发现乳头溢液或乳房湿疹样改变或很小的结节，均应予以重视，这些异常现象可能就是乳腺癌的首先症状，应该尽早到医院作进一步检查。对可疑的乳腺肿块，应作肿块的局部针吸，细胞病理学检查或局部切除活检，以进一步明确诊断。

总之，我们建议每个妇女都能坚持每季度自我检查一次乳房，从而可使绝大多数癌瘤都能早期发现，早期治疗，使乳腺癌的治愈率得到进一步提高。

9. 乳腺癌的临床表现有哪些？如何诊断？

乳腺癌常见的临床表现有：①乳房肿块：是乳癌最常见的症状，乳房肿块多好发于乳房外上象限，如未发生浸润，肿块多能推动，至中晚期肿块多完全固定，不易被推动；②乳头溢液：约 10 ~ 20% 的患者可有乳头溢液症状，若乳房肿块伴有乳头溢液，则乳癌的可能性较大；③乳房皮肤异常改变：当癌瘤累及皮肤或癌瘤浸润乳房组织引起纤维化和挛缩时，可出现乳房皮肤凹陷或皱缩样改变；如癌瘤已广泛侵犯乳房皮肤及皮下淋巴管，则可引起皮肤橘皮样水肿；当病变进一步加重时，可出现皮肤破溃；④乳房疼痛：乳腺癌患者主诉乳房疼痛者较少见，可表现为阵发性隐痛、持续性钝痛或烧灼样痛。

当出现典型的乳房肿块时，乳癌的诊断已不困难，但当肿块较小，或乳房较大时，常需借助于各种辅助检查方法。乳房肿块的局部检查是诊断的重要步骤，检查时首先要观察乳房皮肤、乳头有无异常，仔细触摸肿块与皮肤是否粘连以及肿块的质地、活动情况及边界是否清楚等。辅助诊断方法常用的有 X 线检查（钼靶或干板摄片、乳管造影）、细胞学检查（针吸活检或溢液涂片）、电子计算机 X 线体层扫描、B 型超声及放射性核素扫描等。其中乳腺 X 线检查已成为普查及诊断乳腺癌十分重要的方法，据报道，乳癌X线诊断的正确率可达90%以上，乳癌常见的X线征象有：①可表现为毛刺状肿块或透亮环肿块；②可表现为高密度肿块及分叶状肿块；③肿块内或周围可出现不均匀状或密集的钙化影；④乳房腺体变形及两侧结构不对称，可能为早期乳癌的表现。

10．乳腺癌的组织学分类有哪些？怎样进行临床分期？

乳腺癌的种类复杂，至今无统一的分类方法，目前多按病理组织学特点分为两大类型：

1）低分化癌：①硬癌：为最常见的类型，约占乳腺癌的70%，其组织学特点是癌细胞散在于丰富的结缔组织内，该型恶性程度高，早期即发生转移；②髓样癌：较少见，结缔组织少而癌细胞多，质硬，易发生溃疡，恶性程度高；③胶样癌：极少见，癌细胞发生粘液变性。

2）高分化癌：①腺癌：少见，起源于小腺泡或小乳管，癌细胞排列呈腺样结构，转移晚，预后尚佳；②导管癌：较少见，起源于中、小乳管；③乳头状癌：起源于近乳头的较大乳管，肿瘤生长缓慢，预后较好；④乳头湿疹样癌：极少见，多起源于乳头内的大乳管或发生于乳头表面的细胞肌层，癌细胞呈空泡状，乳头与乳晕部有湿疹样改变，恶性程度低。

乳腺癌的临床分期，系根据癌瘤生长和扩散情况来确定的，正确的临床分期对制定乳腺癌的治疗方案有重要指导意义，一般来讲，可将乳腺癌分为四期：

Ⅰ期　肿瘤完全位于乳房组织内，直径小于2厘米，与皮肤和胸筋膜无粘连，局部淋巴结无转移。

Ⅱ期　肿瘤直径不超过5厘米，尚有一定活动度同侧腋窝有数个散在而活动的淋巴结。

Ⅲ期　肿瘤直径超过5厘米，与覆盖的皮肤及胸肌广泛粘连，并常形成溃疡，同侧腋窝或锁骨上、下有一串融合成块的淋巴结，但尚能活动。

Ⅳ期　肿瘤与胸壁、胸肌紧密粘连，广泛扩散，致使皮肤水肿，同侧腋窝淋巴结固定，或呈广泛转移。

11．良性乳腺疾病会发展为乳腺癌吗?

良性乳腺疾病是年轻妇女的常见症状，无须特别治疗，但很多女性特别是年轻人患病后整天提心吊胆，乳房疼痛就疑心会不会是乳腺癌，患上了严重的“恐癌病”，其危害甚于良性乳腺疾病本身。其实良性乳腺疾病绝大部分不会发生癌变，病人应根据自身病情对号入座，无须惊慌。

良性乳腺疾病包括恶性肿瘤以外的疾病，常见的有乳腺增生、乳房胀痛、乳腺结节、乳头溢液、乳腺导管扩张、纤维化，亦包括乳腺良性肿物、乳腺感染、良性纤维腺瘤等。其发病率很高，在乳腺专科门诊就诊的病人中有90%为良性乳腺疾病。

良性乳腺疾病的发病原因与激素的调节障碍有关，正常女性体内有性激素即雌激素和孕激素支配乳腺导管和腺泡的发育。性激素在正常女性的一个月经周期中是不断变化的，乳腺的结构也会随月经周期的变化而发生变化，良性乳腺疾病的发病可能是孕酮与雌激素的比例失去平衡，而导致乳房的囊性增生。青春期患者多为乳房小叶增生，哺乳后期多为乳房导管增生，更年期患者多为乳房囊性增生。乳腺增生并不可怕。乳腺增生不是乳腺癌前期病变，而是介于生理和病理之间的常见现象，表现为与月经周期相关的乳房胀痛，一般会随月经周期的改变而消退。症状不明显者不需要治疗。只有肿块不随月经周期改变，才有癌变可能。只有5%左右的乳腺增生会发生恶变，且更年期妇女比例较高。

良性乳腺疾病转变成恶性的原因是多方面的，主要是体内激素水平的刺激引起。因此，保持良好的心理状态，避免紧张、生气等，会减少恶变的机会。但已经有不可逆的良性乳腺疾病也应手术切除。女性有必要保持定期检查，学会自查，若发现有乳腺疾病要坚持随访，在饮食上要保持低脂肪、高纤维膳食的习惯，平时多注意锻炼身体。当出现不随月经周期改变的乳房肿块时，应引起足够重视，及时就医。

12. 怎样治疗乳腺癌？

早期乳腺癌在尚未发生转移时就得以诊断与及时治疗，其5年存活率可超过90%；如诊断时已为晚期，虽经积极治疗，5年存活率也只有50%左右。乳腺癌的治疗以手术为主，同时可辅以放射治疗，化学药物治疗，内分泌治疗及免疫治疗等。

1）手术治疗：手术治疗对较早期的乳腺癌来说是一种根治的方法，对较晚期的乳腺癌则常作为一种姑息治疗手段。不同的手术方式适应于不同期别的乳腺癌：①改良式根治术：连乳房切除的同时，将腋窝淋巴结一并清除。主要适用于Ⅰ期和Ⅱ期早乳癌、乳头湿疹样癌、以及某些低度恶性乳腺癌如乳头状癌、粘液腺癌等；②扩大根治术：在乳癌根治术的基础上，一并切除内乳淋巴结，主要适用于Ⅱ期和Ⅲ期乳腺癌，不受肿瘤部位、腋淋巴结转移情况及病理类型影响；③乳房单纯切除术，将乳房连同其中的癌瘤作单纯切除。主要适用于某些特殊类型乳腺癌，如：原位癌、乳头状囊腺癌、早期乳头湿疹癌；患者因年龄过高或有其他疾病，难以接受根治术者；某些晚期患者，为解除局部痛苦；④肿瘤局部切除术适用于较晚期乳腺癌，术前术后应给予放疗或化疗。

2）放射治疗：放疗也是乳癌的有效治疗方法：①乳腺癌对放疗较为敏感；②可配合根治性手术，防止术后局部复发；③对巨大癌瘤术前放疗可使肿瘤体积缩小，有利于手术的彻底性；④姑息性放疗虽然不能改变疾病的不良预后，但局部控制效果尚可；⑤放疗可以减轻转移癌所引起的疼痛。

3）内分泌治疗：手术切除和放疗可达到根治的目的，而内分泌治疗，对乳腺癌的生长和消退有控制作用，对晚期乳腺癌患者，施行卵巢、肾上腺或垂体切除术可获得缓解或部分缓解。

4）化学药物治疗：乳腺癌对化疗较敏感，早期病例于根治术后给予辅助化疗，能提高治愈率；对晚期病例化疗结合其他治疗，也有缓解病情和延长存活期的作用。常用的化疗药物有环磷酰胺、5－氟尿嘧啶、甲氨蝶呤及阿霉素。目前紫杉醇类药物也已证实有很好的疗效。

5）免疫治疗：免疫治疗是刺激体内免疫防御功能以识别并消灭癌细胞的治疗方法。一般认为免疫疗法具有以下特点：①特异性强，仅损害癌细胞，而不破坏正常细胞；②治疗效果是全身性的，适用于治疗非局限性肿瘤；③免疫治疗对癌细胞的杀伤可达到零级动力学水平。免疫治疗是一个发展迅速的领域，目前仍处于实验研究阶段，相信在不久的将来定会有重大突破而造福于人类。

13. 乳癌术后能否进行乳房再造？乳房再造的方法有哪些？

乳腺癌是女性最常见的恶性肿瘤之一，乳房切除后对患者的外形及心理可造成巨大的影响。乳房再造可以使患者恢复自信心，减小恶性肿瘤对心理的消极影响，重新恢复女性魅力，明显改善生活质量。关于乳房再造的方法大体分为两种：假体置入乳房再造和自体组织移植乳房再造。

假体置入法是应用乳房假体植入皮下或胸大肌下进行乳房再造。该方法相对简单易行，适用于表面有良好的组织覆盖、对侧乳房相对较小且无明显下垂的患者。但是一般情况下，乳癌多发于中老年女性，对侧乳房多松弛下垂，再造乳房形态欠自然，难以与对侧乳房相对称；另外，与假体植入相关的感染、包膜挛缩的发生率较高，导致再造乳房变形、变硬，而且随着术后时间延长而呈逐渐增多趋势，因此假体置入法的应用受到一定程度的限制。

自体组织移植乳房再造是应用身体其他部位的自体组织，包括皮瓣、肌皮瓣以及筋膜脂肪瓣，通过带蒂转移或游离移植的方法置入胸部受区，进行乳房塑形，再造乳房。该技术相对较为复杂，手术操作难度较高，但是效果相对较好，再造乳房外观自然、手感柔软，适用范围较广，可进行任何形式的乳房再造。

在自体组织移植乳房再造术中，有众多皮瓣可供选择，包括：背阔肌肌皮瓣、腹直肌肌皮瓣、臀大肌肌皮瓣、大腿内外侧皮瓣、髂腹股沟皮瓣、大网膜瓣等，其中，背阔肌肌皮瓣和横行腹直肌肌皮瓣最为常用。背阔肌肌皮瓣由胸背血管供养，血供稳定充沛，供区瘢痕隐蔽，手术较为安全可靠，但组织量较小，往往需要辅助应用乳房假体。横行腹直肌肌皮瓣由腹壁上、下血管供养，血供充沛，供取瘢痕隐蔽，而且组织量丰富，最为适用于乳房再造手术。

14. 乳房再造术的基本内容有哪些?

乳房作为女性重要的器官之一，具有哺乳和感觉功能，然而就目前现状而言，乳房再造只是乳房形态的恢复和重建。内容包括如下：

1）乳房皮肤缺损的修复：乳腺癌切除术在切除病灶的同时，需要切除一定范围的皮肤，造成不同程度的皮肤缺损。乳房再造时需要转移皮瓣或肌皮瓣修复皮肤缺损、或应用软组织扩张器，使皮肤扩展，增加皮肤面积。

2）乳房形态的重建：通过自体组织移植或乳房假体置入等手段，弥补乳房组织量的不足，恢复乳房的形态和体积，通过塑形尽可能使双侧对称。

3）胸部及腋部组织缺损的修复：乳癌根治腋窝淋巴结清扫以及腋部放疗后往往造成胸部及腋部的大范围组织缺损，遗留胸部凹陷、腋前皱襞缺失及锁骨下区空虚等畸形，往往需要的组织量较多。

4）乳头乳晕再造：在乳房体部再造完成后，可以通过局部皮瓣成形、组织移植、纹刺着色的方法再造乳头乳晕，使再造乳房更加逼真。

5）矫正双侧乳房不对称：通过患侧乳房再造塑形修整，尽可能使双侧乳房对称。另外，必要时还可通过对侧乳房的整形以达到双侧乳房的对称。

15. 什么时间进行乳房再造手术?

对于乳癌术后乳房再造时机而言，乳房再造手术分为两类：即刻乳房再造术和二期乳房再造术。

二期乳房再造是指在乳腺癌根治手术以后，经过系统的放疗、化疗的辅助治疗后，局部无复发，远处无转移的前提下实施乳房再造手术。手术时间一般是术后两年，患者经历了较长时间的乳房缺失过程，心理因素比较稳定，乳房再造手术的愿望更为明确。但是由于局部瘢痕的形成、皮肤缺损较多以及放疗对局部组织的影响，手术难度增加，效果相对较差。

即刻乳房再造术即是在乳腺癌手术切除乳腺组织的同时进行乳房再造手术。即刻再造乳房再造时，可以尽可能多地保留乳房皮肤，同时可以保留乳房下皱襞、乳房尾部等解剖标志，术后瘢痕较少，形态更为逼真。同时，即刻乳房再造可减少乳房缺失对患者的心理影响，减轻患者心理痛苦；即刻再造一次手术完成乳癌根治和乳房再造，减少了手术次数，降低了治疗费用。但是由于患者缺乏乳房缺失所带来的痛苦经历，往往对手术效果要求过高，客观评价即刻乳房再造效果优于二期再造，但患者主观评价二者差异并不十分明显。

近二十年来，即刻乳房再造已为欧美乳腺癌术后妇女、乳腺外科医生以及整形外科医生所接受，但在我国尚处在刚刚起步阶段，需要广泛宣传及科普教育，提高患者对乳房再造的认知度。另外，即刻乳房再造需要多学科配合：①普查即初诊医生提高意识，及早发现；②病理医生精确诊断；③乳腺外科医生采用恰当的术式切除乳腺，在保证安全的前提下保留尽可能多的组织，为乳房再造创造良好的条件；④整形外科医生选择适宜的组织供取，应用精细的手术操作，再造完美的乳房。因此，随着经济的发展、技术的进步、知识的普及，预计在不远的将来，即刻乳房再造必将获得广泛应用。

第九部分

肿瘤患者的生活质量及性激素治疗问题

1．妇科恶性肿瘤患者能否进行性激素治疗？

性激素治疗（hormone therapy，HT）可以缓解绝经相关症状，预防和缓解泌尿生殖道萎缩症状，预防绝经后骨质疏松症，对于这些已达成共识。但对于 HT 是否增加乳腺癌的风险以及是否对冠心病有保护作用，近年来一直存在争论，也是研究的热点。对于妇科恶性肿瘤，尤其是雌激素相关恶性肿瘤，如子宫内膜癌和乳腺癌等，过去一直被视为是 HT 的禁忌证。随着对恶性肿瘤治疗水平的逐渐提高，恶性肿瘤生存者越来越多，生存时间也越来越长，这些患者中有相当一部分是育龄期妇女，由于肿瘤治疗的需要常常导致人工绝经，其绝经后症状如潮热、出汗、失眠、情绪波动、抑郁、性交痛、泌尿生殖道萎缩等症状，较自然绝经妇女表现得更为严重。由于过早出现雌激素的缺乏，这些患者患骨质疏松症和骨折的危险性也较自然绝经妇女高，且出现较早。上述情况严重影响了患者的生活质量。人们期望在生命延长的同时拥有较高的生存质量，提高恶性肿瘤患者的生存质量途径有多种，能否通过 HT 来改善肿瘤患者的生存质量是一个具有挑战性研究领域。近年来，国内外对妇科恶性肿瘤患者是否可以进行 HT 进行了较为广泛的研究，性激素治疗对妇科肿瘤患者究竟是弊大于利还是利大于弊一直是研究的热点和人们关注的焦点。在这方面也存在一些不同的观点和争论。目前观点认为，妇科恶性肿瘤患者在手术和/或放化疗完成后可以通过性激素治疗改善和提高其生存质量，但治疗应个体化，也就是需要根据患者肿瘤的类型、临床期别、肝肾功能是否异常、是否存在其他器官合并症，以及是否存在性激素治疗的适应证，即需要进行全面的利弊分析后谨慎进行，一定要在医生的指导下进行，并定期进行监测和安全性评价，定期进行重新利弊分析，以调整用药方案，使患者在具有最小的危险性情况下获得最大的利益。

2. HT 是否增加子宫内膜癌复发的风险？子宫内膜癌患者能否进行 HT？

在所有妇科恶性肿瘤中，雌激素与子宫内膜癌的关系是最密切的，也是最明确的。自 1975 年医学研究证明了绝经后妇女单用雌激素补充治疗可增加子宫内膜癌发生的危险性以来，尽管后续的很多研究均证实加用孕激素可明显降低子宫内膜癌的发生率，但子宫内膜癌也一直被列为 HT 的禁忌证，因为即使切除子宫后，雌激素仍有可能会刺激残余病灶的肿瘤细胞的生长。另一方面，子宫内膜癌预后较好，这些妇女在进行了成功手术治疗后生存时间逐渐延长，85% 的患者经手术治疗后可治愈，并可从 HT 治疗中获益。25% 的子宫内膜癌患者为绝经前妇女，5% 的患者在初次手术时还不到 40 岁，因此，这些治疗使她们提前进入绝经期。然而，子宫内膜癌治疗后使用 HT 可增加疾病复发率并影响预后的观点一直缺乏科学依据。国外已有研究证实对Ⅰ期子宫内膜癌患者术后 15 个月开始口服或阴道应用倍美力（一种天然结合雌激素）治疗，平均随访60个月，发现应用倍美力患者复发率低，无瘤生存时间较长。说明HT并不增加早期子宫内膜癌（Ⅰ期）的复发率，Ⅰ期子宫内膜癌并非HT禁忌证。还有研究认为低危子宫内膜癌（Ⅰ期、高中分化、侵及子宫肌层<1/2、无淋巴结转移、腹腔细胞学阴性）患者可以进行性激素治疗，并不增加复发率。雌激素并不降低早期子宫内膜癌患者术后的无瘤生存时间，也不增加复发的危险性。但近年来常有子宫内膜异位症术后由于单用雌激素或内源性高雌激素等因素引起残余异位灶恶变的报道，因此主张子宫内膜异位症术后HT应采用雌、孕激素联合应用方案。目前有一些关于子宫内膜癌患者术后进行HT的大型随机对照临床研究正在进行，其中也包含了对雌孕激素联合治疗和单用雌激素治疗的比较，我们期待着这些研究结果能够给我们带来更多的证据。

总之，对于早期子宫内膜癌患者，在成功治疗的基础上，无高危复发因素者可以进行HT以提高患者的生存质量。但对术后开始应用HT的时机、是否加用孕激素，以及对远期生存率的影响仍有待于进一步研究证实。目前，尚无足够的资料来支持推荐子宫内膜癌患者使用HT。在一些大型临床研究结果尚未揭晓之前，建议子宫内膜癌患者在对原发肿瘤进行手术或放、化疗后，在肿瘤缓解期出现明显绝经症状或出现绝经相关疾病，如骨质疏松症或心血管疾病时，首先考虑使用其他治疗措施，当其他治疗无效时，在使用HT时，应严密监测肿瘤的复发情况。患者对雌激素治疗对其可能带来的好处和风险，也应详细咨询医生，结合病情以及治疗的需求，来做出选择。

3. HT是否增加乳腺癌的危险性?

乳腺癌为雌激素依赖性肿瘤，因此被视为是性激素治疗的禁忌证。人们对乳腺癌患者的长期研究发现，性激素与乳腺癌的发生有一定关系，如卵巢切除可降低性激素受体阳性的绝经前妇女乳腺癌复发率和死亡率；晚绝经可增加乳腺癌发病危险性；已有许多研究显示，长期HT也可增加乳腺癌发病危险性。但现有的临床研究并未发现乳腺癌患者在进行手术治疗后进行HT会增加乳腺癌的复发率和死亡率。这两种证据似乎自相矛盾。最近有两项大的流行病学研究报道了HT与乳腺癌发病风险之间的关系。一项是妇女健康启动（WHI）研究，该研究发现绝经后联合使用雌、孕激素平均5.2年后，在性激素治疗组发生浸润性乳腺癌的妇女显著超过了对照组妇女。在该研究中，其研究对象的平均年龄为63岁，平均绝经后年数为18年。而众所周知，年龄越大，乳腺癌发病率也在增加。老年妇女可能已有潜在乳腺肿瘤的存在，而在激素治疗后变成能够检测到的肿瘤。也就是说，该研究到底是证明了长期HT增加了乳腺癌的发病危险性，还是提示老年妇女体内的潜在肿瘤可能较年轻妇女体内的潜在肿瘤更易对性激素治疗产生反应而显现出来，目前还不清楚。另一项研究是百万妇女研究（MWS）发现正在使用HT者乳腺癌患病风险增加，且雌、孕激素联合用药者风险高于单用雌激素者，而既往使用HT者，无论用药时间长短，也不论停药时间多长，均不会增加乳腺癌的发病风险。而这一点似乎并不符合肿瘤的生物学行为特点，我们知道，肿瘤的发生是一个不断进展的过程，它不会因为某种药物的使用而开始发展，而又因为该药物的停用而停止发展。因此，关于HT是否增加乳腺癌发病率目前仍有争论，就现有证据来看，长期应用雌、孕激素治疗 5 ~ 10 年以上可能会增加乳腺癌的发病风险，而短期性激素治疗（小于 4 年）并不增加乳腺癌的发病风险。我们期待着有更多的临床资料来验证这一点。

4. 乳腺癌患者进行 HT 对提高患者的生存质量有什么意义？

妇女中有 10% 到 15% 在其一生中可能患有乳腺癌。在西方国家中，乳腺癌占女性恶性肿瘤的 30%。最近，乳腺癌的发病率在逐渐增加，这种改变可能与我们生活方式的改变有关，如活动量减少，饮食中脂肪摄入过多，酒精摄入过多，社会经济状况的提高等，此外，由于超重和肥胖成为日益严重的社会问题，以及产次减少和高龄初产、口服避孕药增加等也会增加乳腺癌的发病风险，人的平均寿命的延长和乳腺癌检测手段的提高对乳腺癌发病率增加也起一定作用。此外，由于性激素治疗给绝经后妇女所带来的益处，绝经后妇女使用性激素治疗，尤其是在西方国家，越来越普遍，而长期使用 HT 也可增加患乳腺癌的风险。

虽然乳腺癌发病率增加，但近年来乳腺癌死亡率却在下降，这可能由于对乳腺癌检测敏感性的增加，使得早期乳腺癌的检出率增加，而由正常组织发展为乳腺癌需要数年到十余年的时间，而一旦早期乳腺癌被检出，可采取很好的治疗手段有效阻断疾病的进展。由于早期乳腺癌检出率增加，使得这些患者的预后改善，大约 80% 到 90% 的乳腺癌患者可治愈并且生存时间延长，因此，越来越多的乳腺癌康复者进入绝经期，随之而来的绝经期症状也越来越成为困扰广大患者的严重问题。HT 在健康绝经后妇女中应用已有数十年的历史，它可有效缓解潮热、出汗等绝经期血管舒缩症状，改善情绪变化、睡眠障碍等，改善绝经后泌尿生殖道萎缩症状，如外阴阴道瘙痒、烧灼感、阴道干涩、性交痛、尿频、尿急、尿失禁以及反复尿路感染等，还可预防绝经后骨质疏松症及相关骨折的发生，因此，可显著改善患者的生活质量。

5. 有乳腺癌病史的妇女能否进行HT?

由于乳腺癌患者中有1/4为育龄期妇女，而辅助化疗使其中70%的患者失去卵巢功能，因此，乳腺癌患者的HT问题已引起人们高度重视。如果性激素治疗可增加乳腺癌患者的复发率，那么这些乳腺癌患者因此也就不能从性激素治疗中获得益处。目前，关于乳腺癌患者使用HT方面的研究还不多，现有的少数有对照组的关于乳腺癌患者使用HT的研究发现，有乳腺癌病史的妇女使用HT后与对照组相比，并不增加乳腺癌复发的危险性，有少数研究还发现，在HT使用者中乳腺癌复发率反而低于未使用HT者。一项对有关乳腺癌患者进行HT治疗预后评价的多项研究（乳腺癌患者中80%为Ⅰ或Ⅱ期，70%淋巴结阴性，20%雌激素受体阳性）分析结果显示，乳腺癌患者HT后平均随访30个月，复发率为8%，每年复发率为4.2%，而未用HT的乳腺癌患者中复发率为11%，每年复发率为5.4%。由此可见，虽然从理论上讲有乳腺癌病史的绝经后妇女不应使用HT，但迄今为止，尚没有足够的临床资料支持这一观点，HT对乳腺癌患者的预后似乎无不良影响。但由于现有临床研究资料数量较少，且样本数较小，随访时间较短，因此，乳腺癌患者治疗后，长期应用HT对乳腺癌复发率是否有影响还需进一步研究证实。目前，有关有乳腺癌病史的妇女进行HT的随机对照临床研究正在进行中，我们期待着这些研究结果能够给我们带来更多的指导。

6. 哪些乳腺癌患者能进行 HT？对有乳腺癌病史的绝经后妇女进行 HT 应注意什么问题？

哪些乳腺癌患者适合进行 HT 治疗呢？并非所有乳腺癌妇女均可以应用 HT，毕竟长期应用性激素治疗可能会增加乳腺癌发生的危险性，因此，在对乳腺癌患者进行必要的手术治疗后，对于那些有症状而又迫切需要缓解症状的患者来说，可以有选择地进行 HT，如肿瘤的生物学特征提示复发率较低者；性激素受体阴性的乳腺癌患者，这些患者肿瘤的发生发展受性激素作用很小。

就目前证据来看，乳腺癌患者不是绝对不可以使用 HT。但在应用 HT 之前，应根据患者的主要症状，或是想要解决的主要问题，首先选择其他药物来治疗，如对绝经症状的控制，或是预防绝经后骨质疏松症等。只有当这些治疗效果不明显时，才可以考虑使用 HT 治疗，但患者必须了解使用 HT 可能带来的一些风险和益处，并根据自身的具体情况，在权衡利弊后自己做出决定是否使用 HT。如果决定使用 HT，必须在医生指导下用药，而且，最好为短期用药，使用最低有效剂量，必须定期到医院复查，在医生的严密检测下使用 HT 才是安全的。应该强调的是，对既往有乳腺癌病史的有子宫的妇女（未进行子宫切除），在应用雌激素的同时，一定要加用孕激素，因为既往有乳腺癌病史的妇女患子宫内膜癌的风险较没有乳腺癌病史的妇女可增加 1.6 倍。

7. 为什么有乳腺癌病史的患者的潮热、出汗等绝经期症状较正常绝经后妇女更明显?

80%的绝经后妇女会出现潮热、出汗等血管舒缩症状，多数妇女的这些症状持续4~5年后会自然消失。乳腺癌患者的潮热、出汗症状可能比一般妇女更为严重，更加令人难以忍受。这主要是因为以下几个原因造成的。首先，绝经前乳腺癌妇女在进行化疗时，一些化疗药物，如阿霉素、环磷酰胺、甲氨蝶呤和5-氟尿嘧啶等，常可对卵巢产生毒性作用而导致绝经的出现。卵巢功能的突然丧失引起的潮热、出汗等绝经期症状会更加明显。其次，乳腺癌妇女常需要服用三苯氧胺作为辅助治疗，而三苯氧胺具有弱的抗雌激素作用，可抑制雌激素与其受体结合，因此导致更严重的绝经症状的产生。这些妇女中约有50%会出现严重的潮热症状。此外，由于许多乳腺癌妇女不能应用HT，因此，其潮热、出汗等症状发生的程度和频率较那些使用HT的绝经后妇女更加严重。

8. 能够控制绝经后潮热症状的非雌激素类药物有哪些?

性激素对于雌激素缺乏引起的潮热、出汗等血管舒缩症状有特效，这一点早已被多数研究所证实。迄今为止，还没有非激素药物能够替代雌激素来有效缓解绝经期血管舒缩症状。但对于乳腺癌患者或具有乳腺癌高风险的人群，其绝经后潮热出汗症状也可通过使用非雌激素类药物得到一定控制和缓解。主要有以下几种药物：①维生素E：它对血管舒缩症状有一定作用，但其效果不如HT；②文拉法辛（venlafaxine）：是一种抗抑郁药，对缓解绝经后血管舒缩症状也有一定作用，但其副作用为口干、恶心和便秘等，故临床中已很少使用；③植物雌激素：是从大豆中提取的具有雌激素样作用的成分，对健康绝经后妇女潮热等症状有一定缓解作用，但迄今为止，尚没有对有乳腺癌病史的妇女应用植物雌激素的临床资料来验证其确切疗效，以及是否会引起其他不良反应；④孕激素：单用孕激素对缓解绝经期症状也有一定作用，可使约80%的绝经后妇女潮热、出汗症状得到控制和缓解，从理论上讲，孕激素可对抗雌激素对乳腺组织的增生作用，因此，单用孕激素用于控制有乳腺癌病史的妇女的绝经期症状，曾在许多国家中应用很普遍。但最近有研究显示，雌、孕激素联合用药较单用雌激素更易增加乳腺癌的风险性，提示性激素治疗中的孕激素成分可能在增加乳腺癌发病风险中起了更重要的作用，因此，对有乳腺癌病史的妇女单用合成孕激素可能弊大于利。

9. 替勃龙作为性激素治疗的一种，它对有乳腺癌病史的绝经后妇女有什么优势？

替勃龙是一种合成类固醇激素，在体内代谢成为具有弱雌激素活性、弱孕激素活性和弱雄激素活性的代谢产物。可有效缓解绝经期症状，如潮热、出汗、情绪变化、睡眠障碍，以及绝经生殖道萎缩症状，如外阴阴道瘙痒、烧灼感、阴道干涩、性交痛，以及性欲下降等，还可预防绝经后骨质疏松症及相关骨折的发生。其代谢产物的孕激素样作用，主要作用于子宫内膜，可减少子宫内膜的增生，无需另外加用孕激素。替勃龙对乳腺具有独特的作用，它的羟类代谢产物能够抑制硫酸酯酶的活性，使乳腺组织中雌酮转化为雌二醇减少，降低了活性雌激素在乳腺组织中的浓度，从而降低了雌激素对乳腺组织的刺激作用。医学上已经证明，乳腺密度的增加是乳腺癌的独立危险因素，而且，乳腺不适常常在乳腺密度增加前出现。替勃龙并不改变乳腺组织的密度，不刺激乳腺细胞的增生，也不会引起乳房胀痛等不适，少数服用替勃龙的妇女乳腺密度还有轻微下降。近年来，有人提出它还可能起到防止乳腺癌的作用。因此，有乳腺癌病史的妇女可在医生的严密监测下，使用替勃龙来缓解绝经期症状及预防绝经相关疾病的发生。

10. 选择性雌激素受体调节剂（SERMs）对有乳腺癌病史的患者有哪些好处?

三苯氧胺是一种选择性雌激素受体调节剂，它对血脂和脂蛋白、骨骼均有雌激素样作用，但在乳腺组织表现为抗雌激素样作用，它能够对抗在乳腺组织中雌激素对乳腺细胞的刺激作用，因此对乳腺组织有很好的保护作用，可有效防止乳腺癌的复发，而且，三苯氧胺对绝经前体内有较高雌二醇水平的乳腺癌患者有很好的抗肿瘤效果，是乳腺癌患者的常用辅助治疗药物。它还可有效预防和治疗骨质疏松症，对心血管系统也有保护作用，可改善血脂，降低冠心病的发生。但由于它对子宫内膜组织有弱的雌激素样作用，因此，长期用药时，需警惕它有可能引起子宫内膜增生甚至子宫内膜癌的风险。长期应用三苯氧胺时，一定注意要定期进行盆腔 B 超检查以监测子宫内膜厚度，尤其是出现阴道出血症状时，必要时需进行诊断性刮宫以除外子宫内膜增生和子宫内膜癌。由于三苯氧胺有可能加重潮热、出汗症状，因此不适合那些有明显绝经期症状，尤其是在绝经后的最初几年内的妇女。而且此类药物还可以引起阴道萎缩性改变，从而更加降低患者的生活质量。对于采用低剂量雌激素治疗的绝经后妇女，由于其对其乳腺组织有很好的抗增生效果，有人提出，对有乳腺癌病史的妇女可联合应用HT和三苯氧胺，这样可减少雌激素对乳腺组织的刺激作用。已有研究证实，HT和三苯氧胺联合使用并不显著增加不良反应，而且，二者联合用药还可降低血清胆固醇水平，并增加骨密度。但三苯氧胺是否会样削弱HT中的雌激素作用给人体所带来的益处，还需要进一步的前瞻性研究来证实。雷诺昔芬是第二代选择性雌激素受体调节剂，与三苯氧胺不同的是，它不会对子宫内膜产生刺激作用，而且对骨骼的雌激素样作用更强，因此，更多用于预防绝经后妇女骨质疏松症和骨折。总之，SERMs对骨组织具有雌激素样作用，对乳腺组织具有抗雌激素样作用，第二代SERMs对子宫内膜具有抗雌激素样作用，新一代的SERMs正在研究中，它可有望消除原有SERMs引起的潮热、出汗等不良反应，因此，更适合有乳腺癌病史的妇女。

11. 雌激素与卵巢癌的关系如何？HT是否增加卵巢癌的危险性？

卵巢上皮性癌并非雌激素依赖性肿瘤，理论上讲HT不应该增加卵巢癌发生的危险性。国外也有关于这方面研究的报道，多数回顾性研究并未发现绝经后性激素治疗与卵巢癌的发生有关。但最近美国一项大型研究显示，使用雌激素治疗妇女，尤其是使用10年或以上者，患卵巢癌的危险性显著增加。使用无对抗雌激素在5年以下者，患卵巢癌的危险性仅轻度增加，但无显著意义。此外，应用HT后对不同组织类型的卵巢癌发生的影响也不同，有研究显示，单用雌激素治疗可明显增加卵巢子宫内膜样癌或透明细胞癌的危险性。

目前国外已有研究显示，子宫切除可降低卵巢癌的发病危险性。但长期单用雌激素者并没有这种保护作用，反而比没有行子宫切除者患卵巢癌的风险性增加。由于非对抗性雌激素可增加子宫内膜癌的危险性，因此，很多年以来，单用雌激素治疗已不再用于有子宫的妇女，故单用雌激素长达 10 年以上者大多数已行子宫切除术。但这些妇女中患卵巢癌的危险性增加。这也就是为什么在绝经后或围绝经期妇女进行子宫切除术时，医生会建议患者同时行双侧卵巢切除术的另一个原因。

卵巢癌患病危险性增加与雌激素暴露时间长有关，显示雌激素是可能的致病因素。长期使用雌激素者卵巢癌患病危险性增加 2 倍，与之相比，有子宫妇女单雌激素治疗者患子宫内膜癌危险性增加 6 倍，而吸烟者肺癌患病危险性可增加 12 倍。但人们对因长期应用雌激素治疗可能增加卵巢癌的危险性的恐惧，却超过了因为害怕吸烟引起肺癌危险性的恐惧，也就是说，人们在选择是否进行雌激素治疗时考虑了很多，而在抽烟时却从未想到它引起肺癌发病的危险性很高。从上述危险性比较不难发现，长期使用雌激素者卵巢癌患病危险性增加的程度其实是很小的，而卵巢上皮性癌的 5 年生存率较低。因此，在上皮性卵巢癌患者的有限生存时间里，HT 对其带来的益处远远多于其 10 年后可能带来的危险性。

12. HT 对卵巢癌患者的生活质量有何影响？卵巢癌患者进行 HT 时应注意什么？

上皮性卵巢癌多发生在 50 岁以上妇女，而当绝经前妇女患有卵巢癌时，积极的手术治疗也会使妇女提前进入绝经期。卵巢癌患者的预后很差，Ⅱ ~ Ⅳ期卵巢癌患者在确诊后的5年生存率小于30%。因此对这些患者进行骨质疏松症和心血管疾病的长期预防的研究也很难得出有意义的结果，也很难进行评价。但对这些患者生活质量的改善却至关重要。HT同样可以缓解这些患者的潮热、出汗等绝经期症状，改善疲乏、睡眠障碍等，HT治疗中的孕激素成分对于改善食欲也有一定作用。就目前证据而言，不论卵巢癌的临床期别如何，没有证据表明上皮性卵巢癌患者不能应用HT。有关卵巢癌患者进行HT的研究很少，HT治疗的卵巢癌患者与未用HT的卵巢癌患者相比，生存时间并无显著差异，但却可以显著改善患者的生存质量。但由于现有研究提示，长期应用HT可轻度增加卵巢癌的发病风险，虽然并没有证据表明HT会增加卵巢癌复发的风险，但卵巢癌患者在应用HT时，仍需谨慎进行，应根据患者本身的情况，对HT可能对其带来的益处和风险进行利弊评估，以决定是否应用HT。而且，在应用HT期间，也应密切随访，并定期重新进行利弊评估，以决定是否能够继续使用HT，使患者在最小的风险下获得最大的利益。

13. HT是否增加宫颈癌的危险性？宫颈癌患者能否进行HT?

有证据表明性激素对宫颈癌可产生影响。在青春期，宫颈组织的生长和发育是在性激素的促进作用下进行的，而且，在绝经后和老年期宫颈正常组织和宫颈癌组织中，性激素受体仍然持续表达。然而，使用HT与宫颈鳞癌之间的关系迄今尚未被证实。相反，现有的少数流行病学研究证实HT对宫颈癌的发生有保护作用。也有研究显示HT对宫颈癌患者的生存期和5年无瘤生存率没有显著影响。近年来，宫颈腺癌发生的比例在增加，约占宫颈癌的15%。雌激素的刺激在某种程度上会对这种类型的肿瘤产生影响，如同雌激素对子宫内膜癌的作用一样。单用雌激素治疗均可使宫颈腺癌发生的风险比宫颈鳞癌高出2~3倍。而加用孕激素可使这一危险性显著降低。

应用HT的宫颈癌患者，除可改善潮热、出汗等绝经期症状外，在放疗后其阴道局部合并症会明显减少，因此，有人主张早期宫颈鳞癌患者可以应用HT以提高生活质量。由于雌激素可能增加宫颈腺癌的风险，其治疗原则与注意事项与子宫内膜癌相似。早期宫颈腺癌在成功治疗后是否可以应用HT以提高生活质量，仍有待进一步研究证实。

14. 外阴癌和其他妇科恶性肿瘤患者是否可以使用HT?

外阴癌并非常见肿瘤，而且主要发生在年龄较大妇女。在正常外阴组织和外阴癌组织中有雌激素、孕激素和雄激素受体表达，但其表达的数量较其他性激素依赖组织较少。近来有研究表明，人乳头瘤病毒(HPV)使外阴组织细胞向肿瘤组织转化的作用受孕激素调节。目前尚无研究证据表明生育史或绝经后口服雌激素与外阴原位癌或浸润性外阴癌的发生有关。因此，外阴或阴道癌患者可以使用HT。

目前，HT与其他妇科恶性肿瘤，如子宫平滑肌肉瘤、原发性输卵管癌、阴道癌等的发病危险性之间关系的报道还很少，有个别报道子宫平滑肌肉瘤患者术后应用HT后可引起肿瘤复发。由于对上述妇科恶性肿瘤应用HT方面还缺乏足够的证据，因此，不建议这些患者使用HT。